陕西省科学技术协会"强会计划系列活动"（项目编号：2024-3-2-1）、
"打造学会品牌活动"（项目编号：2024-3-1-2）资助
陕西省微生物学会"第二届生物安全学术研讨会"配套图书

生物安全视角下的病原微生物防控

黎志东　著

西北大学出版社
·西安·

图书在版编目（CIP）数据

生物安全视角下的病原微生物防控 / 黎志东著. -- 西安：西北大学出版社，2025.3. -- ISBN 978-7-5604-5575-4

Ⅰ.R37

中国国家版本馆 CIP 数据核字第 2025G91C59 号

生物安全视角下的病原微生物防控
SHENGWU ANQUAN SHIJIAO XIA DE BINGYUAN WEISHENGWU FANGKONG

著　　者	黎志东
出版发行	西北大学出版社
地　　址	西安市太白北路 229 号
邮　　编	710069
电　　话	029-88303310
网　　址	http://nwupress.nwu.edu.cn
电子邮箱	xdpress@nwu.edu.cn
经　　销	新华书店
印　　装	陕西日报印务有限公司
开　　本	720mm×1000mm　1/16
印　　张	16
字　　数	246 千字
版　　次	2025 年 3 月第 1 版　2025 年 3 月第 1 次印刷
书　　号	ISBN 978-7-5604-5575-4
定　　价	59.00 元

如有印装质量问题，请与西北大学出版社联系调换。
电话 029-88302966

作者简介

黎志东，中国人民解放军空军专业技术大校，空军军医大学（第四军医大学）基础医学院微生物与病原生物学教研室副教授、硕士生导师，分别于1994年、1997年和2002年获得学士（陕西师范大学）、硕士（西北大学）和博士（第四军医大学）学位，长期从事医学微生物学教学、科研及科普工作。现任中国微生物学会理事、组织工作委员会副主任委员，中国微生物学会科普演讲团成员，陕西省微生物学会副理事长兼常务副秘书长，陕西省艾滋病性病防治协会理事，国家自然科学基金评审专家，教育部学位论文质量监测专家，陕西省疾控科普专家（陕西省疾病预防控制局聘任），《中国人兽共患病学报》编委。讲授本科生和研究生医学微生物学、病原生物学、生物安全防护、感染与免疫前沿进展、病原微生物基础与前沿等课程，以第一作者兼通讯作者发表教学论文26篇，原解放军总后勤部优秀教学团队成员。主持完成国家级、省部级科研课题10余项，以第一作者或通讯作者在国内外期刊发表研究论文40余篇。主持完成省级科普项目10余项，策划、组织、主办陕西省微生物学会"微生物与绿色发展论坛""金秋学术论坛""科技沙龙""生物安全学术研讨会""科普大讲堂""科普巡讲团""科普报告会""科技之春宣传月"及"全国科普日"示范活动等数十场学术、科普活动。独著科普图书2部、主编科普图书4部，获"陕西省优秀科普作品"（陕西省科学技术协会、陕西省教育厅颁发）三等奖及优秀奖各1项（均排名第一），"西安市优秀科普图书"（西安市科学技术局颁发）优秀奖1项（排名第一），"陕西高等学校科学技术奖（科普奖）"（陕西省教育厅颁发）1项（排名第六）。

前　言

2020年10月17日,《中华人民共和国生物安全法》颁布,并于2021年4月15日起施行。生物安全是指国家有效防范和应对危险生物因子及相关因素威胁,生物技术能够稳定健康发展,人民生命健康和生态系统相对处于没有危险和不受威胁的状态,生物领域具备维护国家安全和持续发展的能力。该法律所包含的多数主题,如"防控重大新发突发传染病及动植物疫情、病原微生物实验室生物安全管理、应对微生物耐药、防范生物恐怖袭击与防御生物武器威胁"等,均与病原微生物的防控密切相关。

美国疾病预防控制中心对可能威胁生物安全、作为潜在生物恐怖制剂的病原微生物,按照危害等级分为3类。微生物学者M. Oliveira等又在此基础上将其细分为3类31种(属)(简称Oliveira列表),包括第一类(第一优先处理级)9种、第二类(第二优先处理级)15种及第三类(第三优先处理级)7种。Oliveira列表中的病原微生物涵盖细菌、病毒、真菌3大类;传播方式包括呼吸道、消化道、虫媒和接触传播;分布的地理环境包括浅山、丘陵、草丛、森林、湖泊、海洋;宿主范围包括野生动物、家畜家禽、人类或人畜共患;流行规律包括季节性、地方性、职业性或医院内感染;传染性方面,有的传染性强、感染率高,有的发病率高、死亡率高;危害程度方面,有的已经在全球范围内造成重大流行病(有的已造成多轮流行),有的在历史上曾被作为生物战剂或生物恐怖制剂使用。也就是说,Oliveira列表中的31种(属)病原微生物是目前流行的数百种(属)病原微生物中与生物安全关系最密切的。

他山之石，可以攻玉。本书在编写对象的分类和选择上多数参考Oliveira列表，同时又有一些改变。主要的改变包括：①如一个种（属）的病原微生物包含多个类型，则选择发病人数较多、危害较大的病原微生物加以阐述。如丝状病毒科包括埃博拉病毒属、马尔堡病毒属等，以埃博拉病毒属为例阐述；杯状病毒科包括诺如病毒属、札幌病毒属等，以诺如病毒属为例阐述；黄病毒科黄病毒属包括登革病毒、寨卡病毒等，以登革病毒为例阐述；与严重急性呼吸综合征相关的冠状病毒包括严重急性呼吸综合征冠状病毒、中东呼吸综合征冠状病毒、严重急性呼吸综合征冠状病毒－2等，以严重急性呼吸综合征冠状病毒－2为例阐述。②如多种（属）病原微生物导致较为接近的临床表现，则选择在我国较为常见的病原微生物加以阐述。如克里米亚－刚果出血热病毒、裂谷热病毒、汉坦病毒感染的临床症状都表现出发热、出血等，以汉坦病毒为例阐述。③对于生物学特性接近但感染宿主分别是人或动物的，对感染人类的病原微生物加以阐述。如导致人类类鼻疽的类鼻疽伯克霍尔德菌与导致马鼻疽的鼻疽伯克霍尔德菌，以类鼻疽伯克霍尔德菌为例加以阐述。④如一个属中的多种病毒均与生物安全相关，如披膜病毒科甲病毒属的东方马脑炎病毒、西方马脑炎病毒、委内瑞拉马脑炎病毒、基孔肯亚病毒等，以属（甲病毒属）为单位加以阐述。⑤由于天花已经被消灭，以近年来较为流行的"猴痘病毒"代替"天花病毒"加以阐述。⑥一些发病率较低，或者有较好治疗方法的病原微生物（如隐孢子菌、普氏立克次体），本书未加阐述。⑦增加了两种病原微生物——破伤风梭菌和人类免疫缺陷病毒——加以阐述。破伤风梭菌代表了"创伤途径感染"的病原微生物。此外，新生儿破伤风在一些发展中国家仍时有发生。人类免疫缺陷病毒代表了"性传播途径感染"的病原微生物，其导致的艾滋病目前仍是全球重大公共卫生问题。此外,作为病原微生物领域研究最活跃的对象之一,艾滋病的诊、防、治研究中很多从"0"到"1"的新思路、新策略,层出不穷的新技术、新方法,以及全球范围内自愿咨询检测、疫情数据上报汇总分析、抗病毒药物分发等高效运行的工作机制和体系,也能够为其他病原微生物的研究及防控提供借鉴。

根据上述原则,本书对28种病原微生物按照"第一、二、三优先处理级,以及其他重要病原微生物"分为4类展开阐述。所述内容包括以下几个方面:①病原学特性及临床表现(含形态结构、致病性与免疫性、临床表现);②微生物学检查方法与防治原则;③流行及分布;④平战结合及研究进展;⑤图解致病机制或重要特征;⑥归纳或拓展要点知识。

本书具有综合性、深入性和启发性的特色,体现在3个方面。①知识的归纳与拓展:如《土拉热弗朗西丝菌》一章中的"在鉴别诊断土拉菌病时应考虑的常见情况",《痢疾志贺菌》一章中的"细菌性腹泻的抗生素治疗"及"新出现或重新出现的性传播疾病病原体引起的临床综合征",等;②公共卫生政策的总结与分析:如《伤寒沙门菌》一章中的"世界卫生组织细菌耐药性重点清单中病原体的疫苗可行性建议",《金黄色葡萄球菌》一章中的"抗生素耐药性的全球疾病负担评估",等;③军事卫生勤务相关问题的介绍与参考:如《肉毒梭菌》一章中的"生物毒素与化学战剂毒力的比较",《汉坦病毒》一章中的"潜在生物恐怖制剂分类"等。

本书的第二个特色是附有大量的图片和表格。这些图片和表格用以说明病原微生物感染与致病机制、传染病发生的时间轴、不同微生物学检查方法的原理及特点、治疗药物的不同类别及特点、疫苗研发的不同技术路线及优劣等,使得所述内容更加直观、清晰,便于阅读、理解和掌握。

本书的第三个特色是强调专业英语词汇的使用。书中的专有名词（含人名、地名、组织机构名称、药物化学名称等）及一些疾病的典型临床表现、诊防治技术中的经典方法等都有对应的英语表述，以期提高读者规范使用专业英语词汇、语句的意识和水平。

期待本书能够为生物安全、医学微生物学、感染与免疫、传染病学、病原生物学等课程的学习者，以及军队和地方相关单位、相关领域的从业者提供有益的帮助。随着人们户外活动的日益增加，以及国际旅游、贸易和劳务派遣等事务的不断发展，本书的读者人群还会有所增加。感谢陕西省科学技术协会的支持和资助，感谢西北大学出版社卢顿、黄璐编辑的细致工作，使得本书得以顺利出版。

黎志东

2025 年 2 月于空军军医大学

目　　录

第一部分　第一优先处理级的病原微生物 …………………………（ 1 ）

　第一章　炭疽芽孢杆菌 ………………………………………………（ 3 ）

　第二章　肉毒梭菌 ……………………………………………………（ 12 ）

　第三章　土拉热弗朗西丝菌 …………………………………………（ 21 ）

　第四章　鼠疫耶尔森菌 ………………………………………………（ 30 ）

　第五章　埃博拉病毒 …………………………………………………（ 38 ）

　第六章　沙粒病毒 ……………………………………………………（ 46 ）

　第七章　登革病毒 ……………………………………………………（ 54 ）

第二部分　第二优先处理级的病原微生物 …………………………（ 63 ）

　第八章　布鲁氏菌 ……………………………………………………（ 65 ）

　第九章　产气荚膜梭菌 ………………………………………………（ 73 ）

　第十章　伤寒沙门菌 …………………………………………………（ 81 ）

　第十一章　大肠埃希菌 ………………………………………………（ 89 ）

　第十二章　痢疾志贺菌 ………………………………………………（ 96 ）

　第十三章　类鼻疽伯克霍尔德菌 ……………………………………（ 104 ）

　第十四章　鹦鹉热衣原体 ……………………………………………（ 112 ）

　第十五章　贝纳柯克斯体 ……………………………………………（ 121 ）

　第十六章　霍乱弧菌 …………………………………………………（ 131 ）

　第十七章　金黄色葡萄球菌 …………………………………………（ 139 ）

　第十八章　甲病毒 ……………………………………………………（ 146 ）

第十九章　诺如病毒 …………………………………（153）

第三部分　第三优先处理级的病原微生物 …………………（161）

第二十章　耐药结核分枝杆菌 ………………………（163）

第二十一章　尼帕病毒 ………………………………（170）

第二十二章　汉坦病毒 ………………………………（181）

第二十三章　新冠病毒 ………………………………（189）

第二十四章　流感病毒 ………………………………（198）

第二十五章　黄热病毒 ………………………………（205）

第四部分　其他重要病原微生物 ……………………………（213）

第二十六章　破伤风梭菌 ……………………………（215）

第二十七章　人类猴痘病毒 …………………………（223）

第二十八章　人类免疫缺陷病毒 ……………………（233）

第一部分　第一优先处理级的病原微生物

第一章　炭疽芽孢杆菌

炭疽芽孢杆菌（*Bacillus anthracis*，*B. anthracis*）是炭疽（anthrax）的病原体，是人类历史上发现的第一个病原菌。炭疽是一种在动物和人类中具有悠久历史的严重传染病，为人畜共患病（zoonosis），牛、羊等食草动物的发病率最高，人类可以通过摄食或接触患炭疽的动物及畜产品而感染。

一、病原学特性及临床表现

1. 形态结构

炭疽芽孢杆菌是致病菌中最大的革兰氏阳性（Gram-positive）粗大杆菌，宽 $1 \sim 3 \mu m$，长 $5 \sim 10 \mu m$，两端截平，无鞭毛（flagellum），有荚膜（capsule）。芽孢呈椭圆形，位于菌体中央。该菌需氧或兼性厌氧，最适温度为 $30 \sim 35 ℃$，在普通琼脂培养基上菌落呈灰白色、粗糙型，可见卷发状边缘。芽孢在土壤中可存活数年，对化学消毒剂的抵抗力很强。

2. 致病性与免疫性

炭疽芽孢杆菌的感染形式是孢子（spore）。孢子在宿主（人或动物）体内萌发，产生繁殖体（vegetative form），迅速繁殖并产生炭疽毒素（anthrax toxin）和聚-D-谷氨酸荚膜（poly-D-glutamic acid capsule），两者为主要致病因子，分别由位于毒力质粒 pXO1 和 pXO2 上的基因编码。炭疽毒素由 3 种协同作用蛋白组成：保护性抗原（protective antigen，PA）、水肿因子（edema factor，EF）和致死因子（lethal factor，LF）。PA 与 EF 结合形成水肿毒素（edema toxin），PA 与 LF 结合形成致死毒素（lethal toxin）。毒素是导致炭疽特征性体征和临床症状的原因，毒性作用直接损伤微血管内皮细胞，增加血管通透性而形成水肿，可抑制、麻痹呼吸中枢而引起呼吸衰竭死亡。聚-D-谷氨酸荚膜可保护细菌免受吞噬作用（phagocytosis），有利于细菌在宿主组织内繁殖扩散。宿主感染炭疽后可获得持久性免疫力。

3. 临床表现

皮肤炭疽(cutaneous anthrax)占全部炭疽病例的95%以上,人因接触患病动物或受污染毛皮而引起皮肤炭疽,细菌由颜面、四肢等皮肤小伤口侵入,经1天左右局部出现小疖,继而周围形成水疱、脓疮,最后出现坏死和黑色焦痂,故名炭疽。胃肠道炭疽(gastrointestinal anthrax)由食入未煮熟的病畜肉、奶或被污染的食物引起,出现呕吐、肠麻痹及血便,以全身中毒为主。呼吸道炭疽(respiratory anthrax)由吸入大量芽孢引起,出现呼吸道症状及全身中毒症状。上述3型均可并发败血症,偶见引起炭疽性脑膜炎,死亡率高。

二、微生物学检查方法与防治原则

1. 诊断

炭疽芽孢杆菌鉴定的困难在于其与蜡样芽孢杆菌(*Bacillus cereus*)、苏云金芽孢杆菌(*Bacillus thuringiensis*)、蕈状芽孢杆菌(*Bacillus mycoides*)、假蕈状芽孢杆菌(*Bacillus pseudomycoides*)和韦氏芽孢杆菌(*Bacillus weihenstephanensis*)的高度表型及遗传相似性。含有炭疽芽孢杆菌的临床和环境样品之间具有差异性,在新鲜临床样本中一般为营养细胞,但在环境样本中可能会有孢子。由于孢子对不利环境条件(包括温度、辐射、常用消毒剂和许多化学物质)具有很强的抵抗力,提取的脱氧核糖核酸(DNA)样本中可能仍然存在活孢子,应防范实验室获得性感染(laboratory-acquired infection)的风险。微生物学检查方法包括病原学、分子生物学及免疫学的方法,见表1-1。这三类检查方法也是其他病原微生物检查的基本技术路线。

2. 防治

治疗以青霉素G(penicillin G)为首选药物,可与庆大霉素(gentamycin)或链霉素(streptomycin)联合使用。青霉素过敏者可用环丙沙星及红霉素等。防控重点应放在控制家畜感染和牧场污染。病畜应严格隔离或处死深埋,死畜严禁剥皮或煮食,必须焚毁或深埋。应警惕恐怖分子利用炭疽芽孢杆菌实施生物恐怖活动。特异性预防采用炭疽减毒活疫苗皮上划痕接种,免疫力可持续1年。接种对象是疫区牧民、屠宰牲畜的人员、兽医、皮革及毛纺工人等。

表 1-1 炭疽芽孢杆菌的检查

检查方法		特点	备注
常规微生物学方法	选择性培养基（selective medium）	多黏菌素-溶菌酶-乙二胺四乙酸-乙酸盐（polymyxin-lysozyme-EDTA-thallous acetate, PLET）琼脂，是补充有多黏菌素B、溶菌酶、乙二胺四乙酸（ethylenediaminetetra-acetic acid, EDTA）和乙酸盐的心浸液琼脂（heart infusion agar）。菌落小、白色、圆顶和圆形	最常用，但乙酸盐有剧毒，一些国家取消了PLET培养基的使用
	半选择性培养基	①R&F炭疽显色琼脂（chromogenic agar, ChrA）含有环己胺（cyclohexylamine）、多黏菌素B和X-吲哚基-磷酸胆碱（X-indoxyl-choline phosphate, X-CP）。菌落粗糙，具有磨砂玻璃质感（ground-glass texture），孵育24小时后呈奶油色至淡蓝绿色，48小时后变为蓝绿色，边缘大，呈白色。②炭疽血琼脂（anthrax blood agar, ABA）含有环己胺、多黏菌素B、甲氧苄啶-磺胺甲噁唑（trimethoprim-sulfamethoxazole, TMP-SMZ）作为选择性补充剂。菌落呈非溶血（non-hemolysis）、白色、奶油或灰色	蜡样芽孢杆菌、苏云金芽孢杆菌在R&F炭疽显色琼脂上的菌落颜色异于炭疽芽孢杆菌△
	荚膜染色（capsule staining）	M'Fadyean染色（M'Fadyean staining）：用多色亚甲蓝（polychrome methylene blue）染色，在显微镜下呈蓝黑色、方形末端杆菌，周围环绕着粉红色的荚膜。印度墨水染色（India ink staining）：荚膜可见，为细菌细胞周围的透明光晕（transparent halo）	M'Fadyean染色更敏感
	噬菌体裂解试验（phage lysis test）	γ噬菌体：可裂解炭疽芽孢杆菌（包括光滑型），但不裂解蜡样芽孢杆菌	特异性（specificity）约96%
	"珍珠链"反应（"string-of-pearls" reaction）	在每毫升含0.05~0.5U青霉素的固体培养基〔如胰蛋白琼脂（tryptose agar）〕上生长的炭疽芽孢杆菌，在37℃下培养3~6小时可形成大的、球形、呈"珍珠链"状排列的细胞	该方法在历史上使用过，目前不推荐
基于DNA扩增的方法	聚合酶链反应（PCR）、实时荧光定量PCR	炭疽芽孢杆菌鉴定中应用最广泛的遗传标记位于炭疽毒力质粒pXO1和pXO2上	
	等温DNA扩增方法	应用LAMP技术鉴定炭疽芽孢杆菌，使用pag（pXO1）、capB（pXO2）、Ba813（染色体）及sap（染色体）标记	等温DNA扩增有多种技术*

续表

检查方法	特点	备注
基于抗原的鉴定方法	多种抗原包括糖蛋白 BclA 及其寡糖表位（glycoprotein BclA and oligosaccharide epitopes of BclA）、细胞外抗原 1（extracellular antigen 1，EA1）、保护性抗原和聚 - D - 谷氨酸荚膜	免疫测定（immunoassay）包括多种技术#
生物传感器（biosensor）	①核酸探针和基因传感器（nucleic acid probe and genosensor）：核酸探针与特异的 DNA 标记结合；②抗体探针和免疫传感器（antibody probe and immunosensor）：抗体探针与炭疽芽孢杆菌抗原结合；③核酸适配体和多肽 - 核酸嵌合探针（aptamers and peptide - nucleic acid chimera probe）：核酸适配体是单链 DNA 或核糖核酸（RNA）寡核苷酸，由于其独特的三维结构，能够特异性结合各种靶标	
基质辅助激光解吸电离飞行时间质谱	基质辅助激光解吸电离飞行时间（matrix - assisted laser desorption ionization time - of - flight，MALDI - TOF）质谱（mass spectrometry，MS）已被应用于微生物鉴定	具有大多数常见微生物质谱数据库的 MALDI - TOF 质谱仪已上市

注：Δ 蜡样芽孢杆菌和苏云金芽孢杆菌的菌落在 24 小时内呈深蓝绿色，原因是它们与炭疽芽孢杆菌在磷脂酰胆碱磷脂酶 C（phosphatidylcholine phospholipase C，PCPLC）产生速率上存在差异。

* 等温 DNA 扩增包括环介导等温扩增（loop - mediated isothermal amplification，LAMP）、重组酶聚合酶扩增（recombinase polymerase amplification，RPA）、解旋酶依赖性扩增（helicase - dependent amplification，HDA）、滚环扩增（rolling circle amplification，RCA）、等温和嵌合引物引发的核酸扩增（isothermal and chimeric primer - initiated amplification of nucleic acid，ICAN）、链置换扩增（strand displacement amplification，SDA）、单引物等温扩增（single primer isothermal amplification，SPIA）和聚合酶螺旋反应（polymerase spiral reaction，PSR）等。

\# 免疫测定包括流式细胞术结合荧光素标记的抗体（flow cytometry assay combined with fluorescein - labeled antibody）、荧光共振能量转移（fluorescence resonance energy transfer，FRET）、酶联免疫吸附试验（enzyme - linked immunosorbent assay，ELISA）、Luminex 测定（Luminex assay）、磁粉荧光免疫测定（magnetic particle fluorogenic immunoassay，MPFIA）等。

资料来源：ZASADA A A. Detection and Identification of Bacillus anthracis：From Conventional to Molecular Microbiology Methods[J]. Microorganisms，2020，16，8(1)：125.

三、流行及分布

炭疽芽孢杆菌是一种在每个有人类居住的大陆上（以及海地、菲律宾和印度尼西亚的一些岛屿)都发现的、广泛存在的土壤传播病原体（soil-transmitted pathogen）。在世界范围内，估计每年发生 20 000~100 000 例炭疽病例，主要发生在贫困的农村地区。在炭疽的临床表现中，病死率（fatality rate）与暴露途径（exposure pathway）密切相关。吸入孢子（spore inhalation）引起的呼吸道暴露在生物恐怖的背景下影响重大，但极为罕见，在全球炭疽疾病负担中所占的比例微不足道。皮肤暴露占全世界炭疽病例的大多数，通常表现为低死亡率。胃肠道暴露占其余部分，死亡率为中等偏高。皮肤和胃肠道炭疽病例最常见的感染原因是屠宰和处理受感染的牲畜，或加工和食用受污染的肉类。未经治疗的胃肠道病例是炭疽人类死亡的主要原因。

在自然界中，炭疽作为地方性兽疫流行（enzootic cycle）的特点是孢子在土壤中的长期持续存活、专性致死传播途径（obligate-lethal transmission route）及主要感染食草性哺乳动物（herbivorous mammal）。野生食草动物和牲畜在吃草时胃肠道接触到土壤中的炭疽芽孢杆菌孢子可被感染，通常在这些动物死亡和分解时又将孢子返回土壤。牲畜和野生食草动物经常共享牧场，野生动物流行病可导致牲畜和人类的下游感染（downstream infection）。在一些区域炭疽呈高度地方性流行（hyperendemic），病例呈规律的季节性趋势；在另一些地区，该病在多年甚至数十年没有一例病例后重新出现重大流行。碱性、富含钙的土壤（alkaline，calcium-rich soil）被认为会促进孢子形成（sporulation）。

在全球范围内，估计有 18 亿人生活在炭疽芽孢杆菌适宜生存的地区（anthrax-suitable areas），其中绝大多数生活在非洲、欧洲和亚洲的农村地区。然而，大多数人群可能没有职业暴露于受感染动物，极少报告人类因直接接触土壤而患病。估计共有 6380 万农村贫困牲畜饲养者生活在炭疽影响地区（anthrax-affected area）〔95% 置信区间（CI）：1750 万~1.686 亿〕，同样主要在非洲和欧亚大陆。在全球范围内，炭疽风险地区包含 11 亿头牲畜（95% CI：4.04 亿~23 亿），包括 3.20 亿头绵羊（95% CI：1.38 亿~6.22 亿）、2.949 亿头猪（95% CI：1.03 亿~5.83 亿）、2.681 亿头牛（95% CI：0.874 亿~6.39 亿）、2.112 亿头山羊（95% CI：0.748 亿~4.53 亿）和 60 万头水牛（95% CI：16 万~160 万），见表

1-2、表1-3。

表1-2　按区域、土地使用和职业暴露分类的风险人口

单位：百万人

地区	贫穷的牲畜饲养者	农村	城市边缘地区	城市	总计
东亚和太平洋地区	5.7	458.5	15.0	162.4	635.9
南亚	26.6	345.0	1.9	55.1	402.0
西欧和中欧	0.26	125.3	14.0	79.6	218.9
北非和中东	6.6	152.9	6.1	51.7	210.7
东欧和中亚	5.6	112.7	3.4	26.5	142.6
撒哈拉以南非洲	16.2	84.2	1.5	16.6	102.3
南美洲和加勒比地区	2.9	38.1	2.6	42.0	82.7
北美洲	<0.1	5.6	3.6	21.5	30.7
大洋洲	<0.1	0.74	0.24	0.7	1.68
总计	63.9	1323.0	48.3	456.1	1827.5

资料来源：CARLSON C J, KRACALIK I T, ROSS N, et al. The global distribution of Bacillus anthracis and associated anthrax risk to humans, livestock and wildlife[J]. Nat Microbiol, 2019, 4(8): 1337-1343.

表1-3　按物种和区域分列的全球风险牲畜估计数

单位：百万头

地区	牛	猪	山羊	绵羊	水牛	总计
东亚和太平洋地区	63.2	190.9	79.9	108.1	0.24	442.3
南亚	61.6	1.8	72.5	18.7	0.33	154.9
西欧和中欧	22.2	60.9	7.5	42.2	<0.1	132.8
北非和中东	15.8	0.2	13.4	65.2	<0.1	94.6
东欧和中亚	26.6	12.0	8.9	40.4	<0.1	87.9
撒哈拉以南非洲	30.5	5.3	22.4	14.5	0	72.7
南美洲和加勒比地区	21.9	8.0	5.7	8.1	0	43.7
北美洲	23.0	15.2	0.45	0.29	0	38.9
大洋洲	3.1	0.61	0.47	22.7	0	26.9
总计	267.9	294.9	211.2	320.2	0.58	1094.8

资料来源：CARLSON C J, KRACALIK I T, ROSS N, et al. The global distribution of Bacillus anthracis and associated anthrax risk to humans, livestock and wildlife[J]. Nat Microbiol, 2019, 4(8): 1337-1343.

四、平时战时结合（以下简称平战结合）及研究进展

炭疽与生物武器和生物恐怖密切相关。第一个例子可以追溯到第一次世界大战（First World War）。德国间谍奥托·冯·罗森男爵（Baron Otto von Rosen）于1917年在挪威被捕，罪名是涉嫌从事间谍和破坏活动，拥有含有炭疽芽孢杆菌的方糖（sugar lumps containing *B. anthracis*）。1979年，苏联斯维尔德洛夫斯克（Sverdlovsk）暴发了影响人和动物的大规模吸入性炭疽热。1993年6月下旬，日本邪教组织"奥姆真理教"（Aum Shinrikyo）试图从其东京总部的屋顶释放炭疽孢子，随后有数十起居民食欲缺乏（loss of appetite）、恶心（nausea）和呕吐（vomiting）的报告，但没有人患上炭疽。2001年9月11日之后，美国遭受了炭疽孢子的袭击，这些孢子通过邮件寄给了两名参议员和几家新闻机构，造成至少22人感染炭疽，其中11人为皮肤感染、11人为吸入感染，最终5人死于肺炭疽（pulmonary anthrax）。使用可变数目串联重复序列（VNTR）和单核苷酸多态性（SNP）分析，调查者发现这些菌株可以归类为菌株Ames（strain Ames），并且不同样本的菌落表现出微小的形态变化，所有样本都存在相同的突变株。在全基因组测序后，他们发现不同的形态类型可归因于基因组差异，这些基因组特征足够独特，能够据此将其来源追溯到特定的实验室批次。这些结果证实，用于恐怖袭击的菌株是来自一家美国实验室的菌株（laboratory strain），而不是在自然环境中传播的菌株。近年来，一种新形式的炭疽出现。2000年报告了第一例海洛因注射吸毒者（injectional heroin drug user）死于炭疽芽孢杆菌的病例。2009—2010年（在英国、德国）和2012—2013年（在丹麦、法国、德国、英国）分别发生了两次疫情。

五、图解及归纳(图1-1)

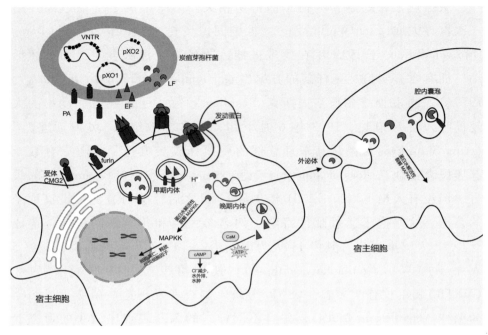

图1-1 炭疽芽孢杆菌毒力的分子机制

注：炭疽芽孢杆菌合成4种主要毒力因子(virulence factor)：致死因子、水肿因子、由质粒pXO1编码的保护性抗原及由质粒pXO2编码的聚-D-谷氨酸荚膜。PA与宿主细胞上的受体毛细血管形态发生基因2(capillary morphogenesis gene 2，CMG2)和肿瘤内皮标志物8(TEM8)结合，随后被弗林蛋白酶(furin)裂解，允许LF或EF多聚化和结合。随后PA：EF和PA：LF复合物以动态网格蛋白依赖的方式通过内吞作用内化。在核内体(endosome)的酸性环境中，PA：EF和PA：LF复合物改变构象以溶解复合物，转运到晚期核内体并释放有毒亚基，它们通过EF和细胞凋亡(apoptosis)产生过量环腺苷酸(cAMP)，以及LF裂解促分裂原活化的蛋白质激酶激酶(mitogen-activated protein kinase kinase，MAPKK)蛋白后休克而释放促炎性细胞因子(proinflammatory cytokine)来发挥其活性。部分毒素保留在腔内囊泡中，这些囊泡能够作为外泌体(exosome)转移并掺入未感染的细胞中，毒素可以长期储存，在感染发生后很长时间内释放并发挥其活性。CaM为钙调蛋白(calmodulin)，ATP为腺苷三磷酸(adenosine triphosphate)。

改自：PILO P, FREY J. Pathogenicity, population genetics and dissemination of Bacillus anthracis[J]. Infect Genet Evol, 2018, 64：115-125. 西安交通大学医学部博士生黎欣宇绘图。

参考文献

[1] CARLSON C J, KRACALIK I T, ROSS N, et al. The global distribution of Bacillus anthracis and associated anthrax risk to humans, livestock and wildlife[J]. Nat Microbiol, 2019, 4(8): 1337-1343.

[2] REDMOND C, PEARCE M J, MANCHEE R J, et al. Deadly relic of the Great War[J]. Nature, 1998, 393: 747-748.

[3] PILO P, FREY J. Pathogenicity, population genetics and dissemination of Bacillus anthracis[J]. Infect Genet Evol, 2018, 64: 115-125.

[4] ZASADA A A. Detection and Identification of Bacillus anthracis: From Conventional to Molecular Microbiology Methods[J]. Microorganisms, 2020, 16, 8(1): 125.

第二章 肉毒梭菌

肉毒梭菌（*Clostridium botulinum*，*C. botulinum*）主要存在于土壤中，在厌氧环境下能产生肉毒毒素（botulinum toxin）而引起疾病。最常见的疾病是肉毒中毒和婴儿肉毒病。肉毒毒素是世界上已知毒性最强的物质。据估计，小鼠肠外给药的半数致死量（50% lethal dose，LD_{50}）为 1ng/kg。对于一个体重约 70kg 的人来说，吸入 0.7~0.9μg 肉毒毒素或随食物摄入 70μg 肉毒毒素是致命剂量。美国疾病预防控制中心战略规划小组（The United States Centre for Disease Control and Prevention Strategic Planning Group）对能够引起人类疾病的潜在生物恐怖制剂（potential bioterrorism agent）根据危险程度进行分类，肉毒毒素被列入危险程度最高的 A 类。

一、病原学特性及临床表现

1. 形态结构

肉毒梭菌为革兰氏阳性粗短杆菌，大小为 1μm×(4~6)μm。芽孢呈椭圆形，直径大于菌体，位于菌体的次极端，使细胞呈汤匙状或网球拍状。该菌有鞭毛，无荚膜，严格厌氧，可在普通琼脂平板上生长，能产生脂酶。在卵黄培养基上，菌落周围出现混浊圈。根据抗原性，肉毒毒素分为 A、B、C、D、E、F、G 共 7 个血清群（serotype group），其中 C、D 血清群由噬菌体编码，其他血清群由染色体编码。根据毒素氨基酸序列（amino acid sequence），肉毒毒素可进一步分为 41 个亚型。肉毒毒素对物理和化学因素抵抗力弱，不耐热，煮沸 1 分钟或 85℃ 5 分钟可被破坏，阳光照射 1~3 小时可被破坏。用氯化物或 H_2O_2 可以快速去除肉毒污染。

2. 致病性与免疫性

肉毒中毒（botulism）是一种罕见的疾病，在肉毒毒素进入神经细胞并阻断其与肌肉细胞的通信时发生。这种神经-肌肉连接处的信号中断导致弛缓型下行麻痹（flaccid descending paralysis）。多种革兰氏阳性有芽孢厌氧梭菌（spore-forming anaerobic Clostridium species）可产生肉毒毒素，如肉毒梭菌、丁酸梭菌（C. butyricum）、巴拉蒂梭菌（C. baratii）及阿根廷梭菌（C. argentinense）等。肉毒毒素蛋白结构含100kDa的重链（heavy chain，HC）和50kDa的轻链（light chain，LC）。HC和LC由二硫键连接并被复合物所包裹，使得肉毒毒素在环境中可以持续存在。HC有助于与神经细胞受体的结合及LC的易位。LC可释放到细胞质中，在高度特异性的位置切割可溶性N-乙基马来酰亚胺敏感因子附着蛋白受体（soluble N-ethylmaleimide-sensitive factor attachment protein receptor，SNARE）蛋白。SNARE蛋白是信号转导所必需的，负责将突触小泡（synapse vesicle）与神经元质膜的细胞质面（cytoplasmic face of the neuron plasma membrane）融合在一起。SNARE蛋白的切割阻止了神经-肌肉连接处乙酰胆碱的释放，导致骨骼肌松弛和弛缓性麻痹。

3. 临床表现

肉毒中毒的潜伏期可短至数小时，先有乏力、头痛等症状，接着出现复视、斜视、眼睑下垂等眼肌麻痹症状，随后出现吞咽、咀嚼困难、口干、口齿不清等咽部肌肉麻痹症状，进而膈肌麻痹、呼吸困难，严重者呼吸停止导致死亡。呼吸肌麻痹导致的呼吸衰竭是患者死亡的主要原因。患者发病过程中一般不发热，神志清楚。肉毒中毒的常见临床表现为食物中毒（food poisoning）。食品在制作过程中如被肉毒梭菌芽孢污染，制成后未彻底灭菌，芽孢在厌氧环境中可发芽繁殖、产生毒素，人们食用前又未对这些食品加热烹调，就可能发生食物中毒。此类食物中毒是单纯性毒素中毒，而非细菌感染，其临床表现与其他食物中毒不同，胃肠道症状少见，主要表现为神经末梢麻痹。引起该病的常见食物为罐头、香肠、腊肠、发酵豆制品（如臭豆腐、豆瓣酱）、发酵面制品（如甜面酱）等。婴儿肉毒病常发生在1岁以下，特别是6个月以内的婴儿，如食入被肉毒梭菌污染的食品（如蜂蜜）而致病，症状与成人肉毒毒素食物中毒类似，死亡率不高（1%~2%）。创伤感染中毒是指伤口被肉毒梭菌芽孢污染后，芽孢可在局部的厌氧环境中发芽并释放出肉毒毒素，导致中毒。

二、微生物学检查方法与防治原则

1. 诊断

食物中毒、婴儿肉毒病患者可取粪便、剩余食物分离病菌,同时检测粪便、食物和患者血清中的毒素活性。肉毒毒素的检测方法有多种,包括:

(1)小鼠生物测定(mouse bioassay,MBA)

实验室确认肉毒中毒的金标准(gold standard)为小鼠生物测定法。该检测方法敏感,但需 4 天时间确认检测结果,价格较昂贵且需要熟练操作的人员。由于活体动物实验涉及伦理问题,对传统 MBA 的一个改进方法是使用小剂量非致命注射。

(2)基于细胞的检测

基于细胞的检测可作为 MBA 的替代方法。培养神经元细胞,将样品添加到细胞中,受体结合、内化和蛋白水解等肉毒毒素活性的证据可以通过多种方法测量。本方法比 MBA 敏感,但可能受到所选细胞系、生长条件等因素的影响。

(3)内多肽酶质谱分析(endopeptidase mass spectrometry assay,Endopep-MS)

该方法用于临床和相关环境样本中肉毒的实验室确认,成本更低,特异性高,可在数小时内得出结果,不需要使用活体动物进行测试。

(4)免疫分析

ELISA 和横向流动分析(lateral flow assay)操作简单,可以快速出结果,但通常不作为确认试验。免疫聚合酶链反应(immuno-PCR,iPCR)已用于检测一些肉毒毒素血清型,其灵敏度和特异性高于 MBA。离心微流体免疫分析(centrifugal microfluidic immunoassay)可以在 30 分钟内检测到低于 MBA 检测限(LOD)水平的肉毒毒素。尽管免疫分析平台可用于检测极低水平的肉毒毒素,但由于灭活毒素或干扰基质成分的存在,可能产生假阳性结果。

(5)核酸检测(nucleic acid testing)及基因组比较方法(genomic comparative method)

实时荧光定量 PCR(real-time fluorescence quantitative PCR)可用于

产肉毒毒素菌株或毒素基因的定性或定量检测,检测时间短,可快速确定血清型。脉冲场凝胶电泳(pulsed field gel electrophoresis,PFGE)可用于分析肉毒梭菌临床、环境或食物分离株的相关信息。被特定的限制性内切酶消化的核酸在凝胶上分离,得到的指纹可以通过查询相关数据库确定可能的病例。随着二代测序(next-generation sequencing,NGS)技术可用性和可及性的提高,样本分析将更加准确、快捷。目前用于肉毒梭菌测序的两个平台是 Illumina MiSeq 和 Oxford Nanopore MinION 测序仪,具有读取长度长、体积小、成本低、得到结果时间短等特点,以及在安全的实验室空间内直接测序的能力。

(6)电化学检测(electrochemical detection)和生物传感器

生物传感器可以被 SNARE 蛋白包被,生物传感器上的 SNARE 蛋白涂层一旦被肉毒毒素切割,其变化会导致电化学性质的可测量变化,用于确定酶活性肉毒毒素的存在。基于纳米孔(nanopore-based)的肉毒毒素酶活性检测是通过测量纳米孔中离子电流的变化,模拟 SNARE 蛋白区域的底物裂解产物通过气溶素纳米孔(aerolysin nanopore)并被检测。这些方法灵敏度高,有些检测水平在亚纳摩尔范围(subnanomolar range)内,检测速度快,可在几分钟内得出结果,但目前尚未用于临床。

2. 防治

一方面,肉毒中毒的治疗主要有肉毒抗毒素(botulinum antitoxin),同时需要机械辅助呼吸(mechanically-assisted respiration)和支持治疗(supportive treatment)。另一方面,肉毒毒素 A、B 血清型可用于治疗一些疾病。A 型肉毒毒素于 1989 年被美国食品药品监督管理局(Food and Drug Administration,FDA)批准用于治疗眼睑痉挛(blepharospasm)和斜视(strabismus),其治疗价值首次被确认。目前,肉毒毒素在医学上有多种应用,如在治疗眉间纹(glabellar lines)、前额纹(forehead lines)、外侧眦纹(lateral canthal lines)、面部和颈部的衰老(aging of the face and neck)等方面的应用,肌张力障碍(dystonia)、运动障碍(movement disorder)、面肌痉挛(hemifacial spasm)、特发性震颤(essential tremor)、抽搐(tic)、颈肌张力障碍(cervical dystonia)等肌肉过度活动(muscle hyperactivity)的治疗,多汗症(hyperhidrosis)、流涎(sialorrhea)等分泌性疾病(secretory disorder)的治疗,偏头痛(migraine)等疼痛综合征(pain syndrome)的治疗,抑郁症(depression)等精神疾病的治疗。开发肉毒梭菌疫苗的策略主要包括两种:一种是使用天然肉毒毒素生成化学灭活的类毒素(toxoid),另一种是使用重组技术设计肉毒毒素衍生物(derivative)。日常防护包括低温保存食品防止芽孢发芽、80℃加热食品20分钟以破坏毒素等。

三、流行及分布

根据接触途径的不同,肉毒中毒可分为6种形式:①摄入食物中预先形成的毒素——食源性肉毒中毒(foodborne botulism);②伤口感染肉毒梭菌导致毒素产生——伤口肉毒中毒(wound botulism);③在婴儿肠道定植——婴儿肉毒中毒(infant botulism);④在1岁以上儿童或成人肠道定植——肠毒血症肉毒中毒(intestinal toxemia botulism);⑤医源性肉毒中毒(iatrogenic botulism),由于治疗或美容目的错误地使用毒素;⑥吸入性肉毒中毒(inhalation botulism),由于意外/故意吸入雾化毒素(accidental/deliberate aerosolized toxin),即肉毒毒素以气溶胶(aerosol)形式释放。在全球范围内常见的肉毒中毒形式是食源性肉毒中毒;而在美国等一些国家,婴儿肉毒中毒是最常见的肉毒中毒形式。肉毒梭菌及其毒素对食品安全构成威胁,不仅因为毒素的极端毒性,而且由于其孢子的热稳定性和在低温下生长的能力,是罐头、冷藏食品安全生产需关注的问题。家庭环境肉毒中毒主要是食物保存不当引起的,涉及的食物包括水果、蔬菜、肉类、鱼类等。大约10%的食源性肉毒中毒病例是致命的,完全康复通常需要几个月以上的时间。

四、平战结合及研究进展

细菌孢子是革兰氏阳性菌的休眠细胞形式(dormant cellular form),具有很高的稳定性和耐受其栖息地极端条件的能力。由于这些特性,细菌孢子被认为是地球上最稳定的系统,它可能有数十年甚至数百年的静止状态,但当条件有利时会变成营养形式引发感染(图2-1)。可以产生芽孢的主要致病菌及所致疾病包括炭疽芽孢杆菌引起的炭疽、蜡样芽孢杆菌引起的食物中毒、艰难梭菌(Clostridium difficile)引起的假膜性结肠炎(pseudomembranous colitis)、产气荚膜梭菌引起的气性坏疽(gas gangrene),以及肉毒梭菌引起的肉毒中毒等。检测和杀灭休眠细胞是有效预防相关疾病的关键手段。另外,可以依据孢子外和孢子内模型开发耐热疫苗,向组织和细胞内结构输送生物活性物质。

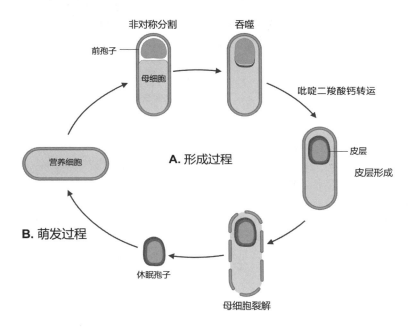

A. 形成过程:在感应到某些环境条件时,内生孢子形成者(endospore former)激活转录调节因子(transcriptional regulator)并启动孢子形成。第一个形态事件(morphological event)是极隔(polar septum)的形成,这会产生较大的母细胞(mother cell)和较小的前孢子(forespore, FS)。母细胞吞噬前孢子,两个细胞协同工作以组装休眠孢子(dormant spore)。吡啶二羧酸钙(calcium dipicolinic acid, Ca-DPA)在母细胞中形成并被运送到前孢子中,皮层(cortex)在两层膜之间形成,包被蛋白在母细胞来源的膜表面聚合。一旦孢子成熟,母细胞裂解并将休眠孢子释放到环境中。B. 萌发(germination)过程:在感知到适当的小分子萌发物后,孢子启动信号级联反应,导致皮层水解酶(cortex hydrolase)的激活和核心水化(core hydration)作用——这是在萌发孢子中恢复新陈代谢所必需的。

图2-1 内生孢子形成的生命周期

改自:SHEN A, EDWARDS A N, SARKER M R, et al. Sporulation and Germination in Clostridial Pathogens[J]. Microbiol Spectr, 2019, 7(6):10. 西安交通大学医学部博士生黎欣宇绘图。

五、图解(图2-2)

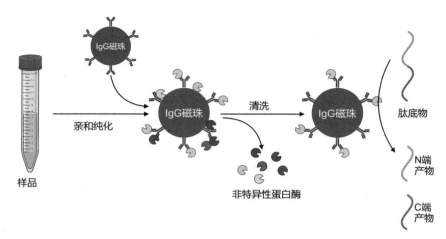

图2-2　Endopep-MS方法简介

注：肉毒毒素被血清型特异性抗体包被的磁珠捕获(serotype-specific antibody-coated magnetic bead)，非特异性蛋白酶(nonspecific protease)被去除。如果存在毒素，模拟SNARE复合物成分的肽底物(peptide substrate)将被切割。

改自：CENTURIONI D A, EGAN C T, PERRY M J. Current Developments in Diagnostic Assays for Laboratory Confirmation and Investigation of Botulism[J]. J Clin Microbiol, 2022, 20, 60(4): e0013920. 西安交通大学医学部博士生黎欣宇绘图。

六、归纳

毒素是细菌、真菌、昆虫、植物、脊椎动物和无脊椎动物产生的生物分子，主要用于防御。这些分子通过吸入、注射、摄入或吸收对其他生物体产生有害影响。它们中的许多会影响神经系统，破坏神经冲动的传导，如肉毒毒素。生物毒素不具有传染性、不复制，但也被列为生物恐怖(bioterrorism)因素。此外，生物毒素在卫生、食品等领域也具有重要意义。一种生物毒素的致命潜力是根据杀死一组实验动物〔通常是大鼠(rat)或小鼠(mouse)〕的50%所需物质的量来衡量的，即半数致死量。$LD_{50} \leq 25\,mg/kg$ 表示该物质毒性很强(very toxic)，$25\,mg/kg < LD_{50} \leq 200\,mg/kg$ 表示有毒(toxic)，$200\,mg/kg < LD_{50} \leq 2000\,mg/kg$ 表示有害(harmful)，$LD_{50} > 2000\,mg/kg$ 表示不属于毒物(not classified as toxic agent)。生物毒素容易被恐怖分子用于生物恐怖袭击,其原因是:第一,许多生物毒素容易获得,有的甚至使用简单的细菌培养系统和提取设备即可获得。第二,生物恐怖袭击可能导致大规模恐慌(mass panic),对紧急医疗系统(emergency medical system)、食品和清洁水供应(food and clean water supplies)及公共交通(public transport)施加巨大压力,耗费大量资金。2001年,装有炭疽孢子的信封在美国导致了巨大的恐慌,使邮政服务中断,人们不信任美国政府保护公民的能力。事后统计,此次事件中出现了22例临床炭疽病例和5例死亡病例,美国政府耗资上亿美元。第三,大多数生物毒素毒性强($LD_{50} \leqslant 25mg/kg$),在低剂量时即可快速起作用并可致命。生物毒素的$LD_{50}$往往低于化学战剂。由表2-1可见,肉毒毒素的毒力是VX毒气的万倍以上。

表2-1 生物毒素与化学战剂毒力的比较

名称	LD_{50}参数(μg/kg)	分子量/Da	类型
肉毒毒素(botulinum toxin)	0.001~0.002	150 000(蛋白质)	生物毒素
志贺毒素(Shiga toxin)	0.002	55 000(蛋白质)	生物毒素
破伤风毒素(tetanus toxin)	0.002~0.003	150 000(蛋白质)	生物毒素
相思豆毒素(abrin)	0.01~0.04	65 000(蛋白质)	生物毒素
蓖麻毒素(ricin)	3~5	65 000(蛋白质)	生物毒素
产气荚膜梭菌毒素(perfringocin)	0.1~5	35 000~40 000(蛋白质)	生物毒素
VX毒剂(VX)	15	267	化学战剂
葡萄球菌肠毒素B(staphyloentero-toxin B)	27	25 000(蛋白质)	生物毒素
索曼毒剂(Soman)	64	182	化学战剂
沙林毒剂(Sarin)	100	140	化学战剂
乌头碱(aconitine)	100	647	生物毒素
T-2真菌毒素(T-2 mycotoxin)	1210	466	生物毒素

注:表中各物质LD_{50}参数值会因为对该物质的摄入方式不同(如食入、注射或吸入)有所差异。

资料来源:[1]JANIK E,CEREMUGA M,SALUK-BIJAK J,et al. Biological Toxins as the Potential Tools for Bioterrorism[J]. Int J Mol Sci,2019,20(5):1181.

[2]AUDI J,BELSON M,PATEL M,et al. Ricin Poisoning:A Comprehensive Review[J]. JAMA,2005,294(18):2342-2351.

参考文献

［1］ CENTURIONI D A, EGAN C T, PERRY M J. Current Developments in Diagnostic Assays for Laboratory Confirmation and Investigation of Botulism［J］. J Clin Microbiol, 2022, 60(4): e0013920.

［2］ ANDRYUKOV B G, KARPENKO A A, LYAPUN I N. Learning from Nature: Bacterial Spores as a Target for Current Technologies in Medicine (Review)［J］. Sovrem Tekhnologii Med, 2021, 12(3): 105 – 122.

［3］ JANIK E, CEREMUGA M, SALUK – BIJAK J, et al. Biological Toxins as the Potential Tools for Bioterrorism［J］. Int J Mol Sci, 2019, 20(5): 1181.

［4］ SHEN A, EDWARDS A N, SARKER M R, et al. Sporulation and Germination in Clostridial Pathogens［J］. Microbiol Spectr, 2019, 7(6): 10.

［5］ RASETTI – ESCARGUEIL C, POPOFF M R. Engineering Botulinum Neurotoxins for Enhanced Therapeutic Applications and Vaccine Development［J］. Toxins (Basel), 2020, 22, 13(1): 1.

［6］ HARRIS R A, ANNIBALLI F, AUSTIN J W. Adult Intestinal Toxemia Botulism［J］. Toxins (Basel), 2020, 24, 12(2): 81.

［7］ AUDI J, BELSON M, PATEL M, et al. Ricin Poisoning: A Comprehensive Review［J］. JAMA, 2005, 294(18): 2342 – 2351.

第三章 土拉热弗朗西丝菌

土拉热弗朗西丝菌(*Francisella tularensis*，*F. tularensis*，简称土拉菌)是一种多形性(pleomorphic)、革兰氏阴性(Gram-negative)、非运动(non-motile)和非孢子形成(non-spore-forming)细胞内细菌(intracellular bacterium)。它于1911年在加利福尼亚州的图莱里县(Tulare county of California)首次被分离出来。土拉菌病(tularemia)也被称为兔热病(rabbit fever)、帕凡特谷鼠疫(Pahvant Valley plague)、鹿蝇热(deer fly fever)和大原热(Ohara's fever)。土拉菌可通过气溶胶、皮肤伤口、摄入受污染的水和被感染的节肢动物叮咬传播。其低感染剂量、容易通过气溶胶传播、可诱发致命疾病及可在环境中持续存在等特点，使土拉菌成为潜在生物战剂，美国疾病预防控制中心(CDC)将其列为A类生物武器。

一、病原学特性及临床表现

1. 形态结构、致病性与免疫性

土拉菌为球杆状小杆菌，大小为$(0.2\sim0.3)\mu m\times(0.3\sim0.7)\mu m$，对热敏感，56℃ 5~10分钟即死亡，但对低温有很强的耐受力。野兔、鼠类等多种野生动物和家畜都可被土拉菌感染。动物之间主要通过蜱、蚊、蚤、虱等吸血节肢动物叮咬传播，人类易感。主要致病物质是荚膜和内毒素。该菌侵袭力强，能穿过完整的皮肤和黏膜。抗感染以细胞免疫为主。尽管土拉菌在小鼠的菌血症期间表现为细胞外阶段，但在宿主(host)细胞内生存和复制被认为是其生命周期的一个关键方面。土拉菌能够进入各种宿主细胞，包括巨噬细胞、树突状细胞、中性粒细胞、肝细胞、内皮细胞和肺泡上皮细胞，并在其中生存和增殖。土拉菌的生存和增殖策略依赖于从其原来的吞噬体中的物理逃逸和在宿主细胞细胞膜中的复制(图3-1)，使这种细菌成为典型的细胞膜居住的病原体。

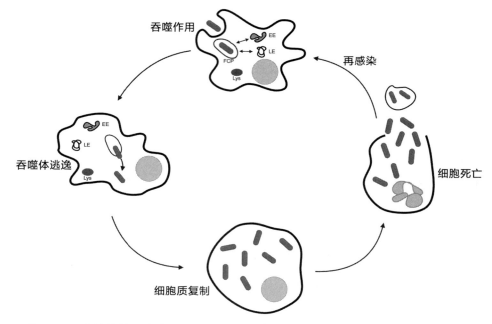

图 3-1 土拉菌的细胞内周期模型描述了其在鼠类和人类吞噬细胞中的共同阶段
注：吞噬作用后，细菌驻留在早期吞噬体（early phagosome）粪便钙卫蛋白（FCP）中。该吞噬体与早期（EE）和晚期（LE）内吞区室（endocytic compartments）相互作用，但不与溶酶体（lysosome，Lys）相互作用。细菌迅速破坏 FCP 膜并到达细胞质进行广泛复制，随后细胞死亡、细菌释放，再感染其他细胞。
改自：CELLI J, ZAHRT T C. Mechanisms of Francisella tularensis intracellular pathogenesis[J]. Cold Spring Harb Perspect Med, 2013, 3(4)：a010314. 西安交通大学医学部博士生黎欣宇绘图。

2. 临床表现

人感染后潜伏期一般为 2～10 天，发病较急，临床表现为发热和剧烈头痛、关节痛等，重者出现衰竭与休克。人类土拉菌病病例通常通过与野生动物〔尤其是野兔（hare）和小型啮齿动物（small rodent）〕接触、被节肢动物叮咬（arthropod bite），以及接触受污染的水文地质环境发生。感染可能通过皮肤（如接触动物和被节肢动物叮咬）、结膜〔如手指对眼睛的污染（finger-to-eye contamination）〕、口腔途径（如摄入受污染的食物或水）或呼吸道（如吸入受污染的气溶胶）发生。临床表现包括口咽型（oropharyngeal form）、溃疡腺型（ulceroglandular form）、腺型（glandular form）、眼腺型（oculoglandular form）、肺炎型（pneumonic form)和斑疹伤寒型(typhoidal form)等 6 种经典形式,感染的部位和途径通常决定临床形式。消化道感染通常会导致口咽型疾病,出现咽炎、发热和颈淋巴结炎等症状。最常见的是溃疡腺型,表现是皮肤损伤和淋巴结病,通过与受感染的动物直接接触或被病媒叮咬引起。细菌进入淋巴系统后还可扩散到脾、肝、肺、肾、中枢神经系统和骨骼肌等。尽管腺型在传播方面与溃疡腺型相似,但它仅表现为区域性淋巴结病,无可检测的皮肤病变。眼腺型常通过接触被污染的手、被感染动物的体液溅入眼结膜或直接接触被污染的水而发病。肺炎型是由于吸入感染性气溶胶而发病。肺炎型和斑疹伤寒型死亡率较高。除了上述特征明显的临床形式,还可以引起继发性肺炎伴胸膜炎、脑膜炎和败血症。土拉菌病的全球死亡率较低(欧亚大陆 <1%,北美 2% ~ 3%),但当涉及 A1b 菌株时死亡率较高。

二、微生物学检查方法与防治原则

1. 诊断

病原学检查采取患者血液、组织穿刺液或活检组织。标本革兰氏染色镜检的价值不大,土拉菌病的诊断主要依靠血清学检测,并结合临床和流行病学的情况。当患者发热并伴有淋巴结病(lymphadenopathy)时,特别是有与动物(如兔子、鹿或蜱)接触史时,应检测是否为土拉菌病,但需与 Q 热、鼠疫和鹦鹉热进行鉴别。微量凝集试验(microagglutination test)或 ELISA 可以检测血清抗体,但与沙门菌、布鲁氏菌、军团菌和耶尔森菌有交叉反应(cross - reactivity)。在 2 ~ 4 周内血清抗体滴度(serum antibody titer)上升 4 倍有诊断意义。细菌培养需要富含半胱氨酸的培养基(cysteine - enriched media),如含有红细胞的半胱氨酸心浸液琼脂(cysteine heart agar with red blood cell)或半胱氨酸葡萄糖血琼脂(cysteine glucose blood agar)。土拉菌在半胱氨酸葡萄糖血琼脂上可形成直径 4mm 的灰色菌落,同时培养基变为绿色,菌落形态可因菌株而异。培养温度为 35℃,严格需氧,培养 2 ~ 4 周后可出现菌落。土拉菌为具有生物危险性的病原体(biohazardous pathogen),细菌的分离应在生物安全 3 级实验室(biosafety level 3 laboratory)进行。对渗出物或培养的细菌进行荧光抗体染色可提高检测灵敏度。有组织样本时可用 PCR 法确认感染组织中是否存在土拉菌。MALDI - TOF 质谱法被认为是快速鉴定和分型检测土拉菌的有力工具,但分析的准确性高度依赖于现有的质谱数据库。

2. 防治

抗生素可以预防和治疗土拉菌感染的并发症,缩短恢复期并降低死亡率。氨基糖苷类(aminoglycosides)、四环素类(tetracycline)、喹诺酮类(quinolone)和氯霉素类(chloramphenicol)经常用于治疗土拉菌病。对青霉素类、头孢类(cephalosporin)、碳青霉烯类(carbapenems)、大环内酯类(macrolides)和克林霉素(clindamycin)的耐药性已有报道。氨基糖苷类药物通常要用10天,氟喹诺酮类(fluoroquinolones)药物用14天,多西环素(doxycycline)用21天以避免复发(relapse)。成人和儿童的暴露后的预防措施有所不同。这取决于暴露的类型和暴露后的时间。治疗方案主要是口服环丙沙星(ciprofloxacin)或多西环素。目前缺乏预防土拉菌病的疫苗,唯一可用的预防方法是接种活疫苗株LVS,但由于其衰减背景等原因尚未广泛使用。个人可以通过采取多种预防措施将接触该生物体的风险降到最低,如避免在未经处理的水中饮水、洗澡、游泳或工作;在接触野生动物,特别是给兔子剥皮、处理或包扎时,使用防护性手套和衣服;保护食品仓库不与病媒动物接触;职业人员(如农民或园丁)可戴上防护面具(protective mask)以防止气溶胶感染;使用驱虫剂,避免被鹿蝇(deer fly)和蜱(tick)咬伤。

三、流行及分布

土拉菌是一种宿主范围很广的细菌,很少有人畜共患病病原体的宿主范围比其更广泛。土拉菌可感染100多种野生和家养脊椎动物,以及100多种无脊椎动物。最重要的脊椎动物是兔类、松鼠(squirrel)及其他啮齿类。棉尾兔、野兔、长耳大野兔、麝鼠(muskrat)、海狸(beaver),以及多种啮齿动物,如田鼠、野鼠、松鼠和旅鼠(lemming),是该菌的常见野生动物宿主。在家畜中,土拉菌主要存在于绵羊、猫(cat)、兔、狗、猪和马身上。鸟类被认为对土拉菌有抵抗力,但多种鸟类都被自然感染。土拉菌可以通过变形虫(amoeba)和一些宿主,如海狸、麝鼠或旅鼠,在水源中生存并保持感染性。水体的污染主要是因为受感染动物的尿液和粪便,或死于土拉菌病的动物尸体。一只受土拉菌感染的水田鼠(water vole)或老鼠可使500 000L水受污染。土拉菌可以在水中以感染性水平存活超过1个月，从而成为感染昆虫、脊椎动物和人类的重要途径。人类不仅可以通过饮用水，还可以通过使用被污染的水和进行各种水上活动（如游泳、峡谷漂流和钓鱼）而感染土拉菌（图3-2）。在北半球的大多数国家都有关于土拉菌病的报道，在斯堪的纳维亚半岛国家、美洲北部、日本和俄罗斯最为常见，特别是在北美和北欧国家发病率较高。

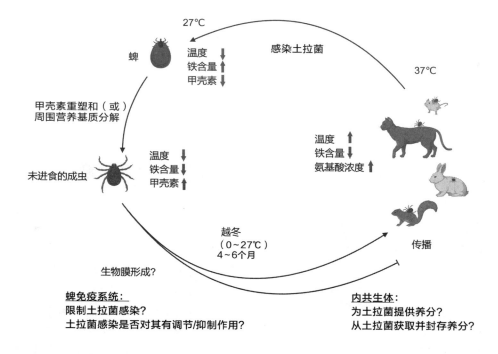

图3-2　影响土拉菌感染、持续存活和在蜱中传播的可能因素

注：蜱通过吸食感染宿主〔如老鼠、猫、松鼠、田鼠、兔子或负鼠（opossum）〕的血而感染土拉菌。土拉菌感染蜱后，可能会根据温度（27~37℃）和铁含量（从低到高）的变化来调节基因表达。甲壳素片段（chitin fragment）可能通过甲壳素重塑（remodeling）和（或）周围营养基质分解（peritrophic matrix）而获得。随后，土拉菌必须在蜱的体内越冬（overwinter），这一过程可能需要生物膜（biofilm）形成，逃避/调节蜱的免疫系统，和（或）与蜱内共生体（endosymbiont）相互作用。在从受感染的蜱传播到新的哺乳动物宿主时，土拉菌可能会感知哺乳动物的信号（如温度升高、铁含量低、氨基酸浓度较高），并可能改变其基因表达（包括毒力基因），以促进感染。

改自：TULLY B G, HUNTLEY J F. Mechanisms Affecting the Acquisition, Persistence and Transmission of Francisella tularensis in Ticks[J]. Microorganisms, 2020, 8: 1639. 西安交通大学医学部博士生黎欣宇绘图。

四、平战结合及研究进展

Dennis 等报道了一些关于日本、苏联和德国在第二次世界大战期间使用土拉菌作为生物武器的报告。苏联开发了具有抗药性的土拉菌并将其武器化,一直储存到 20 世纪 60 年代。1969 年,世界卫生组织(World Health Organization,WHO)的一个专家委员会估计:在一个拥有 500 万居民的大都市,如被恐怖分子以气溶胶形式散布 50kg 致命土拉菌,将可能导致 25 万人丧失行动能力,其中 19 000 人死亡。美国疾病预防控制中心估计,每 10 万人暴露于土拉菌,治疗费用等社会成本约为 54 亿美元。

五、图解(图 3-3)

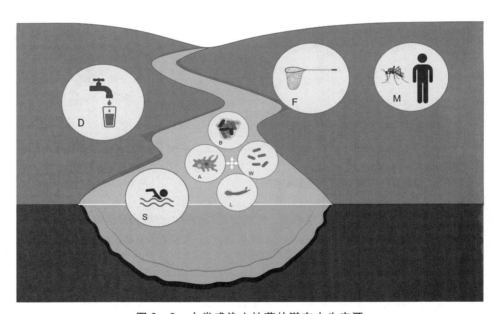

图 3-3 人类感染土拉菌的潜在水生来源

注:土拉菌从动物身上释放到水中。该菌能够在水中(W)、蚊子幼虫(L)、生物膜(B)和变形虫(A)中存活。人类通过饮用受污染的水(D)、蚊虫叮咬(M),或在游泳(S)和钓鱼(F)活动期间被感染。

改自:HENNEBIQUE A, BOISSET S, MAURIN M. Tularemia as a waterborne disease: a review[J]. Emerg Microbes Infect, 2019, 8(1): 1027-1042. 西安交通大学医学部博士生黎欣宇绘图。

六、归纳

土拉菌病的鉴别诊断见表3-1。

表3-1 在鉴别诊断土拉菌病时应考虑的常见情况

疾病	与土拉菌病的区别
金黄色葡萄球菌感染	一般症状较少见。皮肤病变包括疖病(furunculosis)、脓肿(abscess)、毛囊炎(folliculitis)或脓疱病(impetigo)。感染过程是动态的,在较深的皮肤层、筋膜和淋巴结有炎症,比土拉菌病更严重
链球菌感染(streptococcus infection)	皮肤和皮下组织局部炎症加重,表现为不规则红斑(irregular erythema),严重者可出现水疱性病变(vesicular lesion)和表皮脱落(epidermis exfoliation)。与此相反,土拉菌病的皮肤病变规则,与周围组织界线明显,边缘升高
弓形虫病(toxoplasmosis)	弓形虫病在免疫功能正常(immunocompetent)的患者中表现为少症状(oligosymptomatic)或无症状(asymptomatic)。症状为发热和淋巴结肿大,溃疡性病变(ulcerative lesion)不典型。血清学检查可确诊
猫抓病(汉赛巴尔通体)〔cat-scratch disease(Bartonella henselae)〕	这种疾病是通过与猫接触而感染的,最常见的是抓伤(scratch)。感染部位会出现红斑性丘疹(erythematous papule),留下焦痂(eschar),通常与局部性淋巴结病有关。在20%~30%的患者中,淋巴结产生化脓性瘘管(purulent fistula)至皮肤。一般症状不如土拉菌病明显。血清学检查可确诊
结核分枝杆菌、非结核分枝杆菌感染(Mycobacterium tuberculosis, nontuberculous mycobacteria infection)	淋巴结炎的临床过程和组织病理学可能与呼吸道型、溃疡腺型或腺型的土拉菌病非常相似。当淋巴结肿大持续数周至数月,且无明显炎症或压痛时,提示感染结核分枝杆菌或非结核分枝杆菌,偶尔伴有发热。通过抗酸染色、细菌培养和PCR证实诊断。γ干扰素释放试验和结核菌素皮肤试验是确定结核分枝杆菌感染诊断的必要条件。肺部非结核分枝杆菌感染多见于免疫功能低下的患者(immunocompromised patient)或慢性肺部疾病患者
巨细胞病毒感染(cytomegalovirus infection)	感染可表现为发热、淋巴结肿大等非特异性症状,皮肤损害、淋巴结炎和化脓性并发症不典型。血清学或抗原检测可确诊
单核细胞增多症(EB病毒)〔mononucleosis(Epstein-Barr virus)〕	单核细胞增多症通常表现为中高程度发热、咽炎(pharyngitis)和淋巴结病三联征,无皮肤损害或坏死性淋巴结炎(necrotic lymphadenitis)。抗体或抗原检测可确诊

续表

疾病	与土拉菌病的区别
腺病毒感染（adenoviral infection）	感染最常表现为高热、咽炎、结膜炎（conjunctivitis）、淋巴结肿大（lymph node enlargement）和胃肠炎（gastroenteritis），溃疡和坏死性淋巴结炎不典型
艾滋病病毒感染（HIV infection）	临床表现包括发热、淋巴结肿大等非特异性表现，溃疡性病变或淋巴结坏死不典型。血清学检查可确诊
淋巴瘤（lymphoma）	在腺型和呼吸型土拉菌病的鉴别诊断中应注意淋巴瘤。表现为无特异性症状，如发热、盗汗（night sweating）、体重减轻（weight loss）、乏力（fatigue）、全身淋巴结肿大。尽管进行了抗生素治疗，但未见临床改善。影像学检查对于确诊至关重要
炭疽（炭疽芽孢杆菌）	皮肤炭疽可能会出现水疱（blister），然后出现坏死（necrosis）并形成黑色焦痂。虽然与土拉菌性溃疡相似，但炭疽损伤通常是无痛的，并伴有广泛的组织损伤。呼吸道炭疽可能比土拉菌病更快地进展为有毒的、致命的状态
巴氏杆菌病（多杀巴氏杆菌）〔pasteurellosis（pasteurella multocida）〕	发生在被狗、猫和猪咬伤或抓伤后，表现为强烈的局部炎症，包括红斑、水肿（edema）和局部腺病（adenopathy），其症状不如土拉菌病严重，可出现发热等一般症状。多杀巴氏杆菌很容易从伤口标本中分离出来
立克次体病（rickettsiosis）	一些种类的立克次体（rickettsia）由蜱传播。斑点热表现为发热、皮疹（exanthem）和焦痂。血清学检查可确诊
鼠疫（plague）	在小型哺乳动物（mammal）及其跳蚤（flea）中发现的鼠疫耶尔森菌可引起两种主要临床形式的鼠疫——腺鼠疫和肺鼠疫。淋巴结肿大、疼痛是常见腺鼠疫的特征，伴有暴发性全身症状，病程通常比溃疡腺型土拉菌病更快，病死率更高（30%~60%）。可以通过常规细菌学技术、血清学检查和 PCR 确诊
布鲁氏菌病（brucellosis）	主要表现为发热、肌痛（myalgia）、乏力等。经血培养和血清学检查可确诊
钩端螺旋体病（leptospirosis）	钩端螺旋体病主要由啮齿动物传播，发病突然，表现为发热、头痛和肌痛，其他如无痰干咳（non-productive cough）、恶心或呕吐也可发生。结膜充血（conjunctival suffusion）是钩端螺旋体病的一个标志性临床症状。大多数病例为轻度或自限性。血清学检查可确诊
孢子丝菌病（sporotrichosis）	可表现为感染部位溃疡性结节（ulcerated nodule），伴有血清脓性物质（seropurulent material），并累及淋巴。一般症状不常见，但可出现发热和发冷。可通过活检标本、免疫荧光或培养确诊

续表

疾病	与土拉菌病的区别
非典型性肺炎（atypical pneumonia）	由肺炎支原体（*Mycoplasma pneumoniae*）、肺炎衣原体（*Chlamydia pneumoniae*）、嗜肺军团菌引起的非典型性肺炎可能类似于呼吸道土拉菌病，通过密切接触（肺炎支原体、肺炎衣原体）和空调系统（嗜肺军团菌）传播。血清学检查可确诊
单纯疱疹病毒感染（herpes simplex virus infection）	仅通过肉眼观察很难区分眼腺型土拉菌病和单纯疱疹病毒（HSV）感染。感染常表现为水疱性皮疹（vesicular rash）、发热和局部淋巴结炎，这些症状不如土拉菌病明显。PCR 或血清学检查可确诊

资料来源：WAWSZCZAK M, BANASZCZAK B, RASTAWICKI W. Tularaemia—a diagnostic challenge[J]. Ann Agric Environ Med, 2022, 29(1): 12-21.

参考文献

[1] MAURIN M. Francisella tularensis, Tularemia and Serological Diagnosis[J]. Front Cell Infect Microbiol, 2020, 10:512090.

[2] PUTZOVA D, SENITKOVA I, STULIK J. Tularemia vaccines[J]. Folia Microbiol (Praha), 2016, 61(6):495-504.

[3] CELLI J, ZAHRT T C. Mechanisms of Francisella tularensis intracellular pathogenesis[J]. Cold Spring Harb Perspect Med, 2013, 3(4):a010314.

[4] ROWE H M, HUNTLEY J F. From the Outside-In: The Francisella tularensis Envelope and Virulence[J]. Front Cell Infect Microbiol, 2015, 23(5):94.

[5] YENI D K, BÜYÜK F, ASHRAF A, et al. Tularemia: a re-emerging tick-borne infectious disease[J]. Folia Microbiol (Praha), 2021, 66(1):1-14.

[6] DENNIS D T, INGLESBY T V, HENDERSON D A, et al. Tularemia as a biological weapon: medical and public health management[J]. JAMA, 2001, 285:2763-2773.

[7] TULLY B G, HUNTLEY J F. Mechanisms Affecting the Acquisition, Persistence and Transmission of Francisella tularensis in Ticks[J]. Microorganisms, 2020, 8:1639.

[8] HENNEBIQUE A, BOISSET S, MAURIN M. Tularemia as a waterborne disease: a review[J]. Emerg Microbes Infect, 2019, 8(1):1027-1042.

[9] WAWSZCZAK M, BANASZCZAK B, RASTAWICKI W. Tularaemia—a diagnostic challenge[J]. Ann Agric Environ Med, 2022, 29(1):12-21.

第四章 鼠疫耶尔森菌

鼠疫耶尔森菌(*Yersinia pestis*)、假结核耶尔森菌(*Yersinia pseudotuberculosis*)和小肠结肠炎耶尔森菌(*Yersinia enterocolitica*)是3种对人类致病的耶尔森菌。鼠疫耶尔森菌是鼠疫的病原体。鼠疫包括腺鼠疫(bubonic plague)、鼠疫败血症(plague ichoremia)、肺鼠疫(pneumonic plague)3种主要形式,此外还有脑膜炎型鼠疫(meningitic plague)和咽鼠疫(pharyngeal plague)。1894年,瑞士–法国医生亚历山大·耶尔森(Alexandre Yersin)解决了鼠疫的病原学问题,他还为解决鼠疫耶尔森菌在黑鼠(Rattus rattus)及其寄生虫——印度鼠蚤(Xenopsylla cheopis)的传播途径问题做出了贡献。鼠疫最初的非特异性流行性感冒(简称流感)样症状使之不易被觉察,而未能及时识别和治疗的肺鼠疫可迅速导致死亡,并且死亡方式可怕(包括高热、咯血、坏疽、呼吸衰竭等),加之鼠疫耶尔森菌容易被传播和释放,可能被恐怖分子利用。因此,美国疾病预防控制中心将其列为潜在生物恐怖制剂(A类)。

一、病原学特性及临床表现

1. 形态结构

鼠疫耶尔森菌是一种不运动、无鞭毛、无芽孢(nonsporulated)、有荚膜、需氧(aerobic)的革兰氏阴性杆菌或球杆菌(bacillus or coccobacillus),杆状末端圆润(rounded end)。该菌长 1~3μm,直径 0.5~0.8μm,革兰氏染色后表现出双极染色(bipolar staining)和多形性(pleomorphism),在酸碱值(pH)7.4、4~40℃(最佳温度为 28~30℃)的温度范围内培养 24~72 小时可以分离培养。该菌氧化酶试验阴性(oxidase negative)、过氧化氢酶试验阳性(catalase positive),尿素

(urea)、吲哚(indole)和乳糖(lactose)试验均为阴性。鼠疫耶尔森菌基因组有 4.6~4.65Mb,存在许多插入序列(insertion sequence)、基因组内重组(intragenomic recombination)和横向基因转移(lateral gene transfer)。基因组含有多种质粒(plasmid)。如鼠疫耶尔森菌 CO92 参考菌株(biovar orientalis)含有 3 种质粒:①一种 70~75 千碱基(kilobases,kb)的质粒,是 3 种人类致病性耶尔森菌属所共有的(命名为 pCD1、pCad、pVW、pYV 或 pLcr),编码Ⅲ型分泌系统(type Ⅲ secretion system,T3SS)、耶尔森菌外膜蛋白等,可抑制宿主的免疫反应。②一种 100~110kb 的质粒(命名为 pFra/Tox、pFra、pTox、pMT1 或 pYT),编码荚膜 F1 糖蛋白抗原(capsular F1 glycoprotein antigen)和鼠疫耶尔森菌毒素 Ymt(Yersinia murine toxin Ymt),使得鼠疫耶尔森菌可以在跳蚤肠道(flea gut)中存活。③一种 9.5kb 的质粒(命名为 pPst、pPla、pPCP1 或 pYP),编码纤溶酶原激活剂 Pla(plasminogen activator Pla)和鼠疫耶尔森菌素(pesticin)。Pla 被认为是促进鼠疫耶尔森菌从外周部位(peripheral site)向全身传播(systemic spread)的主要毒力因子,但是质粒内容物可以因连续传代培养(successive subculturing)改变。

2. 致病性与免疫性

体外寄生虫(ectoparasite)叮咬可在鼠疫耶尔森菌进入的皮肤入口处引起离散性局部炎症(discrete local inflammation),然后通过淋巴途径扩散到区域淋巴结导致腹股沟淋巴结炎(inguinal lymphadenitis)。细菌进一步通过淋巴和血管扩散到脾和肝并迅速引起致命的败血症(septicemia)。在肺部播散导致继发性肺鼠疫,在脑膜和脑脊液播散导致脑膜炎(meningitis)。细菌的血源性播散(hematogenous dissemination)还可能导致血管内凝血(intravascular coagulation)和内毒素性休克(endotoxin shock)。

3. 临床表现

患者的非特异性体征(sign)和症状(symptom)包括寒战(shivering)、发热、肌痛、关节痛和虚弱。带菌蚤叮咬处可出现丘疹、脓疱(pustule)、溃疡(ulcer)、结痂(scab)或坏疽等。腺鼠疫特征性症状为淋巴结肿大,包括淋巴结疼痛(painful)、压痛(tender)和肿胀,称为腹股沟淋巴结炎。腹股沟和股骨淋巴结(inguinal and femoral nodes)最常见,其次是腋窝和颈淋巴结(axillary and cervical nodes)。鼠疫引起的腹股沟淋巴结炎与其他原因引起的淋巴结肿大易于区分,因为其与全身毒血症(toxemia)征象和疾病的快速发展有关。抗生素治疗可将腺鼠疫病死率从60%降至5%。鼠疫败血症可以是原发性的,也可以继发于腺鼠疫,其特征是快速进展的、压倒性的毒血症。患者可能出现胃肠道症状(gastrointestinal symptom),包括恶心、呕吐、腹泻(diarrhea)和腹痛(abdominal pain)。鼠疫败血症根据血培养阳性诊断,如无及时救治病死率为30%~100%。肺鼠疫是致死速度最快的鼠疫形式,包括两种临床现象:①原发性肺鼠疫(primary pneumonic plague),潜伏期(incubation period)为接触患有鼠疫且咳嗽的患者后的2~4天;②继发性肺鼠疫(secondary pneumonic plague),发生在腺鼠疫或鼠疫败血症发作期间鼠疫耶尔森菌传播到肺部以后。原发性肺鼠疫发病突然,症状包括寒战、发热、胸痛(chest pain)、咳嗽、呼吸困难(dyspnea)和咯血(hemoptysis),如无及时救治病死率接近100%。但若在症状发作后24小时内进行适当治疗,病死率可降至25%~50%。咽鼠疫及脑膜炎型鼠疫比较罕见。感染鼠疫耶尔森菌后能获得牢固免疫力,再次感染罕见,主要产生针对F1抗原、V/W抗原的抗体等,具有调理促吞噬、凝集细菌及中和毒素等作用。

二、微生物学检查方法与防治原则

1. 诊断

诊断金标准是从组织或体液中分离细菌(isolation of the bacteria),此操作只能在生物安全3级实验室进行。F1抗原抗体的确认性血清学检查(confirmatory serologic test)或PCR检测相应核酸也可用于诊断。

2. 防治

早期识别患者后,使用链霉素或庆大霉素进行治疗。联合使用多西环素、环丙沙星和氯霉素可以治愈腺鼠疫。一项研究表明，1900—1942年（抗生素问世之前）美国鼠疫病死率为66%，而1942年之后（抗生素问世之后）的病死率仅为13%。及时确诊并使用适当抗生素可治愈该病，但因其初始症状的非特异性，以及通常无法确定与受感染动物或跳蚤的明确接触史，诊断可能被延误，导致死亡的发生。已有灭活全细胞疫苗（killed-whole-cell vaccine）和减毒活疫苗（live-attenuated vaccine）应用，但使用受到局部和全身不良反应（local and systemic adverse reaction）、保护性免疫持续时间短等问题的限制。基于蛋白质抗原F1和LcrV组合的多种疫苗正在开发。鼠疫患者的密切接触者可口服7天多西环素或环丙沙星进行经验性化学预防（empiric chemoprophylaxis）。灭鼠、灭蚤是切断鼠疫传播途径、消灭鼠疫传染源的根本措施。

三、流行及分布

鼠疫是自然疫源性传染病。啮齿动物（野鼠、家鼠、黄鼠等）是鼠疫耶尔森菌的储存宿主，鼠蚤为其主要传播媒介。鼠疫可在鼠类间发病和流行。人患鼠疫是由于被染疫的鼠蚤叮咬，或因直接接触、剥食染有鼠疫的动物（如旱獭）所致。人患鼠疫后，鼠疫又可通过人蚤或呼吸道等途径在人群间流行。鼠疫在人类历史上曾发生过三次世界性大流行。2000—2018年，美洲、非洲和亚洲的21个国家向WHO共报告了26 237例鼠疫病例，非洲的马达加斯加（Madagascar）是报告鼠疫病例数最多的地区之一，Xenopsylla跳蚤（Xenopsylla flea）是马达加斯加鼠疫传播的重要因素。鼠疫疫源地通常具有以下共同特征：处于人口密度较低的农村地区（low-density rural area），海拔相对较高（higher altitude），降雨量少（low precipitation），属于干旱或半干旱地区（arid or semiarid zone），存在盐碱地（saline soil）或位于盐碱地附近，且至少有两种储存宿主（带菌者）（reservoir host/carrier）和一种跳蚤。WHO将鼠疫列为一种重新出现的传染病。

四、平战结合及研究进展(图4-1)

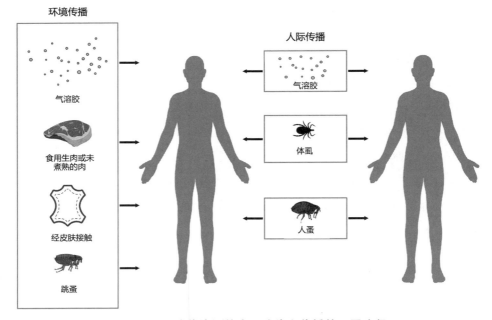

图4-1 鼠疫传染源的人际感染和传播的不同途径

注：鼠疫从环境传播至人的途径包括气溶胶传播、食用生肉或未煮熟的肉、剥皮(carcass skinning)造成的经皮感染和非人类跳蚤(nonhuman flea)叮咬。一旦人被感染，可通过气溶胶(如肺鼠疫)和体外寄生虫(如体虱、头虱、人蚤等)发生人际传播。

改自：BARBIERI R, SIGNOLI M, CHEVÉ D, et al. Yersinia pestis: the Natural History of Plague[J]. Clin Microbiol Rev, 2020, 34(1): e00044-19. 西安交通大学医学部博士生黎欣宇绘图。

五、典型症状

1. 腺鼠疫症状

腺鼠疫患者常突然出现高热(>39.4℃)、头痛，以及四肢和腹部剧烈疼痛。细菌在距跳蚤叮咬部位最近的淋巴结内迅速繁殖，致使腹股沟、颈部或腋窝淋巴结(groin, cervical, or axillary lymph node)出现疼痛、肿胀(painful swelling)，淋巴结可增大至鸡蛋大小(或可达10cm)。

2. 鼠疫败血症症状

鼠疫败血症通常引发弥散性血管内凝血(disseminated intravascular coagulation，DIC)和四肢、耳朵或鼻子的坏疽(gangrene)。

六、归纳

鼠疫已经危害人类数千年了。研究者在两具大约3800年前的青铜时代的骨骼(bronze age skeletons)中发现了鼠疫耶尔森菌的基因组。在约公元前1000年的《圣经·旧约》第一卷《撒母耳记(上)》(Biblical book 1 Samuel)中，记载了非利士人(Philistines)经历的一场"与啮齿动物相关的肿瘤"疫情，这很可能与腺鼠疫有关。鼠疫有过三次大流行。

1. 第一次大流行(first pandemic，541—750/767)

查士丁尼瘟疫(Plague of Justinian)以东罗马帝国皇帝查士丁尼一世(emperor of the Roman Empire of the Orient，Justinian Ⅰ)命名，于公元541年在埃及港口贝鲁西亚(Egyptian port of Pelusium)开始，最初记录为公元541—544年在地中海盆地(Mediterranean Basin)周围出现的第一波(first wave)流行，之后从558年到750/767年又在欧洲和地中海盆地暴发了20余次疫情。当时资料所描述的症状(头痛、发热、腹股沟淋巴结炎和快速死亡)清楚地表明其正是鼠疫。这场大流行对人类社会的影响仍然存在很大争议，一些专家估计死亡人数为1500万~1亿，相当于当时估计人口的25%~60%，而另一些专家认为死亡人数可能仅占当时估计人口的0.1%。

2. 第二次大流行(second pandemic，1346年至18世纪)

第二次大流行大约始于1346年的中亚地区(Central Asia)，可能在今天的哈萨克斯坦(Kazakhstan)、俄罗斯(Russia)境内，然后通过海路从卡法港(port of Caffa)传到君士坦丁堡(Constantinople，今伊斯坦布尔)，进一步传播到西欧和北非。在第二次大流行的前8年(1346—1353)，1/4~1/3的欧洲人口死亡，该病在历史上被称为"黑死病"(black death)。从1346年到17世纪中叶，鼠疫成为西欧社会生活的普遍现象。瘟疫对社会生活产生了巨大的影响，可能有助于结束法国和英国之间的百年战争。图4-2是鼠疫时医生的装扮，他们被称为"鸟嘴医生"。

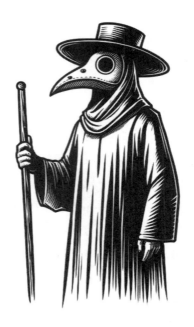

图4-2 "鸟嘴医生"

注：这位医生戴着黑色的帽子、喙状的白色面罩，穿着上蜡的长袍，手握棒子或指针，是为了与患者保持距离。面罩的"喙"中带有芳香物质，可能是为了阻挡腐烂尸体散发的气味。这可以说是防护服的早期版本。

改自：GLATTER K A, FINKELMAN P. History of the Plague: An Ancient Pandemic for the Age of COVID-19[J]. Am J Med, 2021, 134(2): 176-181. 西安交通大学医学部博士生黎欣宇绘图。

3. 第三次大流行（third pandemic，1772—1945）

19世纪50—60年代，鼠疫在我国西南部流行。1899—1900年，亚洲、非洲、大洋洲、欧洲、北美和南美等的100多个国家记录了鼠疫疫情。此次鼠疫大流行造成了巨大危害，仅在印度和我国就造成2600多万人感染，其中1200多万人死亡。1910—1911年，我国满洲里地区暴发了大规模的肺鼠疫。伍连德等带领医护人员历时4个月，将这场百年不遇的鼠疫大流行彻底消灭，这是人类历史上第一次成功的流行病学防疫行动。1911年4月3日至28日，"万国国际鼠疫大会"（"Ten Thousand Nations" International Plague Conference）在奉天（今沈阳）召开，标志着国际抗击鼠疫的转折点（turning point）。

参考文献

[1] BARBIERI R,SIGNOLI M,CHEVÉ D,et al. Yersinia pestis:the Natural History of Plague[J]. Clin Microbiol Rev,2020,34(1):e00044-19.

[2] GLATTER K A,FINKELMAN P. History of the Plague:An Ancient Pandemic for the Age of COVID-19[J]. Am J Med,2021,134(2):176-181.

[3] PRENTICE M B,RAHALISON L. Plague[J]. Lancet,2007,369(9568):1196-1207.

[4] 游苏宁. 近代医学的历史钩沉 鼠疫斗士的传奇人生[J]. 中华医学信息导报,2015,(5):4-5.

第五章 埃博拉病毒

丝状病毒病(Filovirus disease，FVD)的病原体为丝状病毒(*Filovirus*)。在人类中发现了7种丝状病毒，包括埃博拉病毒属(*Ebolavirus*)的埃博拉病毒(*Ebola virus*，EBOV)、本迪布焦病毒(*Bundibugyo virus*，BDBV)、苏丹病毒(*Sudan virus*，SUDV)、塔伊森林病毒(*Taï Forest virus*，TAFV)和莱斯顿病毒(*Reston virus*，RESTV)等5种病毒〔所致疾病统称为埃博拉病(Ebola disease)〕，以及马尔堡病毒属(*Marburgvirus*)的马尔堡病毒(*Marburg virus*，MARV)和Ravn病毒(*Ravn virus*，RAVV)等2种病毒〔所致疾病统称为马尔堡病(Marburg disease)〕。埃博拉病毒由首先发现患者的地点(扎伊尔北部的埃博拉河流域)命名。

一、病原学特性及临床表现

1. 形态结构

埃博拉病毒为有包膜的丝状病毒颗粒(enveloped, filamentous virion)，有一个线性(linear)、不分节段(non-segmented)、单负链RNA基因组(single-stranded negative-sense RNA genome)，长约19kb，表达7种结构蛋白(structural protein)和几种非结构蛋白(nonstructural protein, NSP)：*NP*基因编码核蛋白(nucleoprotein, NP)、*VP35*基因编码聚合酶辅助因子VP35(polymerase cofactor VP35)，*VP40*基因编码基质蛋白VP40(matrix protein VP40)、*GP*基因编码糖蛋白GP和分泌糖蛋白，*VP30*基因编码转录激活剂VP30(transcriptional activator VP30)，*VP24*基因编码RNA复合物相关蛋白VP24(RNA complex-associated protein VP24)，*L*基因编码大蛋白L(large protein L)。

2. 致病性与免疫性

埃博拉病毒病(EVD)具有高度传染性，为病死率最高的传染病之一。病毒通过皮肤、黏膜侵入宿主，主要在肝内增殖，亦可在血管内皮细胞、单核-巨噬细胞等处增殖，导致血管内皮细胞损伤、组织细胞溶解、器官衰竭和严重的病毒血症。在发病后 7~10 天可出现特异性免疫球蛋白 M（immunoglobulin M，IgM）、IgG 抗体，但即使在疾病的恢复期也难检测出中和抗体。

3. 临床表现

在感染早期（疾病发作后第 1~3 天），患者出现非特异性发热性疾病〔症状包括厌食（anorexia）、关节痛、头痛（headache）、乏力（malaise）、肌痛和皮疹〕，在第 1 周进展为严重的胃肠道症状和体征，如恶心、呕吐和大量腹泻（high-volume diarrhea）。在疾病发作后的第 1 周晚些时候，患者可能出现持续发热、胃肠道液体丢失（fluid loss）增加、脱水（dehydration）引起的低血压（hypotension），以及轻微的血管渗漏（vascular leakage）。在终末期（疾病发作后第 7~12 天），出现组织灌注不足（tissue hypoperfusion）和血管渗漏，通常伴有炎症特异表现（dysregulated inflammation），导致多器官功能障碍综合征（multiple organ dysfunction syndrome）和（或）损伤（damage），包括急性肾损伤（acute kidney injury，AKI），表现为少尿（oliguria）、无尿（anuria）及电解质异常（abnormalities in electrolyte，包括钾和钠），一部分患者出现中枢神经系统（central nervous system，CNS）临床表现和脑病（encephalopathy）。

二、微生物学检查方法与防治原则

1. 诊断

现场使用的 EBOV 检测测试包括快速病毒抗原检测及基于 PCR 的检测。快速病毒抗原检测样本包括全血（whole blood）、血浆（plasma）及血清，检测靶标多为 VP40。基于 PCR 的检测样本包括全血、血浆、血清、体液（body fluid）及尿液（urine），检测靶标包括病毒核酸、VP40 核糖核酸、NP 和 GP 核酸。在热带地区（tropical area），许多发热性疾病可能与埃博拉病毒病的表现相似，因此，鉴别检测及经验性治疗寄生虫病（parasitic disease）〔如疟原虫属（*Plasmodium*）〕、病毒性疾病（viral disease）（如拉沙病毒）和细菌性疾病（bacterial disease）（如伤寒沙门菌）至关重要。鉴于埃博拉病毒与疟原虫〔疟疾（malaria）的病原体〕合并感染的概率高,所有患者均应接受疟疾快速诊断检测或经验性治疗(treated empirically)。

2. 防治

由于 EBOV 糖蛋白 GP 是主要的病毒免疫原(immunogen),多数候选疫苗(candidate vaccine)都旨在刺激宿主对这种蛋白质的免疫反应。2019 年 11 月和 12 月,欧盟委员会(European Commission)和美国食品药品监督管理局批准 rVSVΔG - ZEBOV - GP 疫苗上市。这种疫苗是基于表达扎伊尔埃博拉病毒糖蛋白的重组水疱性口炎病毒(recombinant vesicular stomatitis virus expressing the Zaire ebolavirus glycoprotein)的单次注射、减毒、载体疫苗(single - shot, live - attenuated, vectored vaccine)。我国和俄罗斯也有相关埃博拉病毒疫苗获得许可。mAb2013 和 REGN - EB2016 这两种药物已证明对 EBOV 有效,已被 FDA 批准用于成人和儿童埃博拉病毒病患者(详见后文)。埃博拉出血热积极的支持治疗包括用晶体溶液(crystalloid solution)进行适当的静脉补液(intravenous fluid replacement)和血管升压药(vasopressor)的使用,以防止患者因严重的血容量不足(hypovolemia)和(或)脓毒症休克(septic shock)〔可能包括血管渗漏综合征(vascular leak syndrome)〕而发生低血容量性休克(hypovolemic shock)。在疾病的早期阶段,当患者可以行走并且能够进食和饮水而没有恶心及过度呕吐时,可以给予口服补液盐(oral rehydration salt)。

三、流行及分布

丝状病毒是存在于宿主物种(可能是蝙蝠)中的人畜共患病病原体(zoonotic pathogen),偶尔会外溢(spillover)到人类和其他哺乳动物中,可能作为末端、中间或扩增宿主(end, intermediate, or amplifying host)。多种蝙蝠物种被认为携带埃博拉病毒,但病毒分离(viral isolation)尚未成功。这种现象罕见,可能是因为低病毒载量(viral load)、细胞系低敏感性(susceptibility)或蝙蝠组织中的抑制剂(inhibitor)。由于蝙蝠可能在非洲国家被猎杀作为食物,储存宿主识别(reservoir identification)的缺乏是预防措施方面一个重要问题。EBOV 可通过直接接触传播(human - to - human contact),或通过接触受感染的组织(tissue)、体液(body fluid)或污染物(contaminant)在人与人之间传播。在血液、血液制品(blood product)、母乳(breast milk)、唾液(saliva)、尿液、精液(semen)、脑脊液(cerebrospinal fluid)和房水(aqueous humor)中可检测到感染性病毒颗粒,在羊水(amniotic fluid)、眼泪(tear)、皮肤拭子(skin swab)和粪便(stool)中可检测到病毒核酸。在家中或卫生保健机构照顾埃博拉病毒病患者,或遵循传统的丧葬做法(涉及与死者尸体接触),都会极大增加感染风险。自1976年在扎伊尔(Zaire)〔今刚果民主共和国(The Democratic Republic of the Congo)〕发现埃博拉病毒以来,至少有17起埃博拉病毒病暴发,源于加蓬(Gabon)、几内亚(Guinea)、刚果共和国(The Republic of the Congo)、扎伊尔/刚果民主共和国等,主要集中在中非(Middle Africa)国家。2013年底到2016年初的EVD疫情有所不同,从几内亚蔓延到塞拉利昂(Sierra Leone)、利比里亚(Liberia)等西非(West Africa)国家,导致28 652人感染,其中11 325人死亡,造成迄今为止最大的疫情。目前全球累计报告人类埃博拉病毒感染33 604例,其中14 742例死亡,平均病死率(case-fatality rate,CFR)43.8%。图5-1展示了埃博拉病毒暴发的3个阶段的关键要素,包括相应的控制措施。

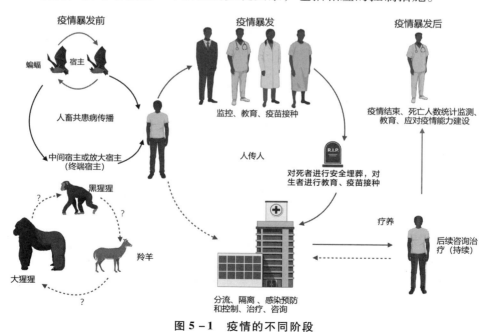

图5-1 疫情的不同阶段

注:图中虚线表示可能存在的其他情况,"?"表示不确定。
改自:FELDMANN H, SPRECHER A, GEISBERT T W. Ebola[J]. N Engl J Med, 2020, 382(19):1832-1842. 西安交通大学医学部博士生黎欣宇绘图。

四、平战结合及研究进展

近年来出现了几次新发病毒性疾病(emerging viral disease)的重大暴发,包括亨德拉病毒、尼帕病毒、马尔堡病毒和埃博拉病毒性疾病(Hendra,Nipah,Marburg and Ebola virus disease),严重急性呼吸综合征(severe acute respiratory syndrome,SARS)和中东呼吸综合征(Middle East respiratory syndrome,MERS),以及2019冠状病毒病(coronavirus disease 2019,COVID-19)大流行。所有这些疫情都可能与蝙蝠传播病毒(bat-borne virus)有关。蝙蝠是唯一会飞的哺乳动物(flying mammal),具备一些在哺乳动物中独一无二的特征,比如相对于体型而言寿命长(long lifespan)、肿瘤发生(tumorigenesis)率低,以及在不出现临床疾病的情况下储存病毒的非凡能力。研究表明,6400万年的适应性进化(adaptive evolution)塑造了蝙蝠的宿主防御系统,以平衡防御和耐受(defence and tolerance),从而产生了作为病毒理想宿主(ideal reservoir host)的独特能力。蝙蝠作为宿主有效防御病毒的经验有助于我们更好地了解病毒进化(viral evolution),更好地预测、预防和控制未来的病毒外溢。蝙蝠的免疫耐受机制(immune tolerance)的研究也可能为人类带来改善健康的新途径,见图5-2。

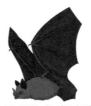

图5-2 蝙蝠宿主防御和免疫耐受之间的独特平衡

注:蝙蝠通过几种机制在增强宿主防御反应和免疫耐受之间表现出极好的平衡。一方面,增强宿主防御的例子包括干扰素(IFN)和干扰素刺激基因(interferon-stimulated gene,ISG)的组成性表达(constitutive expression)、热休克蛋白(heat shock protein,HSP)的表达增加、外排泵(efflux pump)ATP结合盒转运蛋白B1(ATP-binding cassette transporter B1,ABCB1)的更高碱基水平表达(base level expression)和自噬(autophagy)增强;另一方面,抑制干扰素基因刺激因子(STING)和抑制炎症小体(inflammasome)途径〔如抑制核苷酸结合结构域富含亮氨酸重复序列和含热蛋白结构域受体3(NLRP3)或含吡啶和HIN结构域的蛋白质(PYHIN),以及下游白介素-1β(IL-1β)的丢失〕有助于蝙蝠的免疫耐受。

改自:IRVING A T,AHN M,GOH G,et al. Lessons from the host defences of bats, a unique viral reservoir[J]. Nature,2021,589(7842):363-370. 西安交通大学医学部博士生黎欣宇绘图。

五、图解

埃博拉病毒的生活史见图 5-3。

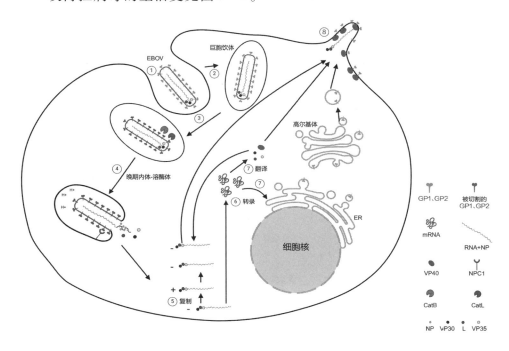

①EBOV 颗粒与宿主细胞表面附着因子的结合由同源三聚体结构糖蛋白 GP 介导,该糖蛋白由 3 个异二聚体(heterdimer)〔由 GP1、GP2 亚单位经二硫键(disulfide bond)连接而成〕组成;②与宿主细胞膜结合触发病毒颗粒内吞(endocytosis);③在晚期内体(late endosome)中,GP 依次被组织蛋白酶 B(cathepsin B,CatB)和组织蛋白酶 L(cathepsin L,CatL)切割;④GP1 亚单位的受体结合位点(receptor-binding site)暴露,低 pH 诱导 GP1 与 EBOV 受体 NPC1 相互作用,随后 GP2 介导的病毒包膜与内体膜融合,从而将核糖核蛋白复合物(ribonucleoprotein complex,主要是 RNA 和 NP)排出到细胞质(cytoplasm)中;⑤丝状病毒基因组在细胞质中被复制;⑥丝状病毒基因被转录成信使 RNA(mRNA);⑦病毒蛋白在细胞质溶胶(cytosol)中被翻译,就 GP1、GP2 而言,被翻译到内质网(endoplasmic reticulum,ER);⑧成熟的子代核糖核蛋白复合物和病毒蛋白被运输到细胞膜(plasma membrane),在细胞膜上出现颗粒出芽(particle budding)。

图 5-3　埃博拉病毒生命周期

注:NPC1,NPC intracellular cholesterol transporter 1,核孔复合体细胞内胆固醇转运体 1。

改自:JACOB S T, CROZIER I, FISCHER W A, et al. Ebola virus disease[J]. Nat Rev Dis Primers, 2020, 6(1):13. 西安交通大学医学部博士生黎欣宇绘图。

六、归纳

两种抗埃博拉病毒的药物 mAb114 及 REGN-EB3 的特性和区别见表 5-1。

表 5-1　mAb114 和 REGN-EB3 特性的简要比较

项目	mAb114	REGN-EB3
介绍	单个单克隆抗体(single mAb)	3 个单克隆抗体的混合物(REGN3470、REGN3471 和 REGN3479，比例为 1∶1∶1)
起源	来源于 1995 年刚果民主共和国基奎特镇的 EBOV 疫情幸存者的记忆 B 细胞，感染后约 11 年	用编码病毒糖蛋白的 DNA 和纯化的病毒糖蛋白亚基免疫 VelocImmune 小鼠，再将人抗体可变区(human variable region)克隆到人抗体恒定区(human constant region)，得到完全的人类抗体(fully human antibody)
靶向表位	GP1 的聚糖帽和核心结构域	REGN3470：GP1 顶部(GP1 head) REGN3471：外聚糖帽(outer glycan cap) REGN3479：保守的 GP2 融合环(conserved GP2 fusion loop)
作用机制	中和(neutralization)、抗体依赖细胞毒性(antibody-dependent cell cytotoxicity)	抗体依赖细胞毒性、吞噬细胞刺激剂(phagocyte stimulants)、病毒内化抑制剂(virus internalization inhibitor)
优势	单一抗体；在低 pH 环境下抵抗(组织蛋白酶的 GP 重排)；在高度保守的区域结合可降低突变体逃逸的风险；单次注射，输液时间短(30 分钟至 1 小时)；良好的半衰期(half-life)；高度稳定；易于大规模生产制造	鸡尾酒单克隆抗体(cocktail mAb)，靶向几种不同的表位(减少耐药病毒的选择)，单剂，半衰期良好
剂量	50mg/kg	150mg/kg

资料来源：TSHIANI MBAYA O, MUKUMBAYI P, MULANGU S. Review: Insights on Current FDA-Approved Monoclonal Antibodies Against Ebola Virus Infection[J]. Front Immunol, 2021, 12: 721328.

参考文献

[1] FELDMANN H,SPRECHER A,GEISBERT T W. Ebola[J]. N Engl J Med,2020,382(19):1832-1842.

[2] MALVY D,MCELROY A K,DE CLERCK H,et al. Ebola virus disease[J]. Lancet,2019,393(10174):936-948.

[3] IRVING A T,AHN M,GOH G,et al. Lessons from the host defences of bats, a unique viral reservoir[J]. Nature,2021,589(7842):363-370.

[4] JACOB S T,CROZIER I,FISCHER W A,et al. Ebola virus disease[J]. Nat Rev Dis Primers,2020,6(1):13.

[5] TSHIANI MBAYA O,MUKUMBAYI P,MULANGU S. Review:Insights on Current FDA-Approved Monoclonal Antibodies Against Ebola Virus Infection[J]. Front Immunol,2021,12:721328.

第六章 沙粒病毒

拉沙热(Lassa fever, LF)是一种致命的病毒性出血性疾病(hemorrhagic disease),在西非流行。LF 的病原体是拉沙病毒(Lassa virus, LASV),每年导致约 300 000 例感染,其中 5000 例死亡。LASV 是沙粒病毒(arenavirus)的一种。沙粒病毒分为旧世界(old world, OW)沙粒病毒和新世界(new world, NW)沙粒病毒两类。这种区分基于地理分布、血清学相关性及系统发育。OW 沙粒病毒包括在非洲流行的拉沙病毒、卢霍病毒(Lujo virus, LUJV),以及全球分布的淋巴细胞性脉络丛脑膜炎病毒(lymphocytic choriomeningitis virus, LCMV)等多种;NW 沙粒病毒包括胡宁病毒(Junin virus, JUNV)、马丘波病毒(Machupo virus, MACV)、瓜纳瑞托病毒(Guanarito virus, GTOV)、萨比亚病毒(Sabia virus, SABV)和查帕雷病毒(Chapare virus, CHPV)等 5 种,主要在南美洲流行。

一、病原学特性及临床表现

1. 形态结构

拉沙病毒属于布尼亚病毒目(Bunyavirales)沙粒病毒科(Arenaviridae)哺乳动物病毒属(Mammarenavirus),有包膜,病毒颗粒包含 2 条单链、负义 RNA 片段(L 和 S 链),通过双义转录(ambisense transcription)编码 4 种蛋白质。L 基因片段以负义方向(negative-sense orientation)编码依赖于 RNA 的 RNA 聚合酶(RNA-dependent RNA polymerase, RDRP)L,以正义方向(positive-sense orientation)编码 Z 基质蛋白。两者由基因间区域(intergenic region, IGR)隔开。S 基因片段以负义方向编码核蛋白,以正义方向编码糖蛋白前体(glycoprotein precursor, GPC),两者也由基因间区域隔开。LASV 毒株表现出显著的遗传多样性(genetic diversity),在核苷酸水平上,L 和 S 链的变异分别高达 32%

与 25%。LASV 分为 7 个已确认的遗传谱系(genetic lineage)。

2. 致病性与免疫性

不同的沙粒病毒导致出血或凝血病的能力不同。LASV 感染导致的出血不常见，只有一小部分患者出现，且出血主要局限于黏膜表面。LASV 不会对受感染的单核细胞、巨噬细胞或内皮细胞造成明显的细胞损伤。病毒能够有效地感染血管内皮细胞，产生高病毒滴度但不会导致细胞死亡，血管通透性会受到影响。血管内皮通透性增加可使液体流动增加，导致严重水肿。这与血小板减少和血小板功能障碍的同时出现，可能是休克的原因，最终导致死亡。在登革热和埃博拉病等其他病毒性出血热中，细胞因子风暴会干扰血管内皮的完整性，然而 LASV 感染并非如此。LASV 感染的特点是全身免疫抑制，感染者中未检测到促炎性细胞因子水平的增加。JUNV 感染会导致细胞因子风暴，出血发生率增加，但血管损伤比较有限。沙粒病毒出血热的结果严重依赖于有效的免疫反应。OW 和 NW 沙粒病毒感染之间的免疫反应存在差异。LASV 感染时 T 细胞介导的免疫反应对感染者恢复至关重要，抗体反应作用有限。JUNV 感染时抗体反应则更为重要，研究发现感染早期给 JUNV 感染者使用来自先前暴露个体的免疫血浆治疗时，死亡率可从 16% 降至 1%。NW 和 OW 沙粒病毒核蛋白都能够抑制 I 型 IFN 的产生，而 NW 沙粒病毒的 Z 蛋白有助于逃避宿主免疫监测。

3. 临床表现

严重沙粒病毒感染的症状包括发热、白细胞减少(leukopenia)、水肿、休克(shock)、瘀斑(ecchymosis)、肝转氨酶升高(elevated liver transaminase)、肌痛和呕吐。拉沙热症状还包括咽炎、胸骨后疼痛(retrosternal pain)、蛋白尿(proteinuria)、胸腔积液(pleural effusion)、心包积液(pericardial effusion)、头痛、恶心、腹泻和血小板减少(thrombocytopenia)，导致死亡的拉沙热病例通常还可能出现黏膜出血、肺水肿(pulmonary edema)、呼吸窘迫(respiratory distress)、休克、脑病、癫痫发作(epileptic seizure)、昏迷(coma)和神经性耳聋(sensorineural deafness)等。在 NW 沙粒病毒中，JUNV、MACV 和 GTOV 有多人感染，

SABV 和 CHPV 感染则被认为是单一事件。JUNV 是人类感染中最严重的 NW 沙粒病毒。JUNV 感染产生的其他症状包括轻度低血压和结膜炎，以及神经系统症状，如易怒、嗜睡和神经反射减弱。严重病例可能表现为出血、白细胞减少、血小板减少、休克和癫痫发作。

二、微生物学检查方法与防治原则

1. 诊断

感染相同沙粒病毒的个体会表现出不同、多样的体征和症状，使诊断变得困难。这在感染 LASV 的患者中很常见。拉沙热的体征和症状广泛，从无症状到多系统衰竭和死亡，因此常被误认为疟疾、伤寒(typhoid fever)或流感(influenza)，以及其他发热性疾病。而拉沙出血热(Lassa haemorrhagic fever, Lassa HF)的唯一治疗方法是核苷类似物(nucleoside analogue)利巴韦林(ribavirin)，只有在感染早期给予才有效。因此，误诊会产生严重后果。多种方法可用于检测 LASV 感染，包括核蛋白抗原检测分析、核酸扩增技术、免疫组织化学及病毒培养，也可通过血清学检测(如 ELISA)间接诊断。将 PCR 与 PCR 后寡核苷酸微阵列相结合，可用于广泛的病毒性出血热的诊断。多种方式的组合可以提高诊断率。除血液样本外，LASV 检测还可用咽拭子样本。

2. 防治

目前没有上市的针对 LASV 的治疗方法或 FDA 批准的疫苗。利巴韦林治疗 LASV 感染者只有在感染早期给药才是有益的，JUNV 感染者也是越早给药越有效。通过 γ 射线灭活 LASV 来产生灭活全病毒疫苗的研究在非人灵长类动物中产生了良好的体液反应，但这种反应未能保护动物免受 LASV 的致命攻击，也表明 T 细胞反应而非体液反应对于防止 LASV 感染的重要性。同属 OW 沙粒病毒的莫佩亚病毒(Mopeia virus, MOPV)感染已被证明能够对非人灵长类中的 LASV 感染具有交叉保护作用。针对 JUNV 感染的疫苗的开发富有成效。JUNV Candid#1 株已被证明是一种非常成功的抗沙粒病毒出血热疫苗，由出发毒株在豚鼠中传代两次，随后在小鼠中连续传代并经组织培养获得。目前，Candid#1 在阿根廷被用作预防 JUNV 感染的有效疫苗。

三、流行及分布

几乎所有能够在人类中引起疾病的沙粒病毒的宿主都是啮齿动物（表6-1）。这些自然宿主(natural host)可保持高病毒载量但不会患病，病毒通过垂直传播或水平传播在啮齿动物体内保持。每种病毒宿主物种的自然分布范围是人类疾病流行地域的决定因素。食用被感染啮齿动物的尿液或粪便污染的食物是常见传播途径，吸入雾化颗粒也可能发生感染。

表6-1 人类沙粒病毒的分布、宿主物种和疾病发病率

	病毒	地理位置	自然宿主物种	死亡率
旧世界沙粒病毒	淋巴细胞性脉络丛脑膜炎病毒	全球	家鼠（普通老鼠）	超过5%的人有既往暴露的证据，死亡率<1%
	拉沙病毒	西非	多乳鼠	每年30万~200万人感染，其中5000~10 000人死亡
	卢霍病毒	南非	未知	5例确诊病例，4例死亡病例
新世界沙粒病毒	胡宁病毒	阿根廷	壮暮鼠（旱地暮鼠）	接种疫苗前每年300~1000例，引入疫苗后每年30~50例，死亡率为15%~30%
	马丘波病毒	玻利维亚	Calomys callosus（大暮鼠）	1962—1964年：1000例；20世纪90年代：19例；2007—2008年：>200例；死亡率约为20%
	萨比亚病毒	巴西	未知	1例自然发生的病例，死亡
	瓜纳瑞托病毒	委内瑞拉	短尾茎鼠（普通蔗鼠）	618例，死亡率超过20%
	查帕雷病毒	玻利维亚	未知	1例确诊病例，死亡

资料来源：MCLAY L, LIANG Y, LY H. Comparative analysis of disease pathogenesis and molecular mechanisms of New World and Old World arenavirus infections[J]. J Gen Virol, 2014, 95(1): 1-15.

四、平战结合及研究进展

美国针对公共卫生安全的策略，对于我国公共卫生防御策略具有一定的借鉴作用。美国政府认为严重的公共卫生威胁（public health threat）来自大规模杀伤性武器（weapons of mass destruction，WMD），即化学、生物、放射性或核（chemical，biological，radiological，or nuclear，CBRN）武器，以及自然出现的传染病，并认为预防、减轻和处理 CBRN 威胁的有效战略是国家安全战略（national security strategy）的组成部分。美国健康与公共事务部（Department of Health and Human Services，HHS）突发公共卫生事件医疗对策企业（Public Health Emergency Medical Countermeasures Enterprise，PHEMCE）采取全面的端到端（end‐to‐end）方法，包括医疗对策任务中的研究、开发、采购、存储、维护、部署和指导使用等多个方面。其 2007 年 3 月 20 日公布了《美国健康与公共事务部突发公共卫生事件医疗对策企业化学、生物、放射和核威胁战略》（HHS PHEMCE Strategy for Chemical，Biological，Radiological，and Nuclear Threats），与此前发布的《总统 21 世纪生物防御》（President's Biodefense for the 21st Century）及《针对大规模杀伤性武器的医疗对策国家战略》（National Strategy for Medical Countermeasures against Weapons of Mass Destruction）等文件可供参考借鉴。表 6-2 是美国国土安全部发布的物质威胁判定目录，也可用以参考。

表 6-2　美国国土安全部发布的物质威胁判定目录

炭疽芽孢杆菌（炭疽）	马尔堡病毒（出血热）
肉毒毒素（肉毒中毒）	多药耐药炭疽芽孢杆菌（多药耐药炭疽）
鼻疽伯克霍尔德菌（鼻疽）	放射性物质及核物质
类鼻疽伯克霍尔德菌（类鼻疽）	普氏立克次体（斑疹伤寒）
埃博拉病毒（出血热）	天花病毒（天花）
土拉热弗朗西丝菌（土拉菌病）	挥发性神经毒剂
胡宁病毒（出血热）	鼠疫耶尔森菌（鼠疫）

资料来源：Office of the Assistant Secretary for Preparedness and Response, Department of Health and Human Services. Office of the Assistant Secretary for Preparedness and Response; HHS Public Health Emergency Medical Countermeasures Enterprise implementation plan for chemical, biological, radiological and nuclear threats Notice[J]. Fed Regist, 2007, 72(77): 20117 – 20128.

五、图解(图 6-1)

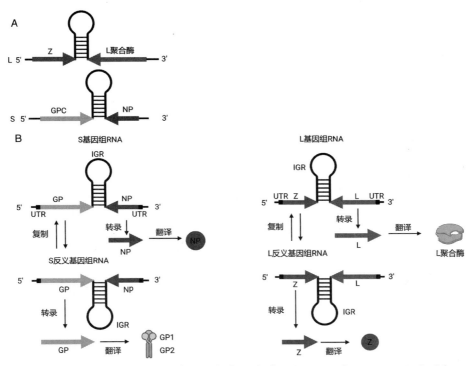

A. 沙粒病毒(如 LASV)的双段基因组包含两个基因组 RNA 片段,以双义编码(ambisense coding)策略编码4种已知病毒蛋白。每个基因组片段包含2个可读框(open reading frame,ORF),编码由非编码基因间区域(IGR)分隔的2个基因产物,IGR 形成稳定的发夹 RNA 结构。基因 L 段约 7.2kb,编码 L 聚合酶和 Z 蛋白;而 S 段约 3.5kb,编码 GP 和 NP。B. 哺乳动物沙粒病毒 RNA 复制、转录和基因表达策略。L 聚合酶与 NP 从 L 和 S 基因组 RNA 的 3′非翻译区(UTR)开始向 IGR 转录负义基因(*L* 基因和 *NP* 基因),分别生成 L mRNA 和 NP mRNA,翻译出病毒的 L 聚合酶和 NP。L 聚合酶与 NP 可通过 IGR 继续进行 RNA 合成,转录 Z mRNA 和 GP mRNA,翻译出病毒的 Z 蛋白和 GP。GP 可被修饰加工成 GP1 和 GP2 亚单位。L 聚合酶、NP、Z 蛋白、GP,以及全长 L 和 S 基因组 RNA 包装为新的病毒颗粒。

图 6-1 哺乳动物沙粒病毒 RNA 基因组结构、复制、转录和基因表达策略
改自:MURPHY H L, LY H. Pathogenicity and virulence mechanisms of Lassa virus and its animal modeling, diagnostic, prophylactic, and therapeutic developments[J]. Virulence, 2021, 12(1): 2989-3014. 西安交通大学医学部博士生黎欣宇绘图。

六、归纳

CBRN 威胁和预测未来的优先医疗对策计划见表 6-3。

表6-3 美国健康与公共事务部发布的CBRN威胁和预测未来最优先的医疗对策计划

首要的CBRN威胁	炭疽抗毒素	炭疽疫苗	急性放射综合征*	生物剂量学、生物鉴定	广谱抗生素	广谱抗病毒	诊断学	CHEM-PACKs计划	丝状病毒针对性治疗	放射性核物质特效剂	天花抗病毒药物	天花疫苗	挥发性神经毒剂单一解毒剂
炭疽、多药耐药炭疽	△	△			△		△						
肉毒中毒							△						
鼻疽、类鼻疽					△		△						
丝状病毒出血热(埃博拉病毒、马尔堡病毒)									△				
土拉菌病					△		△						
阿根廷出血热(胡宁病毒)							△						
放射性物质及核物质			△	△						△			
流行性斑疹伤寒					△		△						
天花							△				△	△	
挥发性神经毒剂								△					
鼠疫					△								△

注:CHEMPACKs计划是一项针对挥发性神经毒剂暴露的预先定位解毒剂的计划。*或为急性辐射暴露的迟发效应。

资料来源:Office of the Assistant Secretary for Preparedness and Response, Department of Health and Human Services. Office of the Assistant Secretary for Preparedness and Response; HHS Public Health Emergency Medical Countermeasures Enterprise implementation plan for chemical, biological, radiological and nuclear threats Notice[J]. Fed Regist, 2007, 72(77): 20117-20128.

参考文献

[1] MCLAY L, LIANG Y, LY H. Comparative analysis of disease pathogenesis and molecular mechanisms of New World and Old World arenavirus infections[J]. J Gen Virol, 2014, 95(1):1-15.

[2] MURPHY H L, LY H. Pathogenicity and virulence mechanisms of Lassa virus and its animal modeling, diagnostic, prophylactic, and therapeutic developments[J]. Virulence, 2021, 12(1):2989-3014.

[3] RAABE V, MEHTA A K, EVANS J D, et al. Lassa Virus Infection: a Summary for Clinicians[J]. Int J Infect Dis, 2022, 119:187-200.

[4] Office of the Assistant Secretary for Preparedness and Response, Department of Health and Human Services. Office of the Assistant Secretary for Preparedness and Response; HHS Public Health Emergency Medical Countermeasures Enterprise implementation plan for chemical, biological, radiological and nuclear threats Notice[J]. Fed Regist, 2007, 72(77):20117-20128.

第七章　登革病毒

登革疾病(dengue disease)是一类急性、由节肢动物传播(arthropod-borne)的病毒性疾病，给许多热带和亚热带地区(tropical and subtropical regions)带来沉重的疾病负担，是全球最常见的虫媒病毒病(arboviral disease)，也是全球感染人数增长速度最快的传染病之一。该病可分为登革热(dengue fever, DF)及登革出血热/登革休克综合征(dengue hemorrhagic fever/dengue shock syndrome, DHF/DSS)两种形式。登革病毒(*dengue virus*, DENV)是该病的病原体，埃及伊蚊(*Aedes aegypti*)和白纹伊蚊(*Aedes albopictus*)是主要传播媒介，人类和灵长类动物是自然宿主。登革病毒属于黄病毒科(*Flaviviridae*)黄病毒属(*Flavivirus*)，根据抗原性不同可分为4个血清型(DENV1至DENV4)，各型病毒间有交叉抗原性。

一、病原学特性及临床表现

1. 形态结构

登革病毒呈球形，有包膜，直径为45～55nm，核衣壳呈二十面体立体对称。基因组为单正链(single positive-strand) RNA，长约11kb。5'端和3'端为非编码区，中间为可读框，编码包膜(E)蛋白、膜(M)蛋白及衣壳(capsid, C)蛋白等3种结构蛋白，以及NS1、NS2A、NS2B、NS3、NS4A、NS4B、NS5等至少7种非结构蛋白。C蛋白将基因组包裹起来，然后被脂质双层膜包围，其中E蛋白和M蛋白嵌入其中。E蛋白与病毒的吸附、穿入和细胞融合有关。E蛋白分子上含中和抗原表位，以及型、群和组等特异性抗原表位，并具有血凝素活性。NS1至NS5形成扩增病毒基因组的复制复合体(replication complex)。乳鼠是登革病毒最敏感、最常用的实验动物，白纹伊蚊C6/36细胞是最敏感、最常用的细胞，病毒在细胞中增殖并引起明显的细胞病变。

2. 致病性与免疫性

目前普遍认为 DENV 的致病机制与免疫病理损伤及抗体依赖的增强作用(antibody-dependent enhancement,ADE)有关。其原理是交叉反应性抗体(cross-reactive antibody)或亚中和浓度的抗体(sub-neutralising concentrations of antibody)结合异源(heterologous)DENV 后,促使病毒通过表达在靶细胞〔如单核细胞(monocyte)、巨噬细胞(macrophage)和树突状细胞(dendritic cell)〕上的 Fc 受体(Fc receptor)侵入细胞。从机制上讲,ADE 是比同源受体介导的内吞作用更有效的病毒侵入途径。此外,ADE 期间的病毒-宿主相互作用也使病毒能够逃避宿主抗感染免疫。因此,ADE 可诱发不平衡的促炎和抗炎反应(pro-inflammatory and anti-inflammatory responses),被认为可诱发毛细血管内皮病变(capillary endothelial pathology)和血管渗漏,可能导致低血容量性休克,即登革休克综合征。

先天性和适应性免疫反应(innate and adaptive immune responses)在防御登革病毒感染方面都至关重要。先天性免疫系统迅速识别并响应登革病毒,但不能提供长期或特异性反应。先天性免疫应答激活补体系统(complement system),帮助抗体和白细胞(antibody and leukocyte)清除登革病毒。适应性免疫系统更具特异性,涉及细胞和体液成分。对登革病毒感染的先天性和适应性免疫应答都有助于感染的消退,并在防止再感染方面发挥关键作用。然而,这些反应也可能会加重疾病的严重程度,导致重症登革热(如上所述)。

3. 临床表现(表 7-1)

表 7-1 登革热三个阶段的临床表现

分期	主要特点	临床表现
发热期 (febrile phase)	发热	高热和发冷,通常为持续性、不间断的发热,但也可以观察到马鞍峰模式(saddleback pattern)。儿童会出现高热和呕吐,通常症状比青少年和成人少,但可能发生热性惊厥(febrile convulsion)。发热从发病开始持续3~7天。全身症状包括头痛、眶后疼痛(retro-orbital pain)、关节痛、肌痛、骨痛、恶心、呕吐和味觉改变(altered taste sensation)等

续表

分期	主要特点	临床表现
关键期 (critical phase)	血管渗漏综合征	血浆渗漏通常发生在发病的第4~6天及退热前后(defervescence)。血浆渗漏可导致血管内血容量不足(hypovolemia)、低蛋白血症(hypoproteinemia)和浆膜积液(serosal effusion)。如果渗漏严重,可继发DSS,诊断为脉压(pulse pressure, PP)≤20mmHg或年龄性低血压,伴有快速弱脉(weak pulse)和灌注不良(poor perfusion)。儿童渗漏阈值(threshold)较低,因此患DSS的风险高于成人。液体超负荷(fluid overload)引起的呼吸窘迫见于严重病例和过度补液(overly aggressive fluid resuscitation)以后。渗漏通常在48~72小时内消退
	出血	轻微出血常见,如皮肤瘀点、瘀伤(bruising)、鼻出血(epistaxis),牙龈、胃肠道或阴道出血不普遍。在儿童中,大出血(通常为胃肠道)仅见于深度或长期休克,并且可能是终末事件(terminal even)。黏膜出血在成人中更常见、更严重,可导致出血性休克(haemorrhagic shock,与DSS不同)。颅内出血(intracranial haemorrhage)罕见,但通常是致命的
	肝、中枢神经系统、心脏、眼、肾损伤	肝大(hepatomegaly)和肝功能障碍(liver dysfunction)非常常见,但很少有临床意义。天冬氨酸转氨酶(aspartate transaminase, AST)滴度通常超过丙氨酸转氨酶(alanine transaminase, ALT)。登革病毒可侵犯中枢神经系统,癫痫发作、脑炎(encephalitis)、脑病、神经病(neuropathies)、吉兰-巴雷综合征(Guillain-Barré syndrome)均有报道。窦性心动过缓(sinus bradycardia)和轻微或无症状心律失常(arrhythmia)常见。眼部表现包括视网膜出血(retinal hemorrhage)、视网膜水肿(retinal edema)、黄斑缺血(macular ischaemia)和视神经炎(optic neuritis)。在20%~30%的登革热住院患者中观察到镜下血尿(microscopic haematuria),但急性肾损伤少见
恢复期 (recovery phase)		通过良好的支持治疗,通常在1~2周内完全康复。可出现恢复期红疹(floridconvalescent rash),并在数周内缓慢消退

二、微生物学检查方法与防治原则

1. 诊断

通过将临床标本接种到蚊子细胞系（mosquito cell line），如白纹伊蚊 C6/36；或哺乳动物细胞系（mammalian cell line），如绿猴肾细胞（vero cell）、LLC-MK2 恒河猴肾细胞和 BHK21 幼仓鼠肾细胞等细胞系上来分离登革病毒。通过逆转录聚合酶链反应（RT-PCR）检测病毒 RNA，或 ELISA，或快速检测病毒抗原（如 NS1）来诊断。

2. 防治

目前尚无登革热的特效治疗方法，治疗方案是支持性的，旨在限制并发症（complication）和症状的严重程度，因此液体疗法（fluid therapy）是登革热管理中的关键疗法。对于一般的登革热，口服补液（oral fluid replacement）即可；对于重症登革热，应进行静脉补液（intravenous fluid replacement）以预防休克。防蚊、灭蚊是预防登革热的主要手段，病媒控制方法大致可分为生物、化学和环境方法。生物方法包括使用苏云金芽孢杆菌、灭蚊鱼（larvivorous fish）来控制蚊子幼虫阶段（larval stage）。化学方法包括使用杀虫剂（insecticide）进行滞留喷洒（residual spraying），使用经长效杀虫剂处理过的材料（long-lasting insecticide treated material），以及使用双硫磷（temephos）或吡丙醚（pyriproxyfen）来控制幼虫。环境方法旨在减少蚊子滋生地（breeding site），例如加强社区环境管理以及使用水容器盖（water container cover）等。2015 年底，世界上第一种登革热疫苗 CYD-TDV（Dengvaxia），由赛诺菲巴斯德公司（Sanofi Pasteur）研发，获得了上市许可。CYD-TDV 是一种基于黄热病 17D 骨架（yellow fever 17D，YF-17D）的重组四价减毒活疫苗（recombinant，live attenuated，tetravalent vaccine）。YF-17D 病毒载体的结构基因（prM-E）被 4 种血清型登革病毒的结构基因所取代。CYD-TDV 已在 20 个国家注册，适用于 9~45 岁的人群。WHO 建议，对考虑接种 CYD-TDV 疫苗的国家开展疫苗接种前筛查（pre-vaccination screening）将是首选策略，其中建议只有登革热血清阳性（dengue-seropositive）者接种疫苗。

三、流行及分布

登革热由伊蚊属(Aedes)蚊子传播,主要见于热带和亚热带地区,估计每年感染人数约为4亿,其中约25%有临床症状。亚洲占登革热疾病负担的75%,其次是南美洲和非洲。全球变暖(global warming)促进了伊蚊的更广泛的地理分布,从而增加了温带地区(temperate region)登革热流行的可能性。人口增长和高人口密度(population growth and high population density)、农村向城市的迁移(rural – to – urban migration)、城市环境退化(degraded urban environment)、缺乏可靠的自来水(piped water)及蚊虫控制规划的混乱和资金不足也是登革热发病率上升的重要驱动因素。

人和灵长类动物是登革病毒的主要储存宿主。主要传播媒介埃及伊蚊是一种昼行性蚊子,能够在短时间内叮咬数人,并能够在多种类型的人造储水器中繁殖。白纹伊蚊虽然传播能力较弱,但正在向热带和温带地区扩大传播地域。登革病毒在城市(urban)(人类传播周期,human transmission cycle)和森林地区(forested area)(森林传播周期,sylvatic transmission cycle)传播。在城市环境中,DENV的传播发生在人与人之间;而在森林地区,传播发生在非人灵长类动物(non – human primate,如猩猩、猕猴和长臂猿等)之间,偶尔会溢出到人群中。经卵传播(transovarial transmission)是DENV由蚊子垂直传播给后代,对于在旱季或流行间期(interepidemic period)维持人类和森林传播周期至关重要。在森林地区,非人灵长类感染病毒后一般不出现明显的症状及体征,但有病毒血症。在城市地区,感染者在发病前24小时到发病后5天左右出现病毒血症。国际旅行者患登革热的风险增大,登革热已成为返回旅行者发热(fever in returning traveller)的主要原因,对于前往东南亚(Southeast Asia)和南美洲(如巴西)的旅行者来说尤其如此,其风险已经超过了疟疾。人对登革病毒普遍易感,其流行季节与蚊虫的消长一致(表7-2)。

四、平战结合及研究进展

1. 控制埃及伊蚊方法

控制埃及伊蚊的两种新方法正在开发中。①释放感染沃尔巴克氏体

表 7-2 与登革热发病率或暴发相关的因素

因素
病媒控制剂(vector control agent)(双硫磷)使用不当
缺乏登革热相关知识
容器指数(container index)和布雷图指数(Breteau index)更高
海拔较低的区域,温度较高,湿度较大,降雨量较大
年龄增加
靠近市场、贫民窟(slum)或未覆盖的下水道(uncovered sewer)区域的住房
花园或庭院中存在蚊子滋生地,包括存在废弃的罐头、塑料容器、轮胎外壳(tire casing);池塘;屋檐或帐篷的边撑;有短暂储水功能的植物花托(receptacles in the plant);收集雨水的排水沟;未覆盖的储水容器;动物的食物盘或水盘
没有屏蔽的房屋(unscreened house),每个房间的人数多,缺乏淋浴设施(shower facilities);缺乏废物收集(waste collection);家庭储水不良;缺乏空调;将污水直接排入池塘或街道排水系统

资料来源:HARAPAN H, MICHIE A, SASMONO R T, et al. Dengue: a minireview[J]. Viruses, 2020, 12(8): 829.

的蚊子(Wolbachia-infected mosquito):沃尔巴克氏体感染是一种自我维持的侵入性策略(self-sustaining invasive strategy),它使用遗传内共生细菌(inherited endosymbiotic bacteria)使天然蚊子种群对虫媒病毒产生抗性。在释放试验中,引入的沃尔巴克氏体菌株在埃及伊蚊种群中传播,感染菌株的蚊子传播病毒能力显著降低。②释放携带显性致死基因(release of insects carrying dominant lethal gene, RIDL)的蚊子:RIDL是将一段致死基因插入埃及伊蚊基因组中,当携带致死基因的雄性蚊子(carrier male mosquito)与野生雌蚊交配时,致死性状(lethality trait)会传递给后代。但没有一种干预措施足以有效减少疾病,需将蚊子干预措施(mosquito intervention)与疫苗接种(vaccination)相结合。

2. 虫媒病毒

虫媒病毒(arbovirus)是分类学上多样化的一组病毒,在节肢动物载体(arthropod vector)和脊椎动物宿主(vertebrate host)之间的传播具有独特性,它们根据抗原关系、形态和复制机制进行分类。虫媒病毒分属披膜病毒科(*Togaviridae*)、黄病毒科(*Flaviviridae*)、布尼亚病毒目(*Bunyaviridae*)、横纹病毒科(*Rhabdoviridae*)、正黏病毒科(*Orthomyxoviri-*

dae)和呼肠孤病毒科(*Reoviridae*)等。最具临床意义的虫媒病毒为黄病毒科黄病毒属(*Flavivirus*)和披膜病毒科甲病毒属(*Alphavirus*)。近几十年来,全球出现或重新出现5种人类流行性虫媒病毒,包括登革病毒、寨卡病毒(*Zika virus*,ZIKV)、西尼罗病毒(*West Nile virus*,WNV)、黄热病毒(*yellow fever virus*,YFV)和基孔肯亚病毒(*Chikungunya virus*,CHIKV)。前4种病毒属于黄病毒属,后一种属于甲病毒属。DENV、ZIKV和CHIKV被认为是全球流行病学上最重要的病毒,估计生活在120多个国家的约39亿人面临感染风险。

五、图解(图7-1)

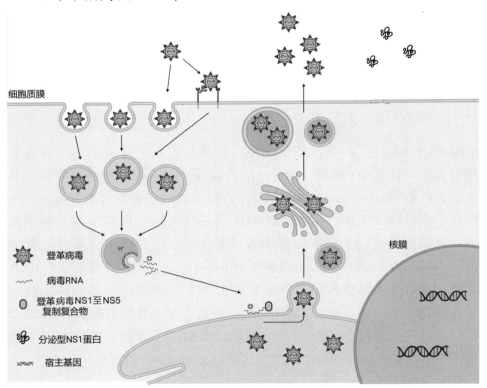

图7-1 重症登革热的发病机制

注:该图为登革病毒在哺乳动物细胞中的生命周期示意图。病毒进入细胞后,脱去外壳,释放RNA基因组并在细胞质中复制。成功的复制依赖于病毒基因和蛋白质,以及宿主因子之间的多种相互作用。新合成的病毒在内质网中组装,并通过跨高尔基网络(trans-Golgi network)运输,通过胞吐作用(exocytosis)从受感染细胞中释放出来。
改自:WILDER-SMITH A, OOI E E, HORSTICK O, et al. Dengue [J]. Lancet, 2019, 393(10169): 350-363. 西安交通大学医学部博士生黎欣宇绘图。

参考文献

[1] WILDER-SMITH A, OOI E E, HORSTICK O, et al. Dengue[J]. Lancet, 2019, 393(10169): 350-363.

[2] HARAPAN H, MICHIE A, SASMONO R T, et al. Dengue: A Minireview[J]. Viruses, 2020, 12(8): 829.

[3] MARTINEZ D R, METZ S W, BARIC R S. Dengue Vaccines: The Promise and Pitfalls of Antibody-Mediated Protection[J]. Cell Host Microbe, 2021, 29(1): 13-22.

第二部分　第二优先处理级的病原微生物

第八章 布鲁氏菌

布鲁氏菌病(brucellosis)与畜牧业密切相关,是一种常见的人畜共患病。人类布鲁氏菌病俗称起伏热(undulant fever)、缓解热(remitting fever)、克里米亚热(Crimean fever)、地中海热(Mediterranean fever)、马耳他热(Maltese fever)、直布罗陀热(Gibraltar fever)、山羊热(goat fever)等。牛布鲁氏菌病(bovine brucellosis)又称传染性流产(contagious abortion)或邦氏病(Bang's disease)。布鲁氏菌(Brucella)是布鲁氏菌病的病原体,最初由大卫·布鲁斯(David Bruce)于1887年从一名士兵尸体的脾脏中发现,该士兵死于马耳他岛(Island of Malta)。布鲁氏菌属包括6种经典布鲁氏菌和7种新型布鲁氏菌,易感宿主(susceptible host)广泛。该菌根据宿主物种命名。宿主为陆生动物(terrestrial animal)的布鲁氏菌包括流产布鲁氏菌(B. abortus)、羊布鲁氏菌(B. ovis)、猪布鲁氏菌(B. suis)、犬布鲁氏菌(B. canis)、波状热布鲁氏菌(B. melitensis)、沙漠森林野鼠布鲁氏菌(B. neotomae)和微小布鲁氏菌(B. microti)。宿主为海洋哺乳动物(marine mammal)的布鲁氏菌包括鲸布鲁氏菌(B. ceti)和鳍型布鲁氏菌(B. pinnipedialis)等。此外,还报道过从狒狒(baboon)中分离出的狒狒布鲁氏菌(B. papionis)、从赤狐(red fox)中分离出的 B. vulpidis,以及从青蛙中分离出多种非典型布鲁氏菌属(atypical Brucella spp.)。

一、病原学特性及临床表现

1. 形态结构

布鲁氏菌为革兰氏阴性、需氧、胞内(intracellular)杆菌(bacillus)或球杆菌(coccobacillus),无荚膜、内生孢子(endospore)或天然质粒,无运动性。该细菌的直径为 0.5~0.7μm,长度为 0.6~1.5μm,具有氧化酶(oxidase)、过氧化氢酶、硝酸盐还原酶(nitrate reductase)和脲酶

(urease)活性。布鲁氏菌对大多数常用消毒剂(disinfectant)敏感,但在寒冷、潮湿的环境中可存活数月。巴氏杀菌(pasteurization)可以有效杀死牛奶中的布鲁氏菌。布鲁氏菌基因组大小约为3.29Mb,由两条环状染色体(ring chromosome)组成:Ⅰ号染色体约为2.11Mb,Ⅱ号染色体约为1.18Mb。布鲁氏菌不含质粒、荚膜、菌毛(pilus)或外毒素(exotoxin)等经典毒力相关物质。

2. 致病性与免疫性

布鲁氏菌的主要致病物质是脂多糖(lipopolysaccharide,LPS)、脲酶、腺嘌呤单磷酸(adenine monophosphate)、鸟嘌呤单磷酸(guanine monophosphate)、vir B和24kDa蛋白等因子。细菌进入宿主后在巨噬细胞和树突状细胞等吞噬细胞(phagocyte)的细胞内环境(intracellular milieu)中繁殖,当雌性受孕时,细菌通过循环到达滋养层(trophoblast)和乳腺(mammary gland),并大量繁殖诱导流产。而在非怀孕动物中,细菌持续繁殖并通过各种身体分泌物和排泄物污染环境。机体感染布鲁氏菌后,以细胞免疫为主。

3. 临床表现

布鲁氏菌感染家畜引起母畜流产(abortion),病畜还可表现为睾丸炎(orchitis)、附睾炎(epididymitis)、子宫内膜炎(endometritis)等。人类布鲁氏菌病最常见的症状包括起伏性发热(undulant fever)、食欲不振、体重减轻、盗汗、不安(uneasiness)、疲劳、发冷、失眠(insomnia)、关节疼痛(arthralgia)、便秘(constipation)、头痛、肌痛、神经质(nervousness)和抑郁,也可发生脑炎、脑膜炎、脊柱炎(spondylitis)、关节炎(arthritis)、睾丸炎(orchitis)、心内膜炎(endocarditis)、附睾炎(epididymitis)和前列腺炎(prostatitis)。在孕妇中流产也有报道,婴儿可因母亲的哺乳(breast – feeding)而感染。一些患者中可出现复发性并发症,如关节炎、骨髓炎(osteomyelitis)、滑囊炎(bursitis)、椎间盘炎(discitis)和腱鞘炎(tenosynovitis),极少数情况会出现硬脑膜外脓肿(epidural abscess)。

二、微生物学检查方法与防治原则

1. 诊断

抗体在布鲁氏菌感染后约 1 周内开始出现在血液中，首先出现 IgM，然后出现 IgG。常用血清学检测包括标准管凝集试验（standard tube agglutination test，SAT）、孟加拉玫瑰平板试验（rose Bengal plate test，RBPT）、ELISA（IgG + IgM）、免疫捕获凝集测试（immunocapture - agglutination test）、布鲁氏菌素试验（Brucellin test）等。SAT 因其简单和经济性成为布鲁氏菌病诊断的常用方法。SAT 表示 IgM 和 IgG 的总量，而特异性 IgG 的总量则通过对血清样品的 2 - 巯基乙醇（2 - mercaptoethanol，2ME）处理来测量。IgG 抗体是活动性布鲁氏菌病（active brucellosis）的极好指标，IgG 抗体滴度的快速下降是治疗成功的指标。RBPT 有助于快速确认神经布鲁氏菌病（neurobrucellosis）、关节炎、附睾炎、睾丸炎和鞘膜积液（hydrocele），敏感性高，但特异性较低。ELISA 和免疫捕获凝集测试对人类布鲁氏菌病诊断特异性好。布鲁氏菌素试验是传统检测方法，取布鲁氏菌素或布鲁氏菌蛋白提取物 0.1mL 做皮内注射，24~48 小时后观察结果。其原理是通过测量由迟发型超敏反应（delayed hypersensitivity）引起的皮肤厚度增加来诊断慢性或是否患过布鲁氏菌病。对未接种疫苗动物的确认测试有用，可用于牛群的测试。该方法特异性好，但灵敏度低且费时费力，因此并非首选检查方法。基于 PCR 的方法可有效诊断牲畜布鲁氏菌病。许多序列已作为 PCR 特异性靶标，如 omp2、bcsp31、16S 核糖体 RNA（rRNA）及 16S 至 23S 区域。环介导 DNA 等温扩增及实时荧光定量 PCR 可直接检测临床标本，其灵敏、快速、特异性强。对于血液或体液培养，应使用称为 Castaneda 的双相培养基（biphase medium）。Castaneda 由两相组成：封闭在瓶中的液体和固体。液体培养基含有 1%~2% 的柠檬酸钠（sodium citrate）。将样品（5~10mL）加入培养基中，在含 10% 二氧化碳（carbon dioxide）的孵箱中，37℃垂直立瓶（perpendicular standing bottle）孵育。

2. 防治

在治疗急性和慢性布鲁氏菌病方面，联合疗法（combination therapy)优于单药治疗(monotherapy)。药物包括多西环素、链霉素、庆大霉素、利福平(rifampin)和阿米卡星(amikacin)等,治疗一般应持续 6 周。免疫接种以畜群为主,常用菌株 S19、RB51 和 Rev1 作为疫苗菌株。疫区人群也应接种减毒活疫苗。

三、流行及分布

布鲁氏菌可以通过水平或垂直途径(horizontal or vertical route)传播。布鲁氏菌在怀孕动物的子宫(uterus)中浓度较高,流产的胎儿(aborted fetus)、胎盘(placenta)和子宫分泌物(uterine discharge)是主要的感染源,动物通过接触上述物质而感染。感染动物可通过乳汁将布鲁氏菌传播给幼畜。动物也可通过摄入受污染的饲料和水、吸入气溶胶而感染。人类感染的主要途径是食用未经巴氏消毒或未正确使用巴氏消毒(improperly pasteurized or unpasteurized)的原始乳制品(dairy product),或与受感染的组织或分泌物接触。布鲁氏菌病的人际传播(man-to-man transmission)罕见。全球每年报告约 50 000 例人类布鲁氏菌病例。人类布鲁氏菌病也被认为是奶农(dairy farmer)、挤奶工人(milking worker)、动物处理者(animal handler)、乳制品行业工人(dairy industry worker)、屠宰场工作人员(slaughter house staff)、屠夫(butcher)、猎人(hunter)、牧羊人(shepherd)、实验室人员(laboratory personnel)、兽医(veterinary)和科学家的职业病(occupational disease)。布鲁氏菌病被认为是一种常见的实验室传播感染(laboratory-transmitted infection),实验室获得性布鲁氏菌病(laboratory-acquired brucellosis)主要通过气溶胶发生。

布鲁氏菌病是全球最普遍的重新出现的人畜共患病(re-emerging zoonotic disease)之一,布鲁氏菌病严重影响畜牧业的发展,牛奶产量减少、流产和死胎导致新生犊牛损失、扑杀受布鲁氏菌病影响的动物、动物出口和贸易受阻、兽医医疗费用增加等严重影响经济。在全球范围内,布鲁氏菌病是对贫困人口影响最大的 20 种疾病之一,人类感染造成的经济损失与治疗费用与该疾病可能致残的特征有关。

四、平战结合及研究进展

1896年，休恩斯（Hughens）首次报道了神经布鲁氏菌病。布鲁氏菌属可通过两种主要方式导致中枢神经系统受累：通过侵入神经组织直接损伤，或由体内细菌的存在引起的内毒素（endotoxin）或免疫炎症反应（immune inflammatory reaction）引起间接损伤。神经布鲁氏菌病是一种多系统疾病，有广泛的临床表现。神经病学上患者大多表现为严重和持续的头痛，这是神经布鲁氏菌病的最显著特征之一。患者也可有其他临床表现，如躁动（agitation）、肌肉无力（muscle weakness）、定向障碍（disorientation）、行为障碍（behavioral disorder）、颈部僵硬（neck stiffness）、深部肌腱反射变化（variations in deep tendon reflex）、情感淡漠（apathy）、复视（diplopia）、视物模糊（blurred vision）、共济失调（ataxia）等。患者还可表现为脑神经受累（cranial nerves involvement）、非中枢性面瘫（noncentral facial paralysis）和感音神经性听力丧失（sensorineural hearing loss）。第Ⅵ、Ⅶ、Ⅷ脑神经是最常见的累及神经。脑炎、脑膜脑炎（meningoencephalitis）、神经根炎（radiculitis）、脊髓炎（myelitis）和反射消失（areflexia）是神经布鲁氏菌病的其他神经症状和体征。此外，患者可出现蛛网膜下腔出血（subarachnoid hemorrhage）、假性脑瘤（pseudotumor cerebri）、癫痫（epilepsy）、精神错乱（confusion）、尿失禁（urinary incontinence）。神经布鲁氏菌病也可有精神症状，如睡眠障碍（sleep disorder）和抑郁。其特征是随着脱髓鞘综合征（demyelinating syndrome）的病程出现白质病变（white matter lesion），部分患者可发展为颅内肉芽肿（intracranial granuloma）、横断脊髓炎（transverse myelitis）、脊髓蛛网膜炎（spinal arachnoiditis）、颅内血管炎（intracranial vasculitis）、矢状窦血栓形成（sagittal sinus thrombosis）等。成人神经布鲁氏菌病的治疗见表8-1。

五、图解

受感染的怀孕奶牛通常在怀孕的最后3个月流产。流产的胎儿、胎盘和子宫分泌物是其他动物的感染源。受感染的牛可以是终身的感染源。人类通过食用未经巴氏消毒的牛奶和奶制品而感染(图 8-1)。

表 8-1 成人神经布鲁氏菌病的治疗

临床情况	治疗方案	注意事项
未怀孕成人 (一线)	*†的组合: 利福平:口服 600mg,每天 1 次,至少持续 12 周; 多西环素:口服 100mg,每天 2 次,至少持续 12 周; 头孢曲松(ceftriaxone):静脉注射 2g,每天 2 次,至少持续 4~6 周‡	* 如果是假性脑瘤,添加乙酰唑胺(acetazolamide); † 如果周围神经系统受累,添加口服维生素 B_1 10mg,每天 3 次,持续 6 周;肌内注射甲钴胺(mecobalamin)500μg/d,持续 6 周;肌内注射神经营养剂 900IU/d,持续 2 周; ‡ 在头孢曲松过敏的情况下,静脉使用左氧氟沙星(levofloxacin)0.4g,每天 1 次,至少持续 4~6 周
孕妇	用甲氧苄啶-磺胺甲噁唑替代多西环素:口服 160/800mg,每天 2 次,至少持续 12 周。其他与未怀孕成人相同	

资料来源:BOUFERRAA Y, BOU ZERDAN M, HAMOUCHE R, et al. Neurobrucellosis: Brief Review[J]. Neurologist, 2021, 26(6): 248-252.

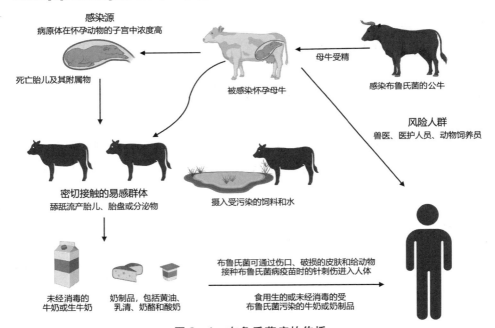

图 8-1 布鲁氏菌病的传播

改自:KHURANA S K, SEHRAWAT A, TIWARI R, et al. Bovine brucellosis - a comprehensive review[J]. Vet Q, 2021, 41(1): 61-88. 西安交通大学医学部博士生黎欣宇绘图。

六、归纳（表8-2）

表8-2 流产布鲁氏菌疫苗的比较和特性

疫苗类型	特性
目前经典的减毒活疫苗	RB51：粗糙表型〔不能诱导抗脂多糖抗体和区分感染与接种疫苗的动物（DIVA）〕，稳定，毒性低于S19，流产水平低，保护水平不同，对人类有传染性，利福平耐药； S19：光滑表型（干扰诊断测试），残余毒力，导致流产，高水平保护，对人类有毒性，减少产奶量； 45/20：粗糙表型，残余毒力，有不同程度的保护作用，局部反应，需要佐剂，需要重复接种疫苗； SR82：在某些国家和地区限制应用，与S19有类似的保护性
在小鼠模型中研究的基因工程流产布鲁氏菌活疫苗	与传统减毒活疫苗具有类似的保护性，但无其缺点
蛋白质疫苗	不是活菌，无残留毒力，可区分感染与接种疫苗动物，无毒性，适合人类使用，保护水平低，需要佐剂，需要多次加强，成本高
DNA疫苗	安全，诱导体液和细胞免疫反应，与蛋白质疫苗相比保护水平低，无残留毒力，需要适当的加强
基于载体的疫苗	在宿主细胞中存活和繁殖，给免疫系统最好的递呈方式，有不同程度的保护作用

注：DIVA，differentiating infected from vaccinated animal，区分感染与接种疫苗的动物。
资料来源：GHEIBI A, KHANAHMAD H, KASHFI K, et al. Development of new generation of vaccines for Brucella abortus[J]. Heliyon, 2018, 4(12)：e01079.

参考文献

[1] KHURANA S K, SEHRAWAT A, TIWARI R, et al. Bovine brucellosis—a comprehensive review[J]. Vet Q, 2021, 41(1)：61-88.

[2] BOUFERRAA Y, BOU ZERDAN M, HAMOUCHE R, et al. Neurobrucellosis：Brief Review [J]. Neurologist, 2021, 26(6)：248-252.

[3] GŁOWACKA P, ŻAKOWSKA D, NAYLOR K, et al. Brucella—Virulence Factors, Pathogenesis and Treatment[J]. Pol J Microbiol, 2018, 67(2): 151-161.

[4] GHEIBI A, KHANAHMAD H, KASHFI K, et al. Development of new generation of vaccines for Brucella abortus[J]. Heliyon, 2018, 4(12): e01079.

第九章 产气荚膜梭菌

产气荚膜梭菌(*Clostridium perfringens*)曾被称为产气荚膜杆菌(*Bacillus perfringens*)、韦氏梭菌(*Clostridium welchii*),是一种革兰氏阳性、形成孢子、厌氧的杆状细菌,1891 年由威廉·H. 韦尔奇(William H. Welch)首次分离、鉴定。

一、病原学特性及临床表现

1. 形态结构

菌体两端略钝圆,大小为 $(0.6\sim2.0)\mu m \times (1.0\sim19.0)\mu m$,为粗大杆菌。芽孢呈椭圆形,直径略小于菌体,位于次极端。芽孢在组织中或体外培养物中很少能观察到。在被感染的人或动物体内可以形成明显的荚膜。培养条件为厌氧,但不十分严格。在血琼脂平板上,多数菌株有双层溶血环。在蛋黄琼脂平板上,菌落周围出现乳白色混浊圈,是由细菌产生的 α 毒素分解卵磷脂所致;若在培养基中加入特异性抗血清,则不出现混浊。此现象称为纳格勒反应(Nagler's reaction)。该菌代谢活跃,在牛乳培养基中能分解乳糖产酸,使其中的酪蛋白凝固,同时产生大量气体(H_2 和 CO_2),可将凝固的酪蛋白冲成蜂窝状,将液面封固的凡士林层上推,甚至冲走试管口棉塞,称为汹涌发酵(stormy fermentation)。

2. 致病性与免疫性

产气荚膜梭菌可产生 6 种毒素,分别是 α 毒素(α-toxin)、β 毒素(β-toxin)、ε 毒素(ε-toxin)、ι 毒素(ι-toxin)、肠毒素(enterotoxin)和坏死性肠毒素(necrotising enterotoxin)。根据毒素产生情况可将产气荚膜梭菌分为 A、B、C、D、E、F、G 共 7 个型(type),7 个型均产生 α 毒素(又称磷脂酶 C,phospholipase C,CPA)。除毒素外,产气荚膜梭菌还可分泌 20 多种致病物质。从人类分离出的产气荚膜梭菌常为 A

型和 F 型。A 型产气荚膜梭菌仅产生 α 毒素，可引起气性坏疽、肝胆感染（hepatobiliary infection）、败血症和食源性腹泻。F 型产气荚膜梭菌产生 α 毒素和肠毒素，引起食物中毒和非食源性腹泻。α 毒素是产气荚膜梭菌产生的毒性最强、最重要的毒素，能够分解细胞膜上的磷脂和蛋白质复合物，造成红细胞、白细胞、血小板和内皮细胞溶解，引起溶血、血管通透性增加伴出血、组织坏死，在气性坏疽的形成中起主要作用。60%~80% 的气性坏疽由 A 型产气荚膜梭菌引起，该病多见于战伤，也见于大面积创伤的工伤、车祸等。致病的重要条件是伤口形成厌氧微环境，如伤口窄而深（如刺伤），伴有泥土或异物污染；大面积创伤、烧伤，坏死组织多，局部组织缺血；同时混合感染需氧菌或兼性厌氧菌等。

3. 临床表现

气性坏疽潜伏期短，一般仅为 8~48 小时。病菌通过产生多种毒素和侵袭性酶，破坏组织细胞，发酵肌肉和组织中的糖类，产生大量气体，造成气肿；同时，血管通透性增加，水分渗出，出现局部水肿。气水肿挤压软组织和血管，影响血液供应，造成组织坏死。严重病例表现为组织胀痛剧烈，水气夹杂，触摸有捻发感，最后产生大块组织坏死并有恶臭。毒素和组织坏死的毒性产物被吸收入血，引起毒血症、休克。病程进展快，死亡率为 40%~100%。食入被大量 A 型产气荚膜梭菌污染的食物（主要为肉类食品）可引起食物中毒，潜伏期约 10 小时，临床表现为腹痛、腹胀、水样腹泻，但无发热、恶心和呕吐，1~2 天后可自愈。产气荚膜梭菌菌血症的发生频率远低于食物中毒或气性坏疽，但 7%~15% 的菌血症患者可发生大量血管内溶血（massive intravascular hemolysis，MIH），其特征是严重全身性红细胞破坏。由于大量血红蛋白从红细胞释放到血浆中，MIH 患者的血清变为鲜红色。产气荚膜梭菌菌血症合并 MIH 的预后（prognosis）极差，即使使用敏感抗菌药物治疗，死亡率（mortality）也在 70%~100%。在导致 MIH 的各种感染中，产气荚膜梭菌是最重要的致病微生物之一。

二、微生物学检查方法与防治原则

1. 诊断

直接涂片镜检是有价值的快速诊断法。从深部创口取材涂片,革兰氏染色,镜检见有革兰氏阳性大杆菌、白细胞数量少且形态不典型、伴有其他杂菌等 3 个特点即可报告初步结果。早期诊断能避免患者最终截肢或死亡。也可取坏死组织制成悬液,接种于血平板或疱肉培养基进行厌氧培养,观察生长情况,取培养物涂片镜检并用生化反应鉴定。

2. 防治

对局部感染应尽早施行清创手术,切除感染和坏死组织,必要时截肢以防止病变扩散。大剂量使用青霉素等抗生素以杀灭病原菌和其他细菌。有条件的可使用气性坏疽多价抗毒素和高压氧舱法,后者可使血液和组织中的氧含量提高 15 倍,能部分抑制厌氧菌的生长。产气荚膜梭菌的抗生素耐药性(antimicrobial resistance,AMR)是严重的临床治疗问题,全基因组序列测定(whole-genome sequencing,WGS)将是对抗产气荚膜梭菌 AMR 的关键工具。目前尚无有效疫苗。

三、流行及分布

产气荚膜梭菌分布于多种环境中,包括土壤、食物、污水,是健康或患病人类和动物的胃肠道微生物群落(microbial community),即微生物群(microbiota)的成员,也是部分健康女性正常生殖道菌群(genital flora)的组成部分。产气荚膜梭菌与人类相关已有数千年历史。2017 年,研究人员使用二代测序技术在 1991 年于阿尔卑斯山冰川(Alpine glacier)中发现的一具 5000 年前新石器时代"蒂罗尔冰人"(Ötzi)(Neolithic "Tyrolean Iceman", also known as Ötzi)木乃伊的胃肠道(gastrointestinal tract)中发现了产气荚膜梭菌。产气荚膜梭菌也可引起食物中毒、非食源性腹泻和创伤性气性坏疽。在食品行业,产气荚膜梭菌因能够造成食品胀袋、腐败而受到广泛关注。产气荚膜梭菌在肉类产品中污染率较高，可污染原料肉，也可污染熟肉制品。控制策略包括物理法、化学法等，近年来"高静水压法"受到关注。它是一种无须加热的新型食品杀菌技术，主要是在冷藏或室温（4~25℃）下，利用高压（400~600MPa）对食品进行处理。与传统热杀菌法相比，其在杀死细菌营养体和芽孢方面都更加有效，并且可以最大限度地保留食品中的营养成分及感官品质。

地震等自然灾害可能明显改变产气荚膜梭菌在土壤中的分布。A. Makino等对日本宫城地区在2011年东日本大地震引发海啸后受损地域及非受损地域产气荚膜梭菌的分布进行研究，结果发现，海啸受损地域2015年产气荚膜梭菌的数量明显低于2011年，海啸受损地域产气荚膜梭菌流行率(%)是未受损地域的1000倍。产气荚膜梭菌在外伤感染方面危害严重。据搜狐新闻报道，2008年"5·12"汶川地震后截至5月18日18时，四川确认58例气性坏疽患者，其中30名患者须截肢治疗。王亚炜等报道了1例训练时摔倒导致"右胫腓骨开放性骨折"后出现产气荚膜梭菌感染病例，后因伤情复杂行右小腿截肢。刘颖等报道了1例患者右手腕机器轧压后离断12小时入院，发现伤口污染严重，后行"右手腕清创，断腕再植术"及抗感染支持治疗，但仍出现产气荚膜梭菌和诺氏梭菌感染。

四、平战结合及研究进展

1. 细菌溶血（bacterial hemolysis）的进化意义

溶血是红细胞的分解（breakdown of red blood cell）。多种革兰氏阳性球菌会产生溶血素（hemolysin），细菌也可以根据其溶血模式进行分类。在血琼脂培养基（blood agar media）上生长的细菌菌落的溶血模式决定了它们是否引起α溶血或β溶血（alpha - or beta - hemolysis）。α溶血是指细菌产生的过氧化氢（hydrogen peroxide）氧化血红蛋白（hemoglobin）成为高铁血红蛋白（methemoglobin）〔一种绿色氧化衍生物（green oxidized derivative）〕，提示可能的肺炎链球菌（*Streptococcus pneumoniae*）和草绿色链球菌（*Streptococcus viridans*）感染。A组链球菌（Group A streptococci，GAS）和异乳链球菌（*Streptococcus dysgalactae*）产生β溶血（完全溶血），即菌落周围和下方培养基中的红细胞完全分解并变得透明。链球菌溶血素 O（streptolysin O，SLO）和链球菌溶血素 S（streptolysin S，SLS）由细菌产生，是导致溶血的因素。不引起溶血的细菌被称为 γ 溶血（gamma-hemolysis），包括粪肠球菌（*Enterococcus faecalis*）、表皮葡萄球菌（*Staphylococcus epidermidis*）、胃肠道系统和皮肤的共生细菌（commensal bacteria），它们与红细胞没有直接接触。产气荚膜梭菌是存在于环境、皮肤、胃肠道和阴道中的常见细菌，菌血症引起的破坏性溶血应是偶然的或宿主的过度反应造成的。

2. 诺氏梭菌与肿瘤治疗

Filip Janku 等对难以治疗的实体肿瘤患者进行瘤内单剂注射诺氏梭菌-NT（*Clostridium novyi*-NT）治疗。该菌是一种无毒、缺乏 α 毒素的减毒菌株。接受治疗的 22 例患者中，9 例（41%）肿瘤体积减小，19 例（86%）病情稳定。分析可能的原因为注射诺氏梭菌-NT 引起短暂的全身细胞因子反应，从而增强肿瘤特异性 T 细胞反应。也有学者认为其机制是肿瘤生长速度很快，往往会导致内部组织缺氧，而诺氏梭菌正好适合在这种低氧环境下生存。随着细菌的分裂、繁殖和芽孢萌发，其释放的毒素可将癌细胞杀死，使得肿瘤得以减小。同时，细菌生长所需营养及空间也会对肿瘤细胞形成竞争抑制。但是，该实验同时发现，3 例患者（肿瘤>8cm）发生较严重的脓毒症和气性坏疽，其他 4 名患者出现病理性骨折、肢体脓肿、软组织感染、影响呼吸功能和皮疹。综合分析，单剂瘤内注射诺氏梭菌减毒株用以治疗实体瘤是可行的，但毒副作用可能较为严重。

五、图解

参与产气荚膜梭菌 α 毒素细胞内作用的细胞内途径见图 9-1。

六、归纳

1. 产气荚膜梭菌常用的检测方法

产气荚膜梭菌常用的检测方法见表 9-1。

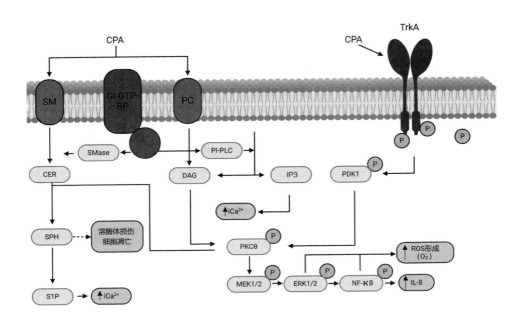

图 9-1 参与产气荚膜梭菌 α 毒素细胞内作用的细胞内途径

注：CPA 结合 C 结构域（binding C-domain，C），催化 N 结构域（catalytic N-domain，N）和神经节苷脂结合环结构域（ganglioside-binding loop domain，L）。CPA 直接水解靶细胞细胞质膜中存在的磷脂酰胆碱（phosphatidylcholine，PC）和鞘磷脂（sphingomyelin，SM）。CPA 也可以激活质膜上的 Gi 型鸟苷三磷酸（GTP）结合蛋白（Gi-type GTP-binding protein，Gi-GTP-BP），这反过来会激活内源性磷脂酶（endogenous phospholipase，PI-PLC）和鞘磷脂酶（sphingomyelinase，SMase）。磷脂酶活性导致二酰甘油（diacylglycerol，DAG）和肌醇三磷酸（inositol trisphosphate，IP3）的形成，后者动员并增加卵胞浆内钙离子（intracytoplasmic calcium ions，iCa^{2+}）。鞘磷脂酶作用导致神经酰胺（ceramide，CER）、鞘氨醇（sphingosine，SPH）和鞘氨醇-1-磷酸（sphingosine-1-phosphate，S1P）形成。此外，CPA 与 TrkA 受体的相互作用导致磷酸肌醇依赖性蛋白激酶 1（PDK1）和蛋白激酶 C θ 亚型（PKCθ）磷酸化（phosphorylation），导致甲硫氨酸脑啡肽（MEK）/胞外信号调节激酶（ERK）信号级联和核因子 κB（NF-κB）的激活，其参与活性氧（reactive oxygen species，ROS）和 IL-8 的形成。

改自：NAVARRO M A, MCCLANE B A, UZAL F A. Mechanisms of Action and Cell Death Associated with Clostridium perfringens Toxins[J]. Toxins (Basel), 2018, 10(5): 212. 西安交通大学医学部博士生黎欣宇绘图。

2. 厌氧性梭菌引起的气性坏疽

厌氧性梭菌引起的气性坏疽主要由产气荚膜梭菌引起（约占 80%），其他常见的还有诺氏梭菌（*Clostridium novyi*）、腐败梭菌（*Clostridium sep-*

$ticum$)、溶组织梭菌(*Clostridium histolyticum*)和双发酵梭菌(*Clostridium bisfermentum*),较少见的有索氏梭菌(*Clostridium sordellii*)、谲诈梭菌(*Clostridium fallax*)、生孢梭菌(*Clostridium sporogenes*)和第三梭菌(*Clostridium tertium*),通常为多菌混合感染。

表 9-1 产气荚膜梭菌常用的检测方法

方法		详解
分离培养	直接培养(direct plating)	直接接种于胰胨-亚硫酸盐-环丝氨酸蛋黄琼脂培养基(TSC-EYA),37℃厌氧孵育18~24小时,带有不透明光晕的黑色菌落被认为是产气荚膜梭菌
	乙醇预处理(ethanol pre-treatment)	50%乙醇预处理30分钟,在严格厌氧条件下琼脂铺板(有时补充0.1%牛磺胆酸盐),表现出β溶血的菌落被初步鉴定为产气荚膜梭菌
生化鉴定	纳格勒反应	纳格勒反应称为卵磷脂酶(α毒素)测试。蛋黄琼脂平板被分成两半,其中一半含有抗α毒素,厌氧孵育后,无抗α毒素一侧菌落周围出现乳白色混浊圈被定义为阳性,证实为产气荚膜梭菌
	反向环腺苷酸测试(reverse cAMP test)	无乳链球菌(*Streptococcus agalactiae*)在血琼脂上划线,产气荚膜梭菌垂直于无乳链球菌划线。厌氧培养24~48小时后,由于协同溶血,将形成"蝴蝶结"区("bow-tie" zone),证实为产气荚膜梭菌
分子鉴定	16S rRNA PCR	利用16S rRNA全长通用引物或16S rRNA基因较小区域做PCR以扩增16S rRNA基因和测序,使用信息学方法进行鉴定(基于序列相似性>97%来进行分类)
	MALDI-TOF 质谱分析	对高度保守的核糖体蛋白进行质谱分析,快速、廉价;将细菌菌落直接应用于MALDI-TOF金属靶标,然后进行适当的处理和分析
分型	多重聚合酶链反应(multiplex PCR)	多重PCR方法通常用于扩增关键毒素基因,以根据毒素基因组合将产气荚膜梭菌分为7种(A至G)不同的毒素型
	全基因组序列搜索(genome-wide sequence search)	运用序列相似性搜索程序对相关毒素基因进行全基因组搜索

资料来源:KIU R, HALL L J. An update on the human and animal enteric pathogen Clostridium perfringens[J]. Emerg Microbes Infect, 2018, 7(1):141.

参考文献

[1] SUZAKI A,HAYAKAWA S. Clinical and Microbiological Features of Fulminant Hemolysis Caused by Clostridium perfringens Bacteraemia:Unknown Pathogenesis[J]. Microorganisms,2023,11(4):824.

[2] 李凡,徐志凯. 医学微生物学[M]. 9版. 北京:人民卫生出版社,2018.

[3] LUGLI G A,MILANI C,MANCABELLI L,et al. Ancient bacteria of the Ötzi's microbiome:a genomic tale from the Copper Age[J]. Microbiome,2017,5(1):5.

[4] KIU R,HALL L J. An update on the human and animal enteric pathogen Clostridium perfringens[J]. Emerg Microbes Infect,2018,7(1):141.

[5] 任宏荣,李苗云,朱瑶迪,等. 产气荚膜梭菌在食品中的危害及其控制研究进展[J]. 食品科学,2021,42(7):352-359.

[6] MAKINO A,XU J,NISHIMURA J,et al. Detection of Clostridium perfringens in tsunami deposits after the Great East Japan Earthquake[J]. Microbiol Immunol,2019,63(5):179-185.

[7] 王亚炜,孙智勇,徐振明,等. 部队训练伤致产气荚膜梭菌感染1例[J]. 西北国防医学杂志,2020,41(1):47-49.

[8] 刘颖,张会英,甄然,等. 手外伤合并产气荚膜梭菌和诺氏梭菌感染一例[J]. 中华检验医学杂志,2007,30(11):1306-1307.

[9] 钟欣. 四川发现气性坏疽58例 已有30名患者须截肢(图)[EB/OL].[2008-05-20]. http://news.sohu.com/20080520/n256963381.shtml.

[10] JANKU F,ZHANG H H,PEZESHKI A,et al. Intratumoral Injection of Clostridium novyi-NT Spores in Patients with Treatment—refractory Advanced Solid Tumors[J]. Clin Cancer Res,2021,27(1):96-106.

[11] NAVARRO M A,MCCLANE B A,UZAL F A. Mechanisms of Action and Cell Death Associated with Clostridium perfringens Toxins[J]. Toxins(Basel),2018,10(5):212.

[12] ROOD J I,ADAMS V,LACEY J,et al. Expansion of the Clostridium perfringens toxin—based typing scheme[J]. Anaerobe,2018,53:5-10.

第十章 伤寒沙门菌

沙门菌(Salmonella)是一种革兰氏阴性、可运动、不产芽孢的兼性厌氧杆菌,属于肠杆菌科(Enterobacteriaceae)。这种细菌于1884年首次被发现。它通过与感染者直接接触,或通过食用受污染的食物和水间接接触传播。已经有2500多种肠道沙门菌(Salmonella enterica)血清型被鉴定出来,但能引起人类感染的血清型不到100种。肠道沙门菌伤寒血清型〔Salmonella enterica serovar typhi,常简写为 Salmonella Typhi(S. typhi)〕和肠道沙门菌副伤寒血清型(Salmonella enterica serovar paratyphi, S. paratyphi A, B, C)引起伤寒(typhoid fever)和副伤寒(paratyphoid fever),或称肠热症(enteric fever)。非伤寒沙门菌(nontyphoidal Salmonella serotypes, NTS)感染称为沙门菌病(Salmonellosis),通常表现为腹泻(表10-1)。伤寒是一种可能危及生命的急性发热性全身性感染,名字来源于希腊单词"τνφοζ",它代表与患者有关的麻木和模糊(stupor and obscurity),因为患者在严重感染时经历麻木和模糊等神经精神症状。伤寒易与斑疹伤寒(typhus fever)混淆。斑疹伤寒是一种由立克次体引起的,经跳蚤或虱子传播的疾病。NTS通常表现为胃肠炎,是一种自限性疾病。随着广泛耐药(extensive drug-resistant, XDR)伤寒沙门菌菌株的出现,可用的治疗选择有限。为危险人群接种疫苗、改善环境卫生、促进食品卫生、发现和控制慢性携带者(chronic carrier)是伤寒的基本预防控制措施。

一、病原学特性及临床表现

1. 形态结构

伤寒沙门菌是革兰氏阴性、棒状(rod-shaped)、有鞭毛的细菌(flagellated bacterium)。细菌被一层荚膜覆盖,荚膜与毒力(virulence)和逃避宿主吞噬(evasion of phagocytosis)相关,有助于引发感染。该菌大小为(0.6~1.0)μm×(2~4)μm,兼性厌氧,有菌体O抗原、鞭毛

H抗原及Vi抗原3种抗原。该菌对理化因素的抵抗力较差,湿热65℃ 15～30分钟即被杀死,对一般消毒剂敏感,但对胆盐、煌绿等化学物质耐受性较强,故可用作沙门菌选择性培养基的成分。其在水中能存活2～3周,在粪便中可存活1～2个月。

表10-1 伤寒和非伤寒沙门菌感染症状

肠道沙门菌血清型	疾病和症状
伤寒的(仅限人类):伤寒、副伤寒	肠热症,可表现出发热、疲劳、食欲不振、头痛、肌痛、恶心、咳嗽(干咳)、腹胀、腹痛、腹泻;躯干出现斑疹、丘疹,呈鲑鱼色。重者可出现肠穿孔、内出血等。少数患者可转变为无症状带菌者,细菌可储存在胆囊中,无症状带菌者也可成为传染源
非伤寒的(范围广泛):肠炎	胃肠炎最常见,主要表现为发热、恶寒、呕吐、腹胀、腹痛、炎症性腹泻,严重者可能导致脱水

资料来源:CHATTERJEE R, CHOWDHURY A R, MUKHERJEE D, et al. From Eberthella typhi to Salmonella typhi: the fascinating journey of the virulence and pathogenicity of Salmonella Typhi[J]. ACS Omega, 2023, 8(29): 25674-25697.

2. 致病性与免疫性

伤寒沙门菌是胞内寄生菌,其感染能力依赖于毒力基因,这些毒力基因位于毒力岛(pathogenecity island)中。毒力岛是在致病菌染色体区域发现的独特遗传成分,可通过水平基因转移(horizontal gene transfer)从其他致病菌获得,携带不同于核心基因组的碱基。伤寒沙门菌约有15种毒力岛,一些黏附、侵袭和毒素等毒性因子聚集在毒力岛中,与病原体生存、繁殖和逃避宿主免疫反应相关的基因也与毒力岛相关。Vi荚膜多糖(Vi capsular polysaccharide)是伤寒沙门菌的重要毒力因子,可使伤寒沙门菌对宿主细胞的攻击更具侵袭性和致命性。此外,它还具有免疫调节(immune regulation)特性,有助于疾病发生和发展、抑制杀菌活性、降低宿主免疫反应和限制补体沉积(complement deposition)。伤寒沙门菌死亡后释放出的内毒素,可引起宿主体温升高、白细胞数下降,大剂量时导致中毒症状和休克。伤寒沙门菌侵入宿主后主要在细胞内生长繁殖,细胞免疫是主要防御机制,特异性体液抗体也有辅助杀菌作用,胃肠炎的恢复与肠道局部生成分泌型免疫球蛋白A(sIgA)有关。

3. 临床表现

伤寒沙门菌对宿主细胞的侵入和攻击伴随着短时间的菌血症(bacteriemia),宿主无临床症状。这种潜伏期通常为2周,但也可能持续1个月,很大程度上取决于侵入宿主细胞中的细菌数量。潜伏期过后,可表现出发热、疲劳、食欲缺乏、头痛、肌痛、恶心、咳嗽(干咳)和腹泻等症状。重者可出现肠道穿孔(perforation)、内出血(internal hemorrhage)等。胃肠炎常见,肠热症和败血症也可发生。少数患者可转变为无症状带菌者,细菌可储存在胆囊中。无症状带菌者也可成为传染源。

二、微生物学检查方法与防治原则

1. 微生物学检查方法

分离培养和鉴定时,将样本接种于沙门-志贺氏(Salmonella-Shigella,SS)琼脂培养基或其他肠道鉴别培养基培养。ELISA、葡萄球菌A蛋白(SPA)协同凝集试验、对流免疫电泳、乳胶凝集试验、核酸杂交和PCR可用于沙门菌感染诊断。肥达试验(Widal test)是用已知伤寒沙门菌O抗原和H抗原,以及甲型副伤寒沙门菌、肖氏沙门菌和希氏沙门菌的H抗原,与受检血清做定量凝集试验,测定受检血清中有无相应抗体及其效价。在流行病学调查中,Vi噬菌体分型也是一种常用方法。标准Vi噬菌体有33个型,其特异性比血清学分型更为专一。目前,通过质谱、抗原阵列和二代测序等技术检测致病与耐药血清型的方法研究日益深入。

2. 防治

早期用于治疗肠热症的主要抗生素是氯霉素,由于由质粒介导(plasmid mediated)的对氯霉素的耐药性日益增加,目前世界各地的大多数沙门菌感染都对氯霉素耐药。20世纪80年代以来,多药耐药(multiple drug resistance,MDR)伤寒沙门菌出现,对典型的一线抗生素(first-line antibiotic)〔如氯霉素、氨苄西林(ampicillin)和甲氧苄啶-磺胺甲噁唑(复方新诺明)〕耐药。随后,二代抗生素(second-generation antibiotic)(如氟喹诺酮类)、三代抗生素(third-generation antibiotic)〔如头孢哌酮(cefoperazone)、头孢噻肟(cefotaxime)、头孢曲松〕被用作治疗。然而，第三代头孢菌素耐药伤寒沙门菌也有所报道。碳青霉烯类越来越多地用于治疗耐药肠热症。孟加拉国（Bangladesh）、巴基斯坦（Pakistan）、尼泊尔（Nepal）、印度（India）、新加坡（Singapore）和萨摩亚（Samoa）等多地报告了阿奇霉素（azithromycin）耐药分离株，其耐药性主要由 $acrB$ 基因点突变介导，该基因编码主动外排泵（efflux pump）。多药耐药在亚洲国家普遍存在，非洲地区（包括南非、埃及、尼日利亚和肯尼亚）及欧洲一些国家也有病例报告。2016 年以来，在巴基斯坦发现了广泛耐药伤寒沙门菌（XDR $S.\ Typhi$）暴发，超过 1.5 万例病例被报告，流行地区也从巴基斯坦的信德省（Sindh province）扩展到其他地区。该菌株耐药性通过编码 $blaCTX-M-15$ 基因的质粒获得，由 H58 分支引起，具有多药耐药性、氟喹诺酮类耐药性和超广谱头孢菌素耐药性。虽然广泛耐药伤寒沙门菌目前在其他国家不流行，但多个国家报告了从巴基斯坦返回的旅行者中出现输入性病例（imported case）。伤寒结合疫苗（typhoid conjugate vaccine，TCV）显示出高水平的保护性，巴基斯坦、印度、孟加拉国、利比里亚、津巴布韦（Zimbabwe）、尼泊尔等国家已将其引入常规儿童免疫规划。目前的研究旨在将多种病原体靶点与伤寒一并纳入，如沙门菌 Vi 多糖 – 破伤风类毒素结合疫苗（Vi polysaccharide – tetanus toxoid conjugate vaccine，名为 Typbar – TCV）被证明其对 6 个月大的婴儿具有良好的耐受性和免疫原性。

三、流行及分布

人类是伤寒沙门菌的宿主，常见传播方式为通过受污染的食物或水源传播，不良的卫生习惯和环境卫生（hygiene and sanitation）会促进传播，通常与食品处理人员（food handler）有关。伤寒沙门菌是全球主要的食源性病原体，进入人体的途径（entry route）是口腔，肉类、蛋类、活禽和乳制品是重要风险来源。在中低收入国家（middle – and low – income countries），主要风险因素为卫生条件差和缺乏清洁用水，以及生活方式和环境危害；在高收入国家（high – income countries），主要风险因素与水果、蔬菜和肉类来源的污染有关。据估计，2019 年伤寒沙门菌造成全球 924 万例病例（95% CI：594 万～1413 万）、805 万例（95%

CI：386万~1393万）伤残调整生命年（disability - adjusted life year, DALY）和110 029例死亡（95% CI：52 810~191 205）。疾病负担（burden of disease）最重的年龄段是5~9岁，其次是10~14岁和1~4岁。南亚和东南亚的伤寒疾病负担重，撒哈拉以南非洲（sub - Saharan Africa）部分地区发病率较高。

四、平战结合及研究进展

伤寒沙门菌可利用胆囊环境（gallbladder environment）在人体内长期生存。病原体通过起源于肝的脉管系统或胆管（vasculature or the bile duct）进入胆囊。随后，细菌从生物膜中脱落，通过粪便和尿液进一步传播到环境（图10-1）。胆汁（bile）对不适应肠道环境的微生物具有很大的毒性，但同时也可以通过形成持久性细胞（persister cell）使细菌更具抵抗力。在接受环丙沙星和氨苄西林治疗时，伤寒沙门菌也会形成持久性细胞。研究表明，胆汁与细胞内的多种现象有关，包括诱导氧化应激（induction of oxidative stress）、DNA修复机制（DNA repair mecha-

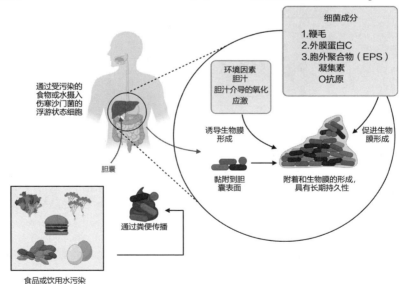

图10-1 在胆囊中形成生物膜促进伤寒沙门菌传播过程示意图

改自：JAHAN F, CHINNI S V, SAMUGGAM S, et al. The complex mechanism of the salmonella typhi biofilm formation that facilitates pathogenicity：A Review[J]. Int J Mol Sci，2022，23(12)：6462. 西安交通大学医学部博士生黎欣宇绘图。

nism)、糖代谢变化(saccharometabolism change)和蛋白质错误折叠(protein misfolding),还可以影响许多致病菌(pathogenic bacteria)和一些本土共生菌(indigenous commensal)生物膜的形成。

五、图解(图 10-2)

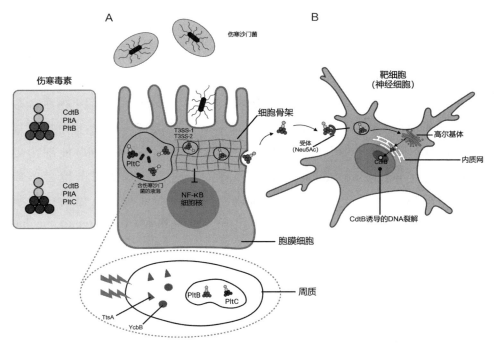

A. 伤寒沙门菌侵入宿主细胞后,伤寒毒素(typhoid toxin)开始表达。伤寒毒素由两个酶亚基(enzymatic subunit)——CdtB 和 PltA 组成,它们再与 PltB 或 PltC 的五聚体(pentamer)结合。组装后,毒素亚基被分泌到细菌周围质中。细菌转肽酶(transpeptidase) YcbB 和壁酰胺酶(muramidase) TtsA 是伤寒毒素分泌到含沙门菌的液泡外所必需的。随后,伤寒毒素被包装成囊泡载体中间体(vesicle carrier intermediate),将毒素运输到质膜,在质膜上释放到细胞外空间(extracellular space)。B. 完全组装的 PltB 毒素与 N-乙酰神经氨酸细胞表面受体(N-acetylneuraminic acid cell surface receptor,如 Neu5Ac)结合,导致内吞作用和逆行运输到高尔基复合体(Golgi complex)与内质网,其中 CdtB 成分从其五聚体结构中释放出来,并通过其脱氧核糖核酸酶Ⅰ(DNase Ⅰ)活性进入细胞核,诱导 DNA 损伤。

图 10-2　伤寒毒素的分泌、输出及细胞内运输示意图

改自:TAEBNIA N, RÖMLING U, LAUSCHKE V M. In vitro and ex vivo modeling of enteric bacterial infections[J]. Gut Microbes, 2023, 15(1):2158034. 西安交通大学医学部博士生黎欣宇绘图。

六、归纳

WHO 细菌耐药性重点清单中病原体的疫苗可行性建议见表 10-2，伤寒沙门菌属于 A 组。

表 10-2　WHO 细菌耐药性重点清单中病原体的疫苗可行性建议

分组	可行性	建议
A 组	可行性很高，抗生素耐药性的重点病原体（priority pathogen），已有获得许可的疫苗（licensed vaccine）。本组病原体与疫苗开发的高可行性相关，包括伤寒沙门菌、肺炎链球菌、B 型流感嗜血杆菌（*Haemophilus influenzae* type b）和结核分枝杆菌（*M. tuberculosis*）	根据 WHO 的免疫目标，扩大已批准疫苗的覆盖范围，最大限度地减少抗生素耐药性，加快研制更有效的结核病疫苗
B 组	可行性高，抗生素耐药性的重点病原体，候选疫苗处于后期开发阶段（3 期）（phase 3），未来几年疫苗将适用于针对这些病原体引起的抗生素耐药性感染。本组病原体与疫苗开发的高可行性相关，包括肠外致病性大肠埃希菌、肠道沙门菌甲型副伤寒血清型（*Salmonella enterica* serotype Paratyphi A）、淋病奈瑟球菌（*Neisseria gonorrhoeae*）和艰难梭菌	加快研制针对这些病原体的疫苗
C 组	可行性中等，抗生素耐药性的重点病原体，候选疫苗在早期临床试验或在专家评审中确定为可行的疫苗靶点（feasible vaccine target）。对于这些病原体，疫苗可能是针对耐药性感染的可行解决方案。本组病原体与疫苗开发的中等可行性有关，包括肠产毒性大肠埃希菌、肺炎克雷伯菌（*Klebsiella pneumoniae*）、非伤寒沙门菌、弯曲杆菌（*Campylobacter*）和志贺菌。鉴于候选疫苗目前仍处于开发的早期阶段，短期内不会有针对这些病原体的疫苗上市	继续开发针对这些病原体的疫苗，并扩大对疫苗使用潜力、影响及其他工具的了解，以应对抗生素耐药性威胁
D 组	可行性低，抗生素耐药性的重点病原体，但在临床开发中尚未确定候选疫苗。因此，在可预见的未来，疫苗并不是针对耐药性感染的可行解决方案。本组病原体与疫苗开发的可行性低度相关，包括鲍曼不动杆菌（*Acinetobacter baumanii*）、铜绿假单胞菌（*Pseudomonas aeruginosa*）、肠杆菌（*enterobacter*）、粪肠球菌、金黄色葡萄球菌和幽门螺杆菌（*Helicobacter pylori*）。研究和投资应探索其他控制方法，包括治疗和有效的感染	将重点放在其他预防和控制工具上，以对抗相关抗生素耐药性威胁；开展基础研究，了解产品开发障碍，最终促进疫苗开发

续表

分组	可行性	建议
D 组	预防，并应确保获得清洁水、适当的环境卫生和个人卫生设施。由于鲍曼不动杆菌和铜绿假单胞菌的药物开发渠道目前不足以充分解决疾病负担，这一问题更显紧迫	

资料来源：FROST I, SATI H, GARCIA-VELLO P, et al. The role of bacterial vaccines in the fight against antimicrobial resistance: an analysis of the preclinical and clinical development pipeline[J]. Lancet Microbe, 2023, 4(2): e113-e125.

参考文献

[1] CHATTERJEE R, CHOWDHURY A R, MUKHERJEE D, et al. From Eberthella typhi to Salmonella Typhi: The Fascinating Journey of the Virulence and Pathogenicity of Salmonella Typhi[J]. ACS Omega, 2023, 8(29): 25674-25697.

[2] QAMAR F N, HUSSAIN W, QURESHI S. Salmonellosis Including Enteric Fever[J]. Pediatr Clin North Am, 2022, 69(1): 65-77.

[3] FROST I, SATI H, GARCIA-VELLO P, et al. The role of bacterial vaccines in the fight against antimicrobial resistance: an analysis of the preclinical and clinical development pipeline[J]. Lancet Microbe, 2023, 4(2): e113-e125.

[4] CAREY M E, MCCANN N S, GIBANI M M. Typhoid fever control in the 21st century: where are we now[J]. Curr Opin Infect Dis, 2022, 35(5): 424-430.

[5] KHAN M, SHAMIM S. Understanding the Mechanism of Antimicrobial Resistance and Pathogenesis of Salmonella enterica Serovar Typhi[J]. Microorganisms, 2022, 10(10): 2006.

[6] TAEBNIA N, RÖMLING U, LAUSCHKE V M. In vitro and ex vivo modeling of enteric bacterial infections[J]. Gut Microbes, 2023, 15(1): 2158034.

[7] JAHAN F, CHINNI S V, SAMUGGAM S, et al. The Complex Mechanism of the Salmonella typhi Biofilm Formation That Facilitates Pathogenicity: A Review[J]. Int J Mol Sci, 2022, 23(12): 6462.

第十一章 大肠埃希菌

大肠埃希菌(*Escherichia coli*，*E. coli*)又称大肠杆菌，于1885年由Theodor Escherich首次发现(最初被命名为*Bacillus coli*)，为肠杆菌科(*Enterobacteriaceae*)的革兰氏阴性细菌，可以无害地定植在人体肠道(human gut)，或引起肠道或肠外感染(intestinal or extraintestinal infection)，包括菌血症和败血症等严重侵袭性疾病(invasive disease)。

一、病原学特性及临床表现

1. 形态结构

大肠埃希菌的大小为$(0.4 \sim 0.7)\mu m \times (1 \sim 3)\mu m$，多数菌株有周鞭毛，有菌毛，无芽孢，兼性厌氧，在液体培养基中呈均匀混浊生长，在普通琼脂平板37℃培养24小时后形成直径2~3mm的圆形凸起灰白色光滑型菌落，在肥沃的土壤表层可存活数月。该菌能发酵葡萄糖等多种糖类，产酸并产气，绝大多数菌株发酵乳糖。血清分型(serotyping)是在20世纪40年代早期大肠埃希菌被确认为腹泻的病原体后发展起来的。血清分型基于抗原决定因子的特性，如脂多糖(O抗原，O-antigen)、鞭毛(H抗原，H-antigen)和荚膜(K抗原，K-antigen)。致病性大肠埃希菌(pathogenic *E. coli*)根据不同O:H抗原的组分各具特征。大肠埃希菌是肠道中重要的正常菌群，能为宿主提供一些具有营养作用的合成代谢产物。在宿主免疫力下降或细菌侵入肠道外组织器官后，即可成为机会致病菌，引起肠道外感染。大肠埃希菌在环境卫生和食品卫生学中，常被用作粪便污染的卫生学检测指标。

2. 致病性与免疫性

大肠埃希菌黏附素能使细菌紧密黏着在泌尿道和肠道的细胞上，避免因排尿时尿液的冲刷和肠道的蠕动作用而被排出。大肠埃希菌黏附素的特点是特异性高、种类多。大肠埃希菌能产生多种类型的外毒素。它们是志贺毒素Ⅰ和Ⅱ（Stx-Ⅰ，Stx-Ⅱ）、耐热肠毒素a和b（heat stable enterotoxin，STa，STb）、不耐热肠毒素Ⅰ和Ⅱ（heat labile enterotoxin，LT-Ⅰ，LT-Ⅱ）、溶血素A（hemolysin，HlyA）等。此外，还有内毒素、荚膜、载铁蛋白和Ⅲ型分泌系统等致病机制。大肠埃希菌毒力的演变基于3种主要机制。首先，通过可移动遗传元件（mobile genetic element）〔包括质粒、噬菌体（phage），以及整合和偶联元件（integrative and conjugating element）〕介导的水平基因转移获得一个或多个新基因和（或）新功能。后两者可以整合染色体DNA（chromosomal DNA），从而被染色体复制。毒力岛是参与毒力的大型染色体遗传元件（chromosomal genetic element），是通过水平基因转移获得的基因组岛的一个子集，通常与转移RNA（tRNA）基因相关。这些tRNA基因可能是移动遗传元件的残余物。所有这些获得的元件的特征在于它们的嵌合性和模块化结构，可以被视为分子构建块，从而实现导致多种表型（multiple phenotypes）的多种组合（multiple combinations）。毒力进化的第二种机制是失活表达产物与毒力不相容的基因〔抗毒力基因（antivirulence gene）〕。在这种情况下，在非致病性环境中（non-pathogenic setting）表达有利的基因在致病环境（pathogenic setting）中是有害的，这种平衡（trade-off）被称为拮抗基因多效性（antagonistic pleiotropy）。这种现象已被证明特别发生在代谢途径（metabolic pathway）中。最后一种机制涉及导致功能改变的点突变（point mutation），这种病理适应性突变可发生于Ⅰ型菌毛的黏附亚基（adhesive subunit of type Ⅰ fimbriae），FimH72。一些氨基酸变异导致大肠埃希菌菌株的结合能力从与消化道细胞结合转移到与尿路上皮细胞结合，这将导致功能再平衡。

3. 临床表现

致病性大肠埃希菌根据其感染部位主要分为肠道致病性大肠埃希菌（intestinal pathogenic *E. coli*，InPEC）和肠外致病性大肠埃希菌（extraintestinal pathogenic *E. coli*，ExPEC）两类。ExPEC主要与成人尿路感染（urinary tract infection，UTI）和新生儿脑膜炎（newborn meningitis，NBM）有关。InPEC根据其毒力基因和与宿主细胞的相互作用进一步分为8种不同的致病型（pathotype）：肠产毒性大肠埃希菌（*enterotoxigenic*

E. coli，ETEC)、肠致病性大肠埃希菌(enteropathogenic E. coli，EPEC)、肠集聚性大肠埃希菌(enteroaggre-gative E. coli，EAEC)、肠出血性大肠埃希菌(enterohemor-rhagic E. coli，EHEC)、肠侵袭性大肠埃希菌(enteroinvasive E. coli，EIEC)、弥漫性黏附性大肠埃希菌(diffusely adherent E. coli，DAEC)、黏附性侵袭性大肠埃希菌(Adherent invasive E. coli，AIEC)和产志贺毒素肠集聚性大肠埃希菌(Shiga toxin-producing enteroaggre-gative E. coli，STEAEC)。所有致病型都与不同年龄段不同类型的腹泻疾病有关。产志贺毒素大肠埃希菌(Shiga toxin-producing E. coli，STEC)是EHEC的一个亚型，是所有年龄组急性腹泻(acute diarrhea)最常见的病原体。大肠埃希菌O157：H7(E. coli O157：H7)属于STEC，是主要致病性大肠埃希菌之一，已成为重要的食源性和水源性病原体。大肠埃希菌肠道外感染以化脓性感染和尿路感染最为常见。化脓性感染如腹膜炎、阑尾炎、手术创口感染、菌血症和新生儿脑膜炎，尿路感染以尿道炎、膀胱炎、肾盂肾炎常见。

二、微生物学检查方法与防治原则

1. 微生物学检查方法

将标本直接划线分离于血琼脂平板，35~37℃孵育18~24小时后观察菌落形态。初步鉴定根据吲哚、甲基红、伏-波、柠檬酸盐试验(IMViC test，++--)及系列生化反应，还可使用ELISA、核酸杂交、PCR等方法检测不同类型致病大肠埃希菌的肠毒素、毒力因子和血清型等。卫生学中以"大肠菌群数"作为饮水、食品等粪便污染的指标之一。我国卫生标准规定，在100mL饮用水中不得检出大肠菌群。新兴大肠埃希菌O157：H7检测方法见表11-1。

2. 防治

充分的烹饪可减少ETEC和EHEC感染的风险。大肠埃希菌耐药性非常普遍，抗生素治疗应在药物敏感试验的指导下进行。对腹泻患者应进行隔离治疗，维持水和电解质平衡，采取适宜的措施减少医院感染。

表 11 - 1 比较水和食品基质中大肠埃希菌 O157：H7 的新兴检测技术

技术	检测时间	交叉反应可能性	样品类型	检测限量	优点	定性/定量	缺点
表面增强拉曼散射光谱（surface-enhanced Raman spectroscopy）	20 分钟	无	牛肉	10^2CFU/mL	灵敏、快速	定性、半定量	侵入性、破坏性、假阴性可能性、非便携性（non-portability）
	5 小时	无	碎牛肉	10CFU/mL	敏感、简单、特异	半定量	耗时、背景信号噪声、非便携性
	90 分钟	低	饮用水、长叶莴苣	3CFU/mL	灵敏	半定量	耗时、交叉反应的可能性、非便携
基于智能手机的方法（smartphone-based method）	2 小时	非常低	酸奶、鸡蛋、牛奶	10CFU/mL	易获得、易操作、输出灵敏	定性、定量	高背景噪声比、干扰真实食品成分
	40 分钟	低	碎牛肉、牛奶、生菜、火鸡、香肠	30~300CFU/mL	快速、简单、经济、高效	定性、定量	复杂食物基质的高背景噪声
基于纸张的方法（paper based method）	4~8 小时	中等	牛奶	10CFU/mL	简单、廉价、一步检测	定性、半定量	耗时、需要富集以进行灵敏检测
电化学（electrochemistry）方法	2 小时	低	水、废水	0.03CFU/mL	耗时更短、检测限更低	定量	基于抗体、复杂、需要电脉冲、使用费用高
	30 分钟	无	饮用水	$2.9×10^2$CFU/mL	快速	定量	基于适配体[需要指数富集配体系统进化技术（SELEX）]，具有交叉反应的可能性，需要电脉冲
光学的（optical）方法	2 小时	高	黄瓜、碎牛肉	$3×10^4$CFU/mL	操作简单	定性、半定量	灵敏度低、具有交叉反应的可能性
	80 分钟	中等	汉堡包、黄瓜	17CFU/mL	高灵敏度	定性、半定量	昂贵、复杂的操作可能性
	2 小时	高	黄瓜、碎牛肉	$3×10^4$~$3×10^5$CFU/mL	易于操作	定性、半定量	灵敏度和特异性低、背景噪声比高

资料来源：RANI A, RAVINDRAN V B, SURAPANENI A, et al. Review: Trends in point-of-care diagnosis for Escherichia coli O157：H7 in food and water[J]. Int J Food Microbiol, 2021, 349：109233.

三、流行及分布

全球每年约有 280 万人感染大肠埃希菌 O157：H7，疫情已在全球多次暴发，包括发展中国家，以及美国和欧洲等发达国家。2011 年，德国报告了一起由食用受产志贺毒素大肠埃希菌污染的芽苗（sprouts）导致的大规模疫情，3816 名患者住院治疗，其中 845 人发生严重的溶血性尿毒综合征（hemolytic uremic syndrome，HUS），共 54 人死亡。导致此次疫情的病原体为产志贺毒素大肠埃希菌的另一个血清型：O141：H4。根据美国食源性疾病主动监测网络（The Foodborne Disease Active Surveillance Network，FoodNet）报告，2019 年美国由大肠埃希菌 O157：H7 引起的食源性疾病较 2016—2018 年增加了 34%，47% 的患者需住院治疗。大肠埃希菌 O157：H7 感染症状出现在感染后 3~4 天，包括胃痉挛（stomach cramp）、呕吐、腹泻和低热。并发症包括急性肾衰竭（acute renal failure），可进展为永久性器官衰竭（permanent organ failure）。5%~10% 的出血性结肠炎（haemorrhagic colitis，HC）患者会发展为危及生命的疾病。

恒温动物（homoiothermal animal），如哺乳动物中的牛、羊等，是大肠埃希菌 O157：H7 的主要携带者。细菌主要通过粪-口途径传播（fecal-oral transmission），任何被粪便污染的环境基质都可以成为病原体传播的中间来源。接触受污染的食物、水和土壤，或直接接触动物、动物粪肥（animal manure）或其农场，是感染这种病原体的主要方式。致病性大肠埃希菌可以通过人类相互接触或接触感染者的粪便等途径进一步传播。因此，感染很容易在公共场所（public place）、机构（institution）、托儿所（childcare）、医院（hospital）、屠宰场（abattoir）和超市（supermarket）等传播。环境水的来源，即河流、雨水、处理过的废水（treated wastewater effluent）、地表水（surface water）和公园里的溪水（stream water in park），容易受到人类和动物粪便的污染。家庭管道（household pipe）、市政污水（municipal sewage）管道、医院、餐馆、食品和医疗行业、研究机构、学校和公共厕所等的废物排放，是这种细菌污染的主要人类来源。此外，允许狗进入的动物农场、动物收容所、农田、动物园和公园等地的水流、水域可能由此污染。使用被 STEC O157：H7 污染的水和开展娱乐活动导致了多起疫情。将受污染的水用于农业，灌溉和清洗蔬菜、水果，也是将这种细菌传播到农作物和新鲜食物的途径。因此，大肠埃希菌 O157：H7 被认为是全球水源性和食源性病原体。

四、平战结合及研究进展

大肠埃希菌是高收入国家菌血症最常见的病原体，超过金黄色葡萄球菌和肺炎链球菌等其他主要致菌血症的病原体，是新生儿脑膜炎的主要病原体。

大肠埃希菌菌血症的疾病负担是巨大的，特别是在老年人中。虽然大肠埃希菌菌血症可发生在所有年龄段的成年人中，但其发病率（morbidity）在 55 岁及以上人群中逐渐上升。世界老年人口继续以前所未有的速度增长，预计 65 岁及以上人口将从 2015 年的 6.17 亿增加到 2030 年的 10 亿及 2050 年的 16 亿。特别是 65~74 岁年龄段，目前是、未来也将是 65 岁及以上人口的大多数，因此大多数病例将发生在此年龄段人群中。为了有效地减少大肠埃希菌菌血症，免疫计划应在 65 岁之前开展。可以类比的是，一些高收入国家已经采用与年龄相关联的策略，对老年人疾病负担沉重的其他传染病，如季节性流感、肺炎链球菌感染（pneumococcal infection）和带状疱疹（herpes zoster）进行常规疫苗接种。研究发现，约 3/4 的大肠埃希菌菌血症发生在社区人群中，只有 1/4 是医院获得的。表明为有效减少大肠埃希菌菌血症的影响，预防干预措施需在社区层面对近龄老年人（near-elderly）实施。UTI 是大肠埃希菌菌血症的主要来源，占病例的 50% 以上。UTI 的风险随着年龄的增长而增加，是因为生理变化导致膀胱功能障碍（bladder dysfunction）或使用导尿管（urinary catheter）。这些都增加了细菌定植和感染的风险（bacterial colonization and infection）。因此，UTI 是老年人最常见的细菌感染，在 60~90 岁人群中发病密度为 30~100/1000 人年。在所有情况下，大肠埃希菌是 UTI 的最常见病原体。因此，预防大肠埃希菌 UTI 的干预措施会显著减轻大肠埃希菌菌血症的疾病负担。此类干预措施还可能预防由耐药微生物引起的感染，这在大肠埃希菌感染中也是突出的问题。大肠埃希菌菌血症的其他常见来源是胆道感染（biliary tract infection）。胆道感染可由胃肠道和其他腹腔内感染（intra-abdominal infection）的细菌上行引发。大肠埃希菌胆道感染（*Escherichia coli* biliary tract infection）主要发生于有根本结构异常（underlying structural abnormality）的患者，通常是胆总管结石病（choledocholithiasis）或恶性肿瘤（malignant tumor），而其他腹腔内感染主要是手术和操作的并发症，通常是胃肠道或泌尿生殖道（gastrointestinal or urogenital tract）手术和操作的并发症。

五、归纳

肠道细菌（gut bacteria）通过提供抗原或其他刺激因子以触发免疫细胞的激活，在启动和维持炎症性肠病（inflammatory bowel disease，IBD）患者肠道组织中的炎症过程方面起着关键作用。IBD 患者肠道微生物群（intestinal microbiota）组成的变化及肠道微生物物种多样性（diversity of intestinal microbial species）的减少与 IBD 的发病机制有关。AIEC 与克罗恩病（Crohn disease，CD）有关，而 DAEC 与溃疡性结肠炎（ulcerative colitis，UC）有关。

参考文献

[1] BONTEN M, JOHNSON J R, VAN DEN BIGGELAAR A H J, et al. Epidemiology of Escherichia coli Bacteremia: A Systematic Literature Review[J]. Clin Infect Dis, 2021, 72(7): 1211-1219.

[2] CHUA P L C, NG C F S, TOBIAS A, et al. Associations between ambient temperature and enteric infections by pathogen: a systematic review and meta-analysis[J]. Lancet Planet Health, 2022, 6(3): e202-e218.

[3] RANI A, RAVINDRAN V B, SURAPANENI A, et al. Review: Trends in point-of-care diagnosis for Escherichia coli O157:H7 in food and water[J]. Int J Food Microbiol, 2021, 349: 109233.

[4] DENAMUR E, CLERMONT O, BONACORSI S, et al. The population genetics of pathogenic Escherichia coli[J]. Nat Rev Microbiol, 2021, 19(1): 37-54.

[5] MIRSEPASI-LAURIDSEN H C, VALLANCE B A, KROGFELT K A, et al. Escherichia coli Pathobionts Associated with Inflammatory Bowel Disease[J]. Clin Microbiol Rev, 2019, 32(2): e00060-18.

[6] 李凡, 徐志凯. 医学微生物学[M]. 9 版. 北京: 人民卫生出版社, 2018.

第十二章 痢疾志贺菌

志贺菌属（*Shigella*）是与大肠埃希菌密切相关的导致腹泻的病原体。日本医生志贺清（Kiyoshi Shiga）在1898年发现该属中最致命的成员——痢疾志贺菌是细菌性痢疾的病原体，该属以他的名字命名。志贺菌属由4个种组成：痢疾志贺菌（*Shigella dysenteriae*，*S. dysenteriae*）、福氏志贺菌（*S. flexneri*）、鲍氏志贺菌（*S. boydii*）和宋氏志贺菌（*S. sonnei*）。各种志贺菌又分别含有15种、19种、20种和1种血清型和血清亚型。志贺菌病（shigellosis）是全球重要的公共卫生问题。福氏志贺菌病占全球所有志贺菌病例的60%，是志贺菌病最常见的病种。鲍氏志贺菌和痢疾志贺菌主要在南亚和撒哈拉以南非洲地区流行。宋氏志贺菌是在发达国家中与腹泻疾病有关的最常见的志贺菌，也是旅行者腹泻的重要病原体。与此同时，志贺菌在细菌发病机制的研究中可作为模式病原体，其中福氏志贺菌已成为在分子、细胞和组织水平上研究得最透彻的病原体之一。

一、病原学特性及临床表现

1. 形态结构

志贺菌为革兰氏阴性短小杆菌，大小为$(0.5 \sim 0.7)\mu m \times (2 \sim 3)\mu m$，无芽孢，无鞭毛，无荚膜，有菌毛，加热60℃10分钟可被杀死，对酸和一般消毒剂敏感，但在污染物品及瓜果、蔬菜上可存活10～20天，引起食源性暴发流行。

2. 致病性与免疫性

志贺菌的致病因子包括侵袭力和内毒素、志贺毒素等。①侵袭力：志贺菌侵袭与生长繁殖的靶细胞是回肠末端和结肠部位的黏膜上皮细胞。结构基因编码的蛋白介导了志贺菌黏附、侵入细胞内繁殖及细胞到细胞的传播。②内毒素：志贺菌内毒素作用于肠黏膜，促进炎症、溃疡、坏死和出血的发生；还可以作用于肠壁自主神经，使肠功能紊乱，以及肠蠕动失调和痉挛，尤其是直肠括约肌痉挛最明显，因而出现腹痛、里急后重等症状。③志贺毒素：由 1 个 A 亚单位和 5 个 B 亚单位组成。毒素作用的主要表现是上皮细胞的损伤，但志贺毒素在小部分患者身上可介导肾小球内皮细胞的损伤，导致溶血性尿毒综合征。感染志贺菌后，消化道黏膜表面的 sIgA 是主要的抗感染免疫物质，病后免疫期短暂且不巩固。

3. 临床表现

志贺菌病的临床症状包括轻度水样腹泻（watery diarrhea）和血性黏液样腹泻（bloody mucoid diarrhea），伴有腹部绞痛（painful abdominal cramp）和发热。婴儿和儿童感染后的主要并发症是中毒性巨结肠（toxic megacolon）及溶血性尿毒综合征，该综合征的特征是肾衰竭（renal failure）、血小板和红细胞水平低，病死率为 35%。其他包括反应性关节炎（postreactive arthritis），患者可能在志贺菌病发作多年后患上慢性关节炎。

二、微生物学检查方法与防治原则

1. 微生物学检查方法

挑取粪便的脓血或黏液部分接种于肠道选择性培养基，37℃ 孵育 18~24 小时，挑取无色半透明可疑菌落做生化反应和血清学试验，以确定其菌群（种）和菌型，还可采用血清学方法或分子生物学方法检测、鉴定（表 12-1）。

2. 防治

口服补液疗法（oral rehydration therapy，ORT）和静脉补液疗法（intravenous rehydration therapy，IRT）可以直接预防脱水引起的腹泻死亡。因此，旨在以低成本广泛提供 ORT 的全球计划是拯救生命的最重要干预措施之一。虽然抗生素在某些急性细菌性腹泻病例中是有用的，但应谨慎使用，以避免耐药和机会性感染。此外，抗生素不能立即防止液体和电解质的流失，而液体和电解质的流失是腹泻导致死亡的最常见原因。

表 12-1 志贺菌鉴定的常用方法

	技术	目标
表型的	生化检测	酶活性和发酵某些糖的能力
	血清学试验	存在于细菌表面的 O 抗原
	MALDI-TOF 质谱仪	核糖体蛋白（ribosomal protein）的光谱特征
分子的	PCR 技术	$ipaH$ 和 $lacY$ 基因，$uidA$ 和 $lacY$ 基因
	单位点序列法（single locus sequence-based）	16S rRNA 基因
		$rpoB$ 基因
		$gyrB$ 基因
	全序列测定	K-mers 分析
		SNP 标志物
		平均核苷酸一致性（average nucleotide identity, ANI）
		Cg-MLST：志贺菌和大肠埃希菌之间共享的保守位点

资料来源：HALIMEH F B, RAFEI R, OSMAN M, et al. Historical, current, and emerging tools for identification and serotyping of Shigella[J]. Braz J Microbiol, 2021, 52(4): 2043-2055.

WHO 推荐将环丙沙星作为一线药物治疗志贺菌病和痢疾。由于志贺菌耐药性的全球增长和氟喹诺酮类药物的不良反应，美国和欧洲传染病学会建议使用阿奇霉素作为一线治疗药物，头孢曲松钠（ceftriaxone sodium）作为 3 个月以下婴儿或需要住院治疗的全身性损害重症患者的首选用药。志贺菌目前还没有疫苗，部分原因是要使疫苗全球有效，需要首先考虑志贺菌的大量血清型。多种技术路线的疫苗正在研究中，包括福尔马林灭活（formalin-inactivated）的全株宋氏志贺菌、糖缀合物、亚单位疫苗、减毒活疫苗等，目前有 13 种候选疫苗处于临床试验期。

三、流行及分布

传染源是患者和带菌者，主要的传播方式是粪-口途径。志贺菌的感染量非常低，为 10~100 个细菌。目前，志贺菌病仍是一个重要的公共卫生问题，估计全世界每年有 1.65 亿病例，其中 10 万例死亡,5岁以下儿童的死亡风险最高。志贺菌病的发生主要局限于发展中国家(developing countries),清洁饮用水供应的局限和不良卫生条件(poor hygiene)助长疾病传播,营养不良(malnutrition)加剧疾病的严重程度。

四、平战结合及研究进展

志贺毒素(Shiga toxin,Stx)是由肠道病原体痢疾志贺菌1型和产志贺毒素大肠埃希菌产生的,是一个细胞毒性蛋白家族。在细胞水平,Stx与细胞受体Gb3结合,并通过从28S rRNA中去除腺嘌呤来抑制蛋白质合成(图12-1)。这触发了多种细胞信号通路,包括核糖毒性应激反应(ribotoxic stress response,RSR)、未折叠蛋白反应(unfolded protein

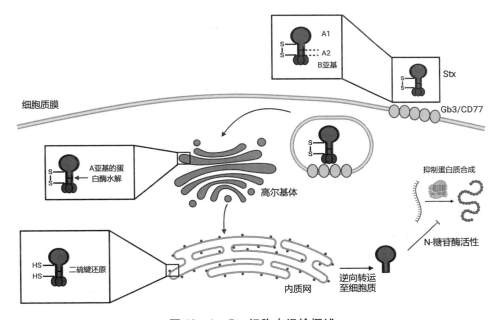

图12-1 Stx细胞内运输概述

注:Stx与细胞表面的Gb3结合,并通过各种内吞机制内化。然后,Stx被运送到高尔基体(Golgi apparatus),在那里,A亚基(A-subunit)被裂解,但通过A1和A2之间的二硫键保持与B亚基(B-subunit)的连接。随后,Stx逆行转运到内质网,二硫键被还原,导致酶促A1片段(enzymatic A1 fragment)逆向转运至细胞质中。最后,StxA1通过从60S核糖体亚基的28S rRNA中切割腺嘌呤残基(adenine residue)来抑制蛋白质合成。改自:ROBERT A, WIELS J. Shiga Toxins as Antitumor Tools[J]. Toxins(Basel),2021,13(10):690. 西安交通大学医学部博士生黎欣宇绘图。

response,UPR)、自噬和细胞凋亡。Stx 对宿主细胞的特异性靶向和在细胞质中的高效传递等特性可被用于生物医学研究。此外,研究发现在伯基特淋巴瘤(Burkitt lymphoma,BL)和多种类型的实体瘤(solid tumor)细胞中,Stx 受体 Gb3/CD77 具有高水平的表达。这些特性促使人们尝试将 Stx 开发为生物医学应用工具,如癌症治疗或成像(cancer treatment or imaging)。

五、志贺菌及其他细菌性腹泻的抗生素治疗(表 12 - 2)

表 12 - 2　细菌性腹泻的抗生素治疗

肠道病原体	用于单纯性腹泻的抗生素	用于复杂性感染(脓毒症、肠道并发症、播散性病灶)或高风险复杂性疾病的抗生素
志贺菌属	中度至重度:环丙沙星或阿奇霉素(口服);对于敏感菌株:氨苄西林、甲氧苄啶-磺胺甲噁唑或头孢克肟	头孢曲松(如果需要静脉注射治疗)、氨苄西林或甲氧苄啶-磺胺甲噁唑静脉注射(如菌株敏感)
弯曲杆菌	中度至重度:阿奇霉素或环丙沙星(口服)	复杂性小肠结肠炎:口服阿奇霉素或环丙沙星治疗时间更长;如果需要静脉注射,则使用碳青霉烯类药物;如果危及生命,添加氨基糖苷类
非伤寒沙门菌	未明确指出	复杂性小肠结肠炎:环丙沙星、第三代头孢菌素或阿奇霉素;对于敏感菌株:氨苄西林和甲氧苄啶-磺胺甲噁唑
耶尔森菌	不推荐(功效未经证实)	头孢曲松钠静脉注射。如果危及生命,则加用庆大霉素。环丙沙星或甲氧苄啶-磺胺甲噁唑可代替第三代头孢菌素治疗敏感菌株
产志贺毒素大肠埃希菌	未明确指出	咨询传染病专科医生

六、归纳

1. 几种常见细菌性腹泻的流行病学危险因素（表 12-3）

表 12-3　几种常见细菌性腹泻的流行病学危险因素

暴露方式	病原体及常见传染源
与患者接触	志贺菌属、非伤寒沙门菌、弯曲杆菌属、产志贺毒素大肠埃希菌
旅行	志贺菌属、非伤寒沙门菌、弯曲杆菌属
食源性：肉类（生的、未煮熟的肉或其他动物产品，食品与容器表面或设备的交叉污染）	产志贺毒素大肠埃希菌（被污染的汉堡包、被反刍动物粪便污染的产品）、非伤寒沙门菌（鸡蛋、家禽、未经消毒的牛奶等）、弯曲杆菌属（家禽、鸡蛋、未经消毒的牛奶等）、小肠结肠炎耶尔森菌（猪肉、猪肠、未经消毒的牛奶）、假结核耶尔森菌（野生动物）
被野生鸟类粪便污染的地表水	弯曲杆菌属
机构内接触或儿童保育	志贺菌属、产志贺毒素大肠埃希菌
与动物接触	弯曲杆菌属（野生和家养动物，特别是鸟类；腹泻的幼犬或幼猫）、非伤寒沙门菌（农场家畜、无症状爬行类宠物、两栖动物、鸟类、狗、猫）、产志贺毒素大肠埃希菌（反刍动物、宠物）、小肠结肠炎耶尔森菌（腹泻的猪、狗或猫）、假结核耶尔森菌〔有蹄类动物（如鹿、麋鹿、山羊、绵羊、牛）、啮齿动物、兔子、鸟类〕
男同性恋者	志贺菌属、非伤寒沙门菌
输血传播	耶尔森菌属

资料来源：KOTLOFF K L. Bacterial diarrhea[J]. Curr Opin Pediatr, 2022, 34(2): 147-155.

2. 新出现或重新出现的性传播疾病病原体引起的临床综合征

在 21 世纪，性传播感染（sexually transmitted infection，STI）在全球范围内再度抬头。淋病、梅毒和衣原体感染率在高收入国家从 20 世纪 90 年代的最低点开始大幅上升，在男男性行为者（MSM）中增长尤其明显。在这些已确定的性传播感染增加的同时，出现了引起各种临床综合征的"非典型"性传播病原体的流行和暴发（表 12-4）。这些病原体包括肠道病原体（如志贺菌和甲型肝炎病毒）、通过密切接触传播的病原体(如脑膜炎奈瑟菌),以及最近发现的可通过性接触传播的病原体(如寨卡病毒)。志贺菌的性传播在20世纪70年代有报道,在城市的MSM中经常暴发宋氏志贺菌和福氏志贺菌感染,临床表现从自限性胃肠炎到严重的血性痢疾。与性传播志贺菌病相关的行为因素包括直接的口肛接触、无安全套性行为、多个性伴侣等。性传播的志贺菌病也与艾滋病病毒感染有关,其原因兼有生物学和行为学的因素。

表12-4 主要新出现或重新出现的性传播疾病病原体引起的临床综合征

临床综合征	病原体
肠炎或结肠炎(enteritis or colitis)	志贺菌属、产志贺毒素大肠埃希菌、弯曲杆菌属、溶组织内阿米巴(*Entamoeba histolytica*)
尿道炎(urethritis)	脑膜炎奈瑟菌(无荚膜)〔*Neisseria meningitidis*(unencapsulated)〕、生殖支原体(*Mycoplasma genitalium*)、淋球菌(*Neisseria gonorrhoeae*)
直肠炎(proctitis)	沙眼衣原体性病淋巴肉芽肿(lymphogranuloma venereum,LGV)生物型、引起结肠炎的肠道病原体(enteric pathogen causing colitis)
全身性感染(systemic infection)	脑膜炎奈瑟菌(有荚膜)〔*N. meningitidis*(capsulated)〕、寨卡病毒、埃博拉病毒、梅毒螺旋体(*Microspironema pallidum*)

资料来源:KHAN S. Emerging and Reemerging Sexually Transmitted Infections[J]. N Engl J Med,2020,383(8):794.

参考文献

[1] LAMPEL K A,FORMAL S B,MAURELLI A T. A Brief History of Shigella[J]. EcoSal Plus,2018,8(1):10.

[2] SCHNUPF P,SANSONETTI P J. Shigella Pathogenesis:New Insights through Advanced Methodologies[J]. Microbiol Spectr,2019,7(2):10.

[3] KOTLOFF K L. Bacterial diarrhea[J]. Curr Opin Pediatr,2022,34(2):147-155.

[4] ROBERT A,WIELS J. Shiga Toxins as Antitumor Tools[J]. Toxins(Basel),2021,13(10):690.

[5] DA CRUZ GOUVEIA M A,LINS M T C,DA SILVA G A P. Acute diarrhea with blood:diagnosis and drug treatment[J]. J Pediatr(Rio J),2020,96(1):20-28.

[6] QASIM M,WRAGE M,NÜSE B,et al. Shigella Outer Membrane Vesicles as Promising Targets

for Vaccination[J]. Int J Mol Sci,2022,23(2):994.

[7] SALLEH M Z, NIK ZURAINA N M N, HAJISSA K,et al. Prevalence of Multidrug – Resistant and Extended – Spectrum Beta – Lactamase – Producing Shigella Species in Asia:A Systematic Review and Meta – Analysis[J]. Antibiotics (Basel),2022,11(11):1653.

[8] FROST I, SATI H, GARCIA – VELLO P,et al. The role of bacterial vaccines in the fight against antimicrobial resistance:an analysis of the preclinical and clinical development pipeline [J]. Lancet Microbe,2023,4(2):e113 – e125.

[9] KHAN S. Emerging and Reemerging Sexually Transmitted Infections[J]. N Engl J Med,2020, 383(8):794.

第十三章 类鼻疽伯克霍尔德菌

类鼻疽(melioidosis)于1911年由英国医生阿尔弗雷德·惠特莫尔(Alfred Whitmore)和他的助手克里希纳斯瓦米(C. S. Krishnaswami)在缅甸仰光(Rangoon)首次发现。从首次发现以来，其病原体被多次更名，如惠特莫尔细菌(*Bacterium whitmori*)、惠特莫尔芽孢杆菌(*Bacillus whitmori*)、类鼻疽假单胞菌(*Pseudomonas pseudomallei*)等，最终于1992年被正式命名为类鼻疽伯克霍尔德菌(*Burkholderia pseudomallei*, *B. pseudomallei*)。类鼻疽是一种危及生命的感染性疾病，糖尿病(diabetes mellitus)是类鼻疽的主要危险因素，全球糖尿病大流行可能会增加类鼻疽引起的死亡人数。类鼻疽在热带地区(tropical areas)流行，特别是在东南亚和澳大利亚北部(Southeast Asia and Northern Australia)。

一、病原学特性及临床表现

1. 形态结构

伯克霍尔德菌属有40多个种，其中致病菌除了类鼻疽伯克霍尔德菌外，还有鼻疽伯克霍尔德菌(*Burkholderia mallei*)，该菌引起马鼻疽(equine malleus)，对人也具有高度毒力。类鼻疽伯克霍尔德菌是一种菌体较小、革兰氏阴性、可运动的需氧杆菌，存在于流行区的土壤、水和植物中，感染人可引起类鼻疽。该菌是生存能力顽强的环境腐生菌(environmental saprophytes)，可抵抗极端温度、酸性和碱性条件、消毒剂和防腐溶液(antiseptic solution)。基因组由两条分别为4.07兆碱基对(megabase pair，Mbp)和3.17Mbp的染色体组成，是最复杂的细菌基因组之一。类鼻疽伯克霍尔德菌K96243原型株(prototypic *B. pseudomallei* K96243)基因组中的86%是所有菌株共有的，代表核心基因组，其余14%在各菌株之间存在差异。对4名急性类鼻疽患者的多个组织位点的多个类鼻疽伯克霍尔德菌菌落的基因分型研究发现，单个患者内存在大量的遗传多样性(substantial genetic diversity),表明该菌在宿主内快速进化的能力。该菌包含 3 个Ⅲ型分泌系统基因簇(gene cluster),它们编码跨膜注射器(membrane-spanning syringe),将细菌效应分子(bacterial effector)递送到宿主细胞的细胞质中;还编码 6 个Ⅵ型分泌系统(type Ⅵ secretion systems),这些系统与细菌毒力、细胞内存活(intracellular survival)和细菌群落(bacterial communities)内竞争有关。荚膜多糖(capsular polysaccharide)、脂多糖,以及另外两种表面 O-多糖(surface O-polysaccharides,O-PS),type Ⅲ O-PS 和 type Ⅳ O-PS,也可能是毒力因子。鞭毛对细菌运动和侵袭宿主细胞有一定作用。伯克霍尔德菌致死因子 1(*Burkholderia* lethal factor 1)与大肠埃希菌细胞毒性坏死因子 1(*Escherichia coli* cytotoxic necrotizing factor 1)相似,干扰翻译的启动,导致肌动蛋白细胞骨架(actin cytoskeleton)改变并最终导致细胞死亡。

2. 致病性与免疫性、临床表现

疾病表现从急性败血症到慢性感染不一,因为细菌的兼性细胞内生活方式(facultative intracellular lifestyle)和毒力因子可促使病原体在广泛细胞范围内的持久存活。类鼻疽的典型特征是肺炎和多发性脓肿,是东南亚和澳大利亚北部社区获得性败血症的重要原因,具体临床表现及其严重程度因细菌进入途径〔皮肤渗透(skin penetration)、吸入(inhalation)或摄入(ingestion)〕、宿主免疫功能、细菌菌株及细菌载量而异,死亡率为 40% 左右。类鼻疽和鼻疽的高死亡率及烟雾化的可能性,使其成为潜在的生物威胁因素。美国疾病预防控制中心战略规划小组对可能引起人类疾病的潜在生物恐怖制剂(包括细菌、病毒、原生动物和寄生虫 4 大类共 31 种)根据其危害程度分为第一优先处理级、第二优先处理级及第三优先处理级 3 种,类鼻疽和鼻疽被列为第二优先处理级。类鼻疽伯克霍尔德菌可以操纵宿主的免疫反应和信号通路(signaling pathway)以逃避免疫监视(surveillance)。

类鼻疽的临床特征类似于许多其他疾病〔如败血症/脓毒症休克、社区获得性肺炎(community-acquired pneumonia,CAP)和结核病(tuberculosis)等〕,易导致误诊,因此被称为"巧妙伪装者"(great mimicker)。疾病平均潜伏期为9天(1~21天),但在吸入事件后,症状会进展得更快(<24小时)。在急性疾病中,败血症综合征很常见;50%以上的患者表现为菌血症,20%的患者发生败血症休克。肺部受累(pulmonary involvement)是成人最常见的急性感染,占50%以上的病例,而约20%的儿科病例出现肺炎。儿童皮肤受累更常见(60%),成人为13%。皮肤类鼻疽(cutaneous melioidosis)通常表现为感染部位的孤立性病变,对常用抗生素通常无反应。内脏脓肿(visceral abscess)通常发生在脾(spleen)、肝、肾上腺(suprarenal gland)和肾。在澳大利亚,约18%的男性患者出现前列腺脓肿(prostatic abscess)。脑脊髓炎(encephalomyelitis)是一种罕见但具有潜在破坏性的并发症,可累及脑干,在澳大利亚更为常见(约占病例的4%)。中枢神经系统疾病在澳大利亚境外可见,但通常可归因于菌血症蔓延继发的脑内脓肿(intracerebral abscess)。真菌性动脉瘤(mycotic aneurysm)、心包炎(pericarditis)、纵隔肿块(mediastinal mass)、甲状腺和阴囊脓肿(thyroid and scrotal abscesses)是类鼻疽的罕见临床表现。化脓性腮腺炎(suppurative parotitis)是泰国(Thailand)、柬埔寨(Cambodia)儿童类鼻疽的常见表现,在泰国占儿童病例的40%。

二、微生物学检查方法与防治原则

1. 诊断

临床标本(clinical specimen),如血液、尿液、痰液、皮肤损伤处或脓液的细菌培养是诊断的主要方法。类鼻疽伯克霍尔德菌不是人体正常菌群,因此从任何临床样本中分离出菌株即视为类鼻疽的诊断。该菌在标准血液/麦康凯琼脂培养基(standard blood/MacConkey agar media)上生长缓慢,使用选择性培养基〔如阿什当琼脂(Ashdown's agar)〕有助于检测菌落。临床样品的PCR检测可提供比培养更快的检测结果,但该方法不够敏感,尤其是用血液标本时。流行地区(endemic region)的背景抗体阳性率(background antibody positivity)高及疾病早期的假阴性结果(false negative result),使得血清学检测(serologic assay)的临床应用有限。基质辅助激光解吸/电离飞行时间质谱系统可以提供快速、准确的分析结果。

2. 防治

类鼻疽病程漫长。治疗分为两个阶段：先使用静脉滴注抗菌药物进行强化治疗，然后使用口服抗菌药物进行根除治疗（oral eradication therapy）。强化治疗阶段药物为头孢他啶（ceftazidime）、美罗培南（meropenem）或亚胺培南（imipenem），需使用10～14天。根除治疗阶段药物为甲氧苄啶-磺胺甲噁唑，需3～6个月。根除治疗替代药物为阿莫西林-克拉维酸（amoxicillin-clavulanate）。

三、流行及分布

估计全球类鼻疽的发病率为每年16.5万例，其中死亡8.9万例。在类鼻疽流行的主要地区中，澳大利亚北部地区和泰国东北部是热点地区，年发病率高达每10万人50例。类鼻疽是泰国东北部第三大常见的传染病死亡原因，仅次于HIV感染和结核病。该病也是马来西亚（Malaysia）、新加坡、越南（Vietnam）、柬埔寨和老挝（Laos）的地方病（endemic disease）。目前，流行区扩大到印度次大陆、中国南部、太平洋和印度洋多个岛屿（Pacific and Indian Ocean islands）及美国部分地区。该病在非洲的流行程度仍不确定，尼日利亚（Nigeria）、冈比亚（Gambia）、肯尼亚（Kenya）和乌干达（Uganda）报告了零星病例。美洲类鼻疽的严重程度仍有待阐明。在流行地区接触土壤和水较多的人感染风险高，土著和托雷斯海峡岛民（Aboriginal and Torres Strait Islander peoples）、建筑工人（construction worker）、农民（agricultural worker）及生态旅行者（ecotourist）是高风险人群。类鼻疽病例与月平均降雨量（mean monthly rainfall）之间存在强烈的相关性。流行病学研究表明，81%的澳大利亚病例出现在雨季。主要的传播方式是暴露于雨季土壤或水以后的经皮肤感染。气溶胶或吸入感染通常发生在强降雨（heavy rainfall）和严重风暴（severe storm）之后，并且有较短的潜伏期和较高的肺炎、败血症休克和死亡风险。在一些流行地区，摄入未经氯化消毒的饮用水（unchlorinated potable water）与感染相关。其他传播方式〔如垂直传播（vertical transmission）、人畜共患病传播（zoonotic transmission）、母乳传播（transmission via breast milk)或性传播〕较罕见。对澳大利亚和泰国的队列回顾性研究发现类鼻疽发生的多个宿主风险因素,包括糖尿病、大量饮酒(heavy alcohol consumption)〔包括酗酒(indulge in excessive drinking)〕、慢性肾脏和肺部疾病。

四、平战结合及研究进展

类鼻疽伯克霍尔德菌的耐药机制包括:①2号染色体上的 $penA$ 编码一种A类膜结合脂蛋白(class A membrane-bound lipoprotein),具有水解大多数β-内酰胺的能力。②omp38编码的外膜孔蛋白与头孢他啶和碳青霉烯类耐药性相关。③Metallo β-内酰胺酶2型(Metallo β-lactamase type 2)由 $blaNDM-1$ 编码,是一种在革兰氏阴性杆菌外膜上表达的脂蛋白碳青霉烯酶(lipoprotein carbapenemase),可在外膜囊泡(outer membrane vesicle)中脱落,代表一种新的耐药性传播机制,类鼻疽伯克霍尔德菌 $penA$ 可能有类似作用。④脂多糖结构在对阳离子肽(cationic peptide)(如多黏菌素B)的抗性中起一定作用。⑤编码至少10个跨越两条染色体的抗性分节外排泵系统(resistance nodulation division efflux pump system),这些系统至少对6类抗生素(如氨基糖苷类、氟喹诺酮类和四环素类抗生素等)具有耐药性。⑥编码二氢叶酸还原酶(dihydrofolate reductase)的 $folA$ 基因发生突变,或 BpeEF-OprC 外排泵表达(efflux pump expression)发生突变,均可产生对甲氧苄啶的抗性。⑦在体外可形成生物膜,其最低抑菌浓度(minimum inhibitory concentration)是该菌浮游状态时的200倍。

五、图解

类鼻疽伯克霍尔德菌侵袭宿主细胞的机制见图13-1。

六、归纳

类鼻疽是一种传染病,常发生在世界各地的流行地区,在非流行地区报告的病例与旅行或接触进口动物或受污染产品有关。其临床表现可能与其他感染相似,使其在非流行区难以识别或延迟识别。前往流行地区的全球旅行增加、流行地区恶劣天气的发生率增加及从流行地区进口外来宠物或受污染的产品等都可能增加暴露风险。类鼻疽被视为一种正在出现或影响正在扩大的疾病(表13-1)。

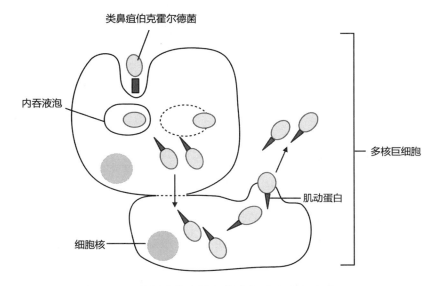

图13-1 类鼻疽伯克霍尔德菌侵袭宿主细胞的机制

注：细菌细胞(椭圆形)附着在巨噬细胞(矩形)上，其间具有Ⅳ型菌毛和鞭毛的黏附过程。附着后，它在T3SS的帮助下通过毒素注射(toxin injection)进入宿主细胞。入侵的细菌通过其T3SS从内吞液泡(endocytic vacuole)中逸出。通过利用宿主细胞中的肌动蛋白(actin)和其他蛋白质，细菌在宿主细胞质中的一极组装肌动蛋白尾巴(actin tail)。这种组装使细菌能够通过T6SS(VgrG5)产生的膜融合推进到其他相邻细胞，从而导致多核巨细胞(multinucleated giant cell, MGC)的形成。细菌复制并获得肌动蛋白运动使得细胞突起(cell protrusion)，导致细菌传播。

改自：OSLAN S N H, YUSOFF A H, MAZLAN M, et al. Comprehensive approaches for the detection of Burkholderia pseudomallei and diagnosis of melioidosis in human and environmental samples[J]. Microb Pathog, 2022, 169: 105637. 西安交通大学医学部博士生黎欣宇绘图。

表13-1 类鼻疽疾病史上的里程碑

年份	事件
1911	疾病首次在缅甸(Myanmar)被报告
1921	命名为类鼻疽
1927	南亚〔斯里兰卡(Sri Lanka)〕报告首例人间病例

续表

年份	事件
1932	南亚和东南亚报告 83 例病例，死亡率为 98%
1936	非洲（马达加斯加）报告首例动物（猪）病例
1937	土壤和水体被认定为类鼻疽伯克霍尔德菌的栖息地
1947	中美洲〔巴拿马（Panama）〕报告首例人间病例
1949	澳大利亚（Australia）报告首例动物（羊）病例
1967—1973	驻越美军报告 343 例病例，其中 50 例被怀疑为吸入感染
1982	南美（巴西）土壤中首次发现类鼻疽伯克霍尔德菌
1989	发现头孢他啶使类鼻疽的死亡率减半（从 74% 降至 37%）
1992	病原体被正式命名为类鼻疽伯克霍尔德菌
2002	小鼠模型减毒活疫苗研制
2003	建立了类鼻疽伯克霍尔德菌的多位点序列分型
2004	类鼻疽伯克霍尔德菌首次被测序
2012	类鼻疽伯克霍尔德菌被美国疾病预防控制中心列为 B 级潜在生物恐怖制剂
2014	甲氧苄啶-磺胺甲噁唑被确定为口服根除药物
2016	模型研究预测每年有 89 000 人死于类鼻疽
2017	全基因组测序用于绘制类鼻疽伯克霍尔德菌的地理分布并指出澳大利亚是早期的储存库

资料来源：WIERSINGA W J, VIRK H S, TORRES A G, et al. Melioidosis[J]. Nat Rev Dis Primers, 2018, 4: 17107.

参考文献

[1] TAPIA D, SANCHEZ-VILLAMIL J I, TORRES A G. Emerging role of biologics for the treatment of melioidosis and glanders[J]. Expert Opin Biol Ther, 2019, 19(12): 1319-1332.

[2] OLIVEIRA M, MASON-BUCK G, BALLARD D, et al. Biowarfare, bioterrorism and biocrime: A historical overview on microbial harmful applications[J]. Forensic Sci Int, 2020, 314: 110366.

[3] WIERSINGA W J, VIRK H S, TORRES A G, et al. Melioidosis[J]. Nat Rev Dis Primers, 2018, 4: 17107.

[4] WIERSINGA W J, CURRIE B J, PEACOCK S J. Melioidosis[J]. N Engl J Med, 2012, 367(11):1035-1044.

[5] CHAKRAVORTY A, HEATH C H. Melioidosis: An updated review[J]. Aust J Gen Pract, 2019, 48(5):327-332.

[6] BORTON D. Melioidosis: Emerging beyond endemic areas[J]. Nursing, 2022, 52(10):29-34.

[7] REDDI D, DURANT L, BERNARDO D, et al. In Vitro Priming of Human T Cells by Dendritic Cells Provides a Screening Tool for Candidate Vaccines for Burkholderia pseudomallei[J]. Vaccines (Basel), 2021, 9(8):929.

[8] CURRIE B J. Melioidosis and Burkholderia pseudomallei: progress in epidemiology, diagnosis, treatment and vaccination[J]. Curr Opin Infect Dis, 2022, 35(6):517-523.

[9] OSLAN S N H, YUSOFF A H, MAZLAN M, et al. Comprehensive approaches for the detection of Burkholderia pseudomallei and diagnosis of melioidosis in human and environmental samples[J]. Microb Pathog, 2022, 169:105637.

第十四章 鹦鹉热衣原体

被忽视的人畜共患病(neglected zoonotic disease,NZD)是指由于复杂的生物学特性、多样的传播途径和在多个宿主物种中引起感染的能力而被科学界忽视的人畜共患病。NZD 是对科学界一项艰巨的挑战。禽衣原体病(avian chlamydiosis)就是 NZD 中的一种,宠物鸟爱好者应该意识到它可能导致人类非典型性肺炎,因为病原体能够从鸟类引起人类外溢感染(spillover infection)。宠物鸟的进出口贸易又可能导致禽衣原体病的跨地域传播。禽衣原体病的病原体是鹦鹉热衣原体(*Chlamydia psittaci*,*C. psittaci*),人类感染被命名为鸟疫(ornithosis)。鸟类,包括家禽(poultry)、宠物鸟(pet bird)、野生鸟类(wild bird)是该病原体的自然宿主,其他动物如牛、山羊、绵羊、马、猪、狐狸和狗,包括人类都可能感染。世界各地有多起与衣原体感染相关的 CAP 病例报告,全球约 1% 的 CAP 由鹦鹉热衣原体引起。

一、病原学特性及临床表现

1. 形态结构

根据国际原核生物系统学委员会(International Committee on the systematics of prokaryotes)的分类,衣原体科(*Chlamydiaceae*)属于衣原体门(*Chlamydiae*)衣原体目(*Chlamydiales*),包括超过 15 个不同的种。衣原体为专性真核细胞内寄生,球形,革兰氏阴性,具有独特的双阶段生命周期(biphasic life)。鹦鹉热衣原体的基因组大小为 1.17Mb,有 1026 个基因和 973 个蛋白质。细胞壁(cell wall)由脂多糖、主要外膜蛋白(major outer membrane protein,MOMP)和富含半胱氨酸的蛋白质(cysteine-rich protein,CRP)组成。编码 MOMP 的 *ompA* 基因有 4 个可变区和 5 个保守区。衣原体具有 48~72 小时的双相发育周期(biphasic developmental cycle),具有原体(elementary body,EB)和网状体(reticulate body,RB)两种形态。网状体又称为始体(initial body)。EB 的大小为 0.2μm，具有传染性，不可复制，存在于细胞外。EB 具有抗干燥的能力，可以在外界环境中存活数月。RB 的大小为 0.8μm，抵抗力弱，无传染性，存在于细胞内，是衣原体发育周期的繁殖型。在感染宿主细胞后，原体在细胞空泡中增殖，形成结构疏松、不含糖原、碘染色呈阴性的包涵体(inclusion body)。鹦鹉热衣原体在 6~8 日龄鸡胚卵黄囊中生长良好，在 Hela 细胞、McCoy 细胞、猴肾细胞(BSC-1)及 HL 细胞中均可生长，易感动物为小鼠。

衣原体易受影响其脂质含量或细胞壁完整性的化学物质的影响，常用消毒方法，如 1∶1000 稀释季铵盐化合物(dilution of quaternary ammonium compound)、70% 异丙醇(isopropyl alcohol)、1% 来苏尔(Lysol)、1∶100 稀释家用漂白剂(dilution of household bleach)、苯甲氯铵(benzalkonium chloride)、酒精碘溶液(alcoholic iodine solution)、3% 过氧化氢(hydrogen peroxide)和硝酸银(silver nitrate)，可以迅速破坏其传染性。在 56℃ 的温度下，紫外线(ultraviolet light)照射 5 分钟可使其死亡。

2. 致病性与免疫性

人类主要经呼吸道吸入病鸟粪便、分泌物或羽毛的气雾或尘埃而感染，也可经破损皮肤、黏膜或眼结膜感染，潜伏期多为 5~21 天(最短 3 天，最长可达 45 天)。临床表现多为非典型性肺炎，以发热、头痛、干咳、间质性肺炎为主要症状，并可并发心肌炎。有 50%~95% 的患者 X 线胸片显示为片状、云絮状、结节状或粟粒状阴影，由肺门部向外呈楔形或扇形扩大，亦可表现为大叶性肺炎。鹦鹉热衣原体感染与眼附属器淋巴瘤(ocular adnexa lymphomas，OAL)的发生有很强的相关性。

鹦鹉热衣原体感染后以细胞免疫为主。MOMP 还能刺激机体产生特异性中和抗体，抑制衣原体在体内的增殖。同时，它可诱生和激活 $CD4^+$ 与 $CD8^+$ T 淋巴细胞，对清除细胞内衣原体和抵抗再次感染具有重要作用。

3. 临床表现

衣原体宿主范围广，可影响多个组织和器官，疾病结局复杂。鹦鹉热衣原体可感染鸟类的呼吸、消化系统或全身，以急性、亚急性或慢性形式影响世界各地的野生和家养鸟类。在家禽中，火鸡和鸭子比鸡更容易感染，受感染的禽鸟并不总是表现出疾病迹象，潜伏感染在间歇性或慢性疾病中常见。疾病症状包括嗜睡、食欲下降、羽毛脱落、腹泻、绿色粪便等，可诱发心包炎、肺炎、肝炎、脾炎和（或）气囊炎，还可导致感染鸡的鸡蛋产量减少（可减少10%～20%），有时可导致死亡。鹦鹉热衣原体可从鸟类传播到马，母马流产是常见症状。鹦鹉热衣原体可以在马体内形成稳定的感染，因此对人类呼吸道感染的鉴别诊断应考虑到马的人畜共患病风险关联。人类鸟疫的症状包括发热、发冷、头痛、肌痛、咳嗽等，可导致间质性肺炎（interstitial pneumonia）。其他器官也可能受到影响，引起心内膜炎、心肌炎、肝炎、关节炎、结膜炎和脑炎等。

二、微生物学检查方法与防治原则

1. 诊断

细胞学染色方法（cytological staining），如吉姆萨（Giemsa）染色、吉曼尼兹（Gimenez）染色、改良吉曼尼兹（modified Gimenez）染色、齐－内（Ziehl－Neelsen）染色和麦氏（Macchiavello）染色可用于涂片染色、组织印痕染色和组织学染色，可以识别感染体，但没有一种染色方法可以专门检测衣原体。核酸扩增试验（nucleic acid amplification test，NAAT）因快速、敏感性高、特异性好等优点而被推荐使用。NAAT包括常规和实时PCR、基于DNA微阵列的检测（DNA microarray-based detection）和DNA测序（DNA sequencing）。荧光共振能量转移（FRET）、定量PCR（quantitative PCR）可使检测灵敏度和准确性大幅度提高。血清学诊断包括原体凝集（elementary body agglutination）、抗体ELISA（antibody ELISA）检测（可检测IgA、IgG、IgM）、改良补体结合试验（complement fixation test，CFT）、微免疫荧光（microimmunofluorescence，MIF）等方法。针对MOMP特异性表位的单克隆抗体的开发是种、属或血清特异性衣原体诊断的特殊工具。衣原体为细胞内生活方式(intracellular lifestyle),不能在琼脂板(agar plate)上生长,需要细胞培养才能分离。在活禽中,通常通过从粪便、泄殖腔拭子、咽拭子或鼻拭子、腹膜渗出液或结膜刮痕中分离鹦鹉热衣原体来诊断衣原体病。但鹦鹉热衣原体分离培养的方法对实验室人员具有潜在危害,并且费时费力,因此不推荐使用。

2. 防治

早期诊断并得到适当治疗,鹦鹉热(psittacosis)的死亡率将小于1%。衣原体对喹诺酮类、四环素类和大环内酯类等抗生素敏感(表14-1)。首选药物是金霉素和多西环素,但这些抗生素不具有杀菌作用(bactericidal),因此需要长期持续使用抗生素才能将病原体从体内清除。如使用青霉素G治疗鹦鹉热衣原体感染可能使鹦鹉热衣原体进入持续状态,从而导致慢性感染和抗生素治疗失效(antibiotic failure)。儿童和孕妇禁忌使用四环素。目前还没有针对禽衣原体病和人类鸟疫的商业疫苗。

表14-1 不同种类鹦鹉热衣原体感染的治疗

物种	抗生素	剂量	给药方式
鸟类	金霉素(chlortetracycline),或多西环素,或恩诺沙星(enrofloxacin)	根据物种和食物,金霉素500~5000mg/kg,多西环素1000mg/kg,恩诺沙星250~1000mg/kg	通过饲料或水口服和(或)肌内注射,治疗持续时间各不相同
牛	多西环素	10mg/(kg·d),每日2次,持续14天	口服
人	多西环素、米诺环素(minocycline)	100mg,每天2次,持续7~10天	口服或静脉注射
	四环素	500mg,每天4次,持续7~10天	口服
孕妇及8岁以下儿童	阿奇霉素或红霉素(erythromycin)	250~500mg,持续7天	口服

注:表中治疗方案仅供参考。具体治疗方案请遵医嘱。
资料来源:RAVICHANDRAN K, ANBAZHAGAN S, KARTHIK K, et al. Comprehensive review on avian chlamydiosis: a neglected zoonotic disease[J]. Trop Anim Health Prod, 2021, 53(4): 414.

三、流行及分布

1879 年，瑞士医生雅克布·里特（Jakob Ritter）博士首次报告了人类鹦鹉热。1893 年，埃德蒙·诺卡（Edmond Nocard）从死于鹦鹉热的鹦鹉的骨髓中分离出一种革兰氏阴性细菌——鹦鹉热杆菌（*Bacillus psittacosis*）。1929—1930 年，从阿根廷运送的绿亚马孙鹦鹉（Green Amazon parrot）在欧洲和美洲的许多国家引发了第一次人类鹦鹉热大流行（共有 700 多例病例）。贝德森（Bedson）等于 1930 年首次从人类分离出鹦鹉热衣原体，并在 1932 年首次报道了鹦鹉热衣原体的双相（原体和始体）生命周期；同年，又报道了首例由鸡传播的人畜共患鹦鹉热病例。

在全球范围内，鹦鹉热衣原体在 500 多种（属于 30 个目）家养或野生鸟类中被发现，鸽子和鹦鹉的感染率高。鹦鹉热衣原体还可以影响 30 余种哺乳动物。鸟类是鹦鹉热衣原体的主要宿主（primary host），人类是偶然/意外宿主（incidental/accidental host）。人类通过直接接触受感染鸟类的羽毛和组织，或者吸入病原体而感染。对于许多因工作与鸟类接触的人来说，鹦鹉热是一种职业健康危害。高危人群主要包括鸟类爱好者、赛鸽饲养员、宠物店员工、珍禽和鸟类经销商、家禽加工工人，以及诊断实验室员工、兽医诊所员工、公共卫生检查员等。家禽加工厂（poultry processing plants，PPP）暴发疫情已被多次报道。家畜和野生动物也是鹦鹉热衣原体的宿主，鹦鹉热衣原体已从牛、马、山羊、绵羊、猪、猫科动物（feline）和啮齿动物中分离出来，鳄鱼（crocodile）、考拉（koala）、非洲爪蛙（African clawed frog）中也已检出，但从家畜或野生动物传染给人类的传播途径迄今尚未得到证实。世界范围内人类鸟疫的流行率很低，呈散发状态。大多数人感染无症状，在未经治疗的患者中，疾病的严重程度从不明显到致命不等。2013 年，法国报告 8 名女性因处理受感染的鸡而感染。目前，世界多地报告多为小型局部暴发或孤立病例。鹦鹉热衣原体传播及致病的特点使其位列美国疾病预防控制中心所列出的潜在生物恐怖制剂清单（B 类）。由于缺乏有效疫苗，需要制定降低风险的战略以减少人类发病率。在处理宠物鸟和家禽时,应佩戴适当的个人防护装备(personal protective equipment, PPE)。

四、平战结合及研究进展

目前,在所有的人类癌症中,15%~20%与病原体感染密切相关。由于这些癌症主要与病毒感染相关〔如乙型肝炎病毒(hepatitis B virus, HBV)、丙型肝炎病毒(hepatitis C virus, HCV)、EB 病毒(Epstein - Barr virus)和人乳头瘤病毒(human papilloma virus, HPV)等〕,细菌致癌的作用长期被忽视。即使流行病学数据已经证明某些细菌感染与特定癌症之间存在联系,但这些癌症的发生常被认为是由与感染相关的炎症反应引起的,因为已确定炎症微环境是大多数癌症的基本组成部分。其实,许多细菌在感染周期的不同阶段直接操纵宿主细胞,诱导可能有助于癌症发生、发展的变化。有的细菌蛋白可引起宿主细胞 DNA 损伤,从而干扰宿主细胞增殖、凋亡、分化和免疫监测所必要的信号通路。有的细菌产物可以通过酶作用损伤宿主细胞 DNA,也可以通过引发产生自由基的炎症反应损伤 DNA,甚至影响 DNA 修复机制。一些细菌信号分子(bacterial signaling molecule)被称为群体感应肽(quorum sensing peptide),可促进癌细胞侵袭、血管生成和转移性扩散。

鹦鹉热衣原体是 OAL 的潜在触发因子。OAL 患者中鹦鹉热衣原体感染率约为 20%,且多人为既往持续感染(prior persistent infection)。从 OAL 患者的结膜拭子和外周血中获得的鹦鹉热衣原体的原体具有活性和传染性。使用抗生素治疗根除鹦鹉热衣原体后通常会出现淋巴瘤消退,而未根除鹦鹉热衣原体的患者预后明显较差。鹦鹉热衣原体显示出潜在的致癌和免疫调节特性,能够诱导体内多克隆细胞增殖,并抑制细胞凋亡,这是其细胞内生存策略的一部分。表 14-2 列出了与非霍奇金淋巴瘤相关的细菌的因果关系标准。

表 14－2　与非霍奇金淋巴瘤相关的细菌的因果关系标准

Melenotte 因果关系标准	传染性病原体					
	幽门螺杆菌	鹦鹉热衣原体	伯氏疏螺旋体(*Borrelia burgdorferi*)	空肠弯曲菌(*Campylobacter jejuni*)	贝纳柯克斯体(*Coxiella burnetii*)	木糖氧化无色杆菌(*Achromobacter xylosoxidans*)
流行病学关联	Δ	Δ	Δ		Δ	
一致性	Δ	Δ	Δ	Δ		
暂时性	Δ		Δ		Δ	Δ
解剖毗邻	Δ	Δ	Δ		Δ	Δ
淋巴瘤微环境中的细菌检测	Δ	Δ	Δ	Δ	Δ	Δ
体外 B 细胞转化	Δ				Δ	
动物模型体内转化	Δ					
根除细菌后淋巴瘤消退	Δ	Δ	Δ	Δ		

注：根据 Melenotte 等人推荐的标准提供的致病关系证据，他们最近提出了对 WHO 国际癌症研究机构(International Agency for Research on Cancer，IARC)用于建立感染和癌症之间因果关系原则的修订。Δ 表示存在因果关系。

资料来源：VANNATA B，PIROSA M C，BERTONI F，et al. Bacterial infection－driven lymphomagenesis[J]. Curr Opin Oncol，2022，34(5)：454－463.

五、图解

沙眼衣原体和鹦鹉热衣原体都属于衣原体科。该家族所有成员的一个标志是双相发育周期，即细胞外感染性原体和细胞内非感染性、代谢活性网状体之间的切换，如图 14－1 所示。

六、归纳

以鸟类为主要宿主的衣原体种类多样，见表 14－3。

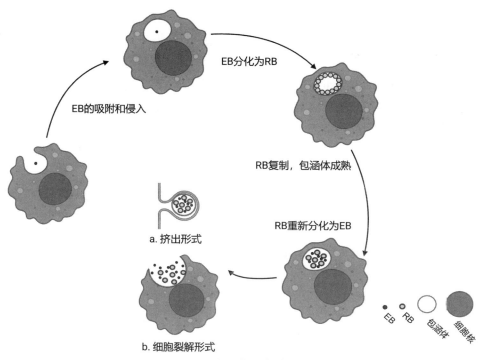

图 14-1 衣原体双相发育周期

注：衣原体的双相发育周期始于感染性 EB 对宿主细胞的附着和侵袭。在膜结合的液泡(vacuole)内(称为包涵体)，EB 分化为代谢活性 RB。RB 在最终重新分化为 EB 之前经历重复的复制周期。生命周期以 EB 通过宿主细胞裂解(lysis)或挤出形式(extrusion formation)从宿主细胞释放而结束，从而开始新一轮感染。

改自：BANHART S, SCHÄFER E K, GENSCH J M, et al. Sphingolipid Metabolism and Transport in Chlamydia trachomatis and Chlamydia psittaci Infections[J]. Front Cell Dev Biol, 2019, 7: 223. 西安交通大学医学部博士生黎欣宇绘图。

表 14-3 以鸟类为主要宿主的衣原体种类多样

种类	主要宿主
鹦鹉热衣原体	鸟类(bird)、哺乳动物
鸟衣原体(*C. avium*)	鸽子(pigeon)、鹦鹉，可能还有野生鸟类
家禽衣原体(*C. gallinacea*)	鸡(chicken)、火鸡(turkey)、珍珠鸡(guinea fowl)、鸭子(duck)，可能还有其他家禽
朱鹮衣原体(*C. ibidis*)	野生非洲圣鹮(feral African sacred ibis)、朱鹮(crested ibis)
赤肩鹭衣原体(*C. buteonis*)	赤肩鹭(red-shouldered hawk)、秃鹫(buzzard)

资料来源：RAVICHANDRAN K, ANBAZHAGAN S, KARTHIK K, et al. Comprehensive review on avian chlamydiosis: a neglected zoonotic disease[J]. Trop Anim Health Prod, 2021, 53(4): 414.

参考文献

[1] RAVICHANDRAN K, ANBAZHAGAN S, KARTHIK K, et al. Comprehensive review on avian chlamydiosis: a neglected zoonotic disease[J]. Trop Anim Health Prod, 2021, 53(4): 414.

[2] BANHART S, SCHÄFER E K, GENSCH J M, et al. Sphingolipid Metabolism and Transport in Chlamydia trachomatis and Chlamydia psittaci Infections[J]. Front Cell Dev Biol, 2019, 7: 223.

[3] NIEUWENHUIZEN A A, DIJKSTRA F, NOTERMANS D W, et al. Laboratory methods for case finding in human psittacosis outbreaks: a systematic review[J]. BMC Infect Dis, 2018, 18(1): 442.

[4] VANNATA B, PIROSA M C, BERTONI F, et al. Bacterial infection-driven lymphomagenesis[J]. Curr Opin Oncol, 2022, 34(5): 454-463.

[5] CHEONG H C, LEE C Y Q, CHEOK Y Y, et al. Chlamydiaceae: Diseases in Primary Hosts and Zoonosis[J]. Microorganisms, 2019, 7(5): 146.

第十五章 贝纳柯克斯体

贝纳柯克斯体（*Coxiella burnetii*）属于柯克斯体科（*Coxiellaceae*），是人类 Q 热（Q fever）和动物流行性疾病柯克斯体病（Coxiellosis）的病原体。贝纳柯克斯体专性细胞内生活，革兰氏阴性。在系统发育上，该细菌曾归类于立克次体目（*Rickettsiales*）立克次体科，后归类于军团菌目（*Legionales*）柯克斯体科。军团菌、立克次体及弗朗西丝菌在系统发育树上为"邻居"，均表现出细胞内繁殖的能力。

一、病原学特性及临床表现

1. 形态结构

贝纳柯克斯体的大小为 $0.3 \sim 1.0 \mu m$，呈短杆状或球杆状。每个分离株含有 1 条染色体，基因组大小为 $(1.9 \sim 2.2) \times 10^6$ 个碱基对（bp）。除染色体外，所有分离株都含有质粒序列，大多数为 $(3.7 \sim 5.5) \times 10^4 bp$ 的大质粒，少数分离株将质粒基因纳入染色体。贝纳柯克斯体可以在实验室中培养，5~7 日龄的鸡胚卵黄囊（yolk sac of embryonated egg）是很好的培养基，35℃孵育 10~12 天后可以看到大量的贝纳柯克斯体；也可以在人胚胎成纤维细胞（human embryo fibroblast）、蚊子细胞（mosquito cell）、L 细胞（L cell）和绿猴肾细胞等中培养。培养过程中，柯克斯体有Ⅰ期和Ⅱ期的抗原相变异（phase variation）。毒性Ⅰ期（virulent phase Ⅰ）从自然感染中分离出来，经多次传代后可获得无毒Ⅱ期（avirulent phase Ⅱ）（图 15 - 1A），类似于肠杆菌科脂多糖的平滑到粗糙的转变（smooth to rough lipopolysaccharide transition）。贝纳柯克斯体的脂多糖是生物体毒力的决定因素。通过电子显微镜观察发现，该菌有两种形态形式（morphological form）——大和小，这种形态差异不同于上述抗原相变异（图 15 - 1B、C）。大细胞和小细胞变体表现出不同的密度和不同的抗原，两种形态形式的存在可以解释贝纳柯克斯体对化学试剂（chemical agent）（包括消毒剂）的极高抗性。贝纳柯克斯体对理化因素的抵抗力比大多数非芽孢菌强，对干燥的抵抗力也很强，在羊毛中可存活 7~10 个月，在感染动物和蜱的排泄物与分泌物中可以存活数年，在 30W 紫外线灯距离 75cm 处照射的环境中可存活 1 小时，0.4% 甲醛（或 1% 福尔马林溶液）作用 48 小时才能将其灭活。与衣原体、立克次体或无形体（anaplasma）等其他胞内菌相比，贝纳柯克斯体具有更多参与代谢过程的基因。在脊椎动物中，贝纳柯克斯体靶向单核细胞/巨噬细胞。

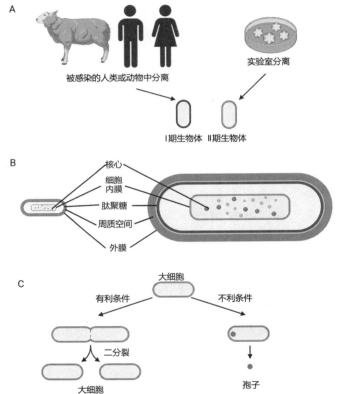

A. 柯克斯体具有基于脂多糖组成变化的抗原相变异。Ⅰ期生物体是从受感染的动物或人类中分离出来的，Ⅱ期生物体只有在实验室中经过几次培养传代后才能分离出来。这两种形式在电子显微镜下无法区分，仅在血清学反应上有所不同。B. 柯克斯体有两种形态形式——大和小。大细胞类似于其他革兰氏阴性细菌，它们具有一小层肽聚糖（peptidoglycan）和大的周质间隙（periplasmic space）。小细胞更致密，具有多个细胞内膜（intracellular membrane）、多层肽聚糖和较小的周质间隙。小细胞通过二分裂（binary fission）产生其他小细胞，最终可能变成大细胞。C. 在有利条件下，大细胞通过二分裂形成新的大细胞；在不利条件下，大细胞可以产生孢子，孢子可能会在环境中存活很长时间。

图 15-1 一种有机体，多种形式

改自：MADARIAGA M G, REZAI K, TRENHOLME G M, et al. Q fever: a biological weapon in your backyard[J]. Lancet Infect Dis, 2003, 3(11): 709-721. 西安交通大学医学部博士生黎欣宇绘图。

2. 致病性与免疫性

家畜感染贝纳柯克斯体后可出现体重下降、产奶量减少等症状，怀孕和分娩期母畜感染可发生流产和死胎。贝纳柯克斯体可以气溶胶形式经呼吸道进入体内使人感染，人病后有巩固且持久的免疫力。尽管体液和细胞免疫在控制贝纳柯克斯体中均发挥作用，但起主要作用的是细胞免疫。贝纳柯克斯体是一种环境稳定的细菌，具有人类已知的最低细菌感染剂量，少于10个细菌就能够引起疾病。

3. 临床表现

Q热的潜伏期为14~26天。该疾病可能表现为流感样症状(flu-like symptom)、非典型性肺炎或肝炎。自限性流感样症状持续1~3周，表现为突然发作、高热、恶心、疲劳、头痛、肌痛、寒战、出汗和畏光，伴有体重减轻。症状通常在10天内消失，但全身不适的感觉可能会持续数月。肺炎是急性Q热的另一种常见表现(某些地区肝炎更常见)，大多数肺炎病例临床症状较轻，表现为非排痰性咳嗽、发热、胸膜炎性胸痛和轻微听诊改变，然而也有一小部分Q热肺炎病例迅速发展为严重呼吸窘迫(severe respiratory distress)。肝炎则有(或无)临床症状。此外，还有一些非典型急性表现，如脑膜脑炎、吉兰-巴雷综合征、小脑性共济失调(cerebellar ataxia)、视神经或其他脑神经神经炎(neuritis of the optic or other cranial nerves)等。慢性Q热常见的严重临床表现为心内膜炎，主要特征是间歇性发热、心力衰竭、肝大和脾大。贝纳柯克斯体感染是临床报道的大多数不可培养、感染性心内膜炎的原因。Q热的一种非致命但使人衰弱的并发症是类似于慢性疲劳综合征(chronic fatigue syndrome)的疾病，特征是疲劳、肌痛、关节痛、盗汗，以及情绪和睡眠模式的变化。如果在怀孕期间感染Q热，可导致流产和新生儿死亡，或早产和低出生体重，但也可能是无症状的。儿童Q热最常见的表现是发热性疾病和肺炎，也可能存在与成人相似的各种急性和慢性表现(表15-1)。

表 15-1 Q 热的临床表现

种类	疾病及预后	比例
原发感染 (primary infection)	无症状	60%
	急性，自限性(acute, self-limited)	约38%
	急性，住院治疗(acute, hospitalised)	2%
	怀孕期间急性疾病(acute disease during pregnancy)	<0.5%
慢性感染 (chronic infection)	心内膜炎	78%
	血管疾病(vascular disease)	9%
	怀孕后慢性感染(chronic infection after pregnancy)	5%
	其他	8%

资料来源：RAOULT D, MARRIE T, MEGE J. Natural history and pathophysiology of Q fever [J]. Lancet Infect Dis, 2005, 5(4): 219-226.

二、微生物学检查方法与防治原则

1. 诊断

(1) 血清学检查

血清学检查常用 ELISA、间接免疫荧光试验(indirect immunofluorescence assay, IFA)，其特异性好、敏感度高。

(2) 分子生物学检测

常用 PCR 检测标本中贝纳柯克斯体特异性 DNA，特异性好、灵敏度高。在用多重 PCR 检测生物战剂的实践中，可同时扩增贝纳柯克斯体、鼠疫耶尔森菌、炭疽芽孢杆菌和布鲁氏菌，可缩短诊断时间。

(3) 病原体分离

可用鸡胚卵黄囊分离培养病原体，也可用常规细胞(如 vero 细胞)培养或实验动物(常用豚鼠或小鼠)培养。试验过程中应防范被气溶胶感染的风险。

2. 防治

杀菌治疗是治愈疾病所必需的，与急性疾病相比，慢性感染很难治疗。目前常用的治疗方案是多西环素联合羟氯喹(hydroxy chloroquine)，有的治疗时间长达 1.5 年(表 15-2)。

表 15-2 遭遇生物恐怖袭击后 Q 热的治疗方案

分类	推荐治疗	替代治疗	建议
急性 Q 热	四环素 500mg，口服，每 6 小时一次，持续 2 周；或多西环素 100mg，口服或静脉使用，每 12 小时一次，持续 2 周	红霉素 500mg，口服，每 6 小时一次，持续 2 周；或氧氟沙星（ofloxacin）200mg，口服，每 8 小时一次，持续 2 周；或培氟沙星（pefloxacin）400mg，口服或静脉使用，每 12 小时一次，持续 2 周	不建议将红霉素用于严重病例。皮质类固醇（corticosteroid）可用于单用抗生素无反应的 Q 热肝炎（Q fever hepatitis）
慢性 Q 热（如心内膜炎）	多西环素 100mg，口服，每 12 小时一次；加羟氯喹 200mg，口服，每 8 小时一次，持续约 18 个月	多西环素 100mg，口服，每 12 小时一次；加氧氟沙星 200mg，口服，每 8 小时一次，持续约 4 年	需要随访抗体滴度，经常需要瓣膜置换术（valve replacement）
妊娠期 Q 热	复方新诺明（Co-trimoxazole）160mg/800mg，口服，每 12 小时一次，直至足月	利福平 600mg，口服，每日 4 次（治疗时间长短遵医嘱）	复方新诺明可防止流产，但不能预防慢性感染的发展。多西环素和氟喹诺酮类药物禁用于妊娠期。如果分娩后出现进展为慢性 Q 热的血清学证据，建议此后佝用多西环素加羟氯喹
儿童 Q 热	复方新诺明，以 2.2~4mg/kg 甲氧苄啶静脉注射或口服为基础，每 12 小时一次，持续 2 周	氯霉素 25mg/kg，口服，每 12 小时一次	儿童慢性 Q 热的治疗建议尚不清楚
免疫抑制患者的 Q 热	与正常宿主急性和慢性 Q 热的建议相同		

注：表中治疗方案仅供参考。具体治疗方案请遵医嘱。
资料来源：MADARIAGA M G, REZAI K, TRENHOLME G M, et al. Q fever: a biological weapon in your backyard[J]. Lancet Infect Dis, 2003, 3(11)：709-721.

Q 热疫苗 Q-Vax 由灭活的全细胞 I 期贝纳柯克斯体（inactivated whole cell phase I strain of C. burnetii）制成，是目前唯一允许市场销售

的 Q 热疫苗，可对贝纳柯克斯体提供终身免疫力，保护效果良好。澳大利亚是目前唯一使用 Q-Vax 的国家。广泛使用 Q-Vax 的最大障碍是在批准接种疫苗之前必须进行预筛查（pre-screening），因为如接种者先前曾暴露于贝纳柯克斯体可引起严重的局部和全身反应。预筛查过程包括皮肤和血清学检测，检测呈阳性的个体将不被获准接种疫苗。防护面罩可阻止贝纳柯克斯体气溶胶对人体的感染。牛奶、羊奶经煮沸或巴氏消毒可灭活贝纳柯克斯体。对于家畜而言，接种疫苗是降低流产率和细菌传播的有效策略，两种兽用疫苗已上市：第一种是基于羊流产衣原体和 II 期贝纳柯克斯体（Chlamydia abortus and phase II *C. burnetii*）开发的灭活二价疫苗（inactivated bivalent vaccine），用于绵羊和山羊的免疫；第二种是灭活的非佐剂 I 期贝纳柯克斯体抗原九英里菌株疫苗（inactivated non-adjuvanted phase I *C. burnetii* antigen Nine Mile strain vaccine），用于山羊和牛的免疫。

三、流行及分布

1935 年，澳大利亚墨尔本大学的麦克法兰·伯内特（Macfarlane Burnet）博士和昆士兰卫生部的爱德华·德里克（Edward Derrick）博士正在调查昆士兰屠宰场工人中流行的一种不明原因的疾病。这种神秘的疾病最初被称为屠宰场热（abattoir fever），由于病因不明又称为 Q 热（query fever）。该病的特征是持续长达 2 周的失能性高热，通常表现为肺部感染和流感样并发症。将发热患者的血液注射到豚鼠体内，豚鼠出现了轻度发热和脾大。伯内特在接种的豚鼠的脾脏中鉴定出立克次体样病原体（rickettsial-like agent）。与此同时，在美国落基山实验室（Rocky Mountain Laboratories），赫勒尔德·科克斯（Herald Cox）博士和戈登·戴维斯（Gordon Davis）博士正试图从蒙大拿州比特鲁特山谷九英里地区（Nine Mile region of the Bitterroot Valley in Montana）的蜱中分离出落基山斑点热（Rocky Mountain spotted fever）的病原体立氏立克次体（*Rickettsia rickettsii*）。他们在研究中偶然发现了一种诱导豚鼠发热的新病原体，科克斯用鸡胚（embryonated egg）培育出了这种病原体。后来研究证实了澳大利亚 Q 热病原体（Australian Q fever agent）和九英里病原体

(Nine Mile agent)是同一种病原体。贝纳柯克斯体的名称即由两位早期研究者的名字而来。九英里参考分离株(Nine Mile reference isolate)目前仍在研究中使用。

贝纳柯克斯体可感染哺乳动物、鸟类、爬行动物(reptile)和节肢动物等多种动物,绵羊、山羊、牛是病原体的主要宿主和人类暴发的主要来源。人们通过吸入受感染动物粪便、尿液、牛奶或出生产物(如羊水或受污染的羊毛)产生的贝纳柯克斯体气溶胶而感染,产羔季节(lambing season)与发病率高峰(peak in incidence)有关。由于吸入感染剂量为<10个贝纳柯克斯体,接触受感染的动物及其产品是感染病原体的重要风险,特别是对农民和兽医而言。贝纳柯克斯体也可通过消化道和接触传播。除新西兰外,世界上大多数地方普遍存在Q热。每年每10万人中约有50人发生急性Q热,每年每百万人中有1人发生慢性Q热。

贝纳柯克斯体由于宿主范围广泛且多样、低感染剂量性和环境稳定性,被归类为潜在的生物恐怖病原体(potential bioterror agent),已有多起实验室感染Q热的报道。1950—1965年,在美国马里兰州德特里克堡的美国陆军生物实验室(US Army Biological Laboratories in Fort Detrick, Maryland),细菌学家、病毒学家和气溶胶测试装置操作员中有50例Q热病例发生,其中只有5例由已知实验室事故引起,其他病例发生在未发生事故或没有已知接触史的工作人员中。这也说明了贝纳柯克斯体的气溶胶的稳定性和低呼吸道感染剂量,以及其可能作为生物武器的潜在危险。

四、平战结合及研究进展

据推测,如果雾化形式的贝纳柯克斯体被恐怖分子在人口密集的地区释放,会导致类似于自然发生的疾病突然发作,疫情将在病原体释放后14~26天开始。患者会出现高温、身体疼痛和严重头痛(图15-2)。大多数患者都有肺炎的放射学证据,咳嗽可能轻微,以干咳为主。一些患者也可能表现出肝炎的症状。暴发初期在临床上很难与自然发生的流感暴发,或其他病毒或支原体导致的非典型性肺炎区分。

在疾病的初始阶段，需考虑与其他可能导致流感样症状的生物恐怖制剂区分，如鼠疫、炭疽或土拉菌病。炭疽可通过疾病早期出现恶心和呕吐、宽纵隔（wide mediastinum）的影像学表现，以及胸腔积液、细菌培养阳性（positive bacterial cultures）和暴发性病程（fulminant course）来识别。鼠疫会有更明显的咳嗽，伴有血性、水样或不太常见的脓性痰（bloody, watery, or less commonly purulent sputum），并会迅速进展为呼吸功能不全（respiratory insufficiency）和败血症。土拉菌病可能以鼻炎（rhinitis）、咽喉疼痛和胸痛为特征性症状。在A类生物武器中，土拉菌病与Q热最类似，特别是在轻度病例中。在最初的鉴别诊断中也需考虑其与类鼻疽和布鲁氏菌病的区别，因为这两者也都表现为发热、头痛和肌痛。

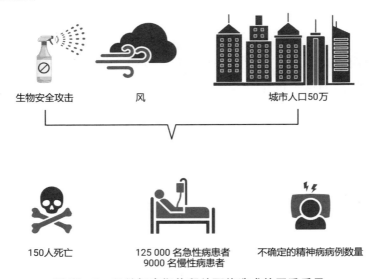

图15-2　贝纳柯克斯体释放可能造成的严重后果

注：如果50kg贝纳柯克斯体沿着50万人口逆风方向2km的路线释放，该病原体将到达相隔20km以上的地区，造成约150人死亡，9000人患上慢性病，12.5万人表现出急性症状，以及不确定数量的人患上急性和慢性精神疾病。

改自：MADARIAGA M G, REZAI K, TRENHOLME G M, et al. Q fever: a biological weapon in your backyard[J]. Lancet Infect Dis, 2003, 3(11): 709-721. 西安交通大学医学部博士生黎欣宇绘图。

五、图解

贝纳柯克斯体可感染野生动物、家畜和人类，引起全球性的人畜共患病，见图15-3。

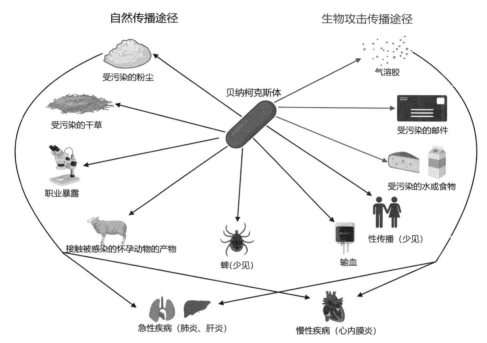

图15-3　贝纳柯克斯体感染野生动物、家畜和人类，引起全球性的人畜共患病

注：吸入雾化颗粒（inhalation of aerosolized particle）或摄入病原体（ingestion of organisms）会导致人类感染。同样的方式可能被用于生物攻击。疾病表现为急性发热综合征、肺炎或肝炎，也可持续发展成为慢性疾病，如心内膜炎。

改自：MADARIAGA M G, REZAI K, TRENHOLME G M, et al. Q fever: a biological weapon in your backyard[J]. Lancet Infect Dis, 2003, 3(11): 709-721. 西安交通大学医学部博士生黎欣宇绘图。

六、归纳

柯克斯体和立克次体在生物学特性、致病性等方面存在诸多不同，见表15-3。

表15-3 柯克斯体和立克次体的区别

特性	柯克斯体	立克次体
基因组鸟嘌呤（guanine）加胞嘧啶（cytosine）含量	高	低
革兰氏染色	阴性。如果用乙醇-碘（alcohol-iodine）做媒染剂（mordant），也可呈阳性	常为阴性
大小	小一些（1μm）	大一些（约2μm）
最常见的复制位点	吞噬溶酶体内（intraphagolysosomal）	细胞质内（intracytoplasmatic）
被感染途径	吸入	虫媒传播
抗生素敏感性	四环素类、羟氯喹*、氟喹诺酮类	四环素、氯霉素
环境抗力	对高温和低pH的耐受高一些	对高温和低pH的耐受低一些
宿主外存活	长期	短暂
外斐反应	无	有
出现皮疹	很少	是

注：*羟氯喹可碱化吞噬溶酶体（phagolysosome），提高四环素类药物的药效。

资料来源：MADARIAGA M G, REZAI K, TRENHOLME G M, et al. Q fever: a biological weapon in your backyard[J]. Lancet Infect Dis, 2003, 3(11): 709-721.

参考文献

[1] CELINA S S, CERNÝ J. Coxiella burnetii in ticks, livestock, pets and wildlife: A mini-review[J]. Front Vet Sci, 2022, 9: 1068129.

[2] DRAGAN A L, VOTH D E. Coxiella burnetii: international pathogen of mystery[J]. Microbes Infect, 2020, 22(3): 100-110.

[3] RAOULT D, MARRIE T, MEGE J. Natural history and pathophysiology of Q fever[J]. Lancet Infect Dis, 2005, 5(4): 219-226.

[4] MADARIAGA M G, REZAI K, TRENHOLME G M, et al. Q fever: a biological weapon in your backyard[J]. Lancet Infect Dis, 2003, 3(11): 709-721.

[5] JOHNSON J E, KADULL P J. Laboratory-acquired Q fever: a report of fifty cases[J]. Am J Med, 1966, 41: 391-403.

第十六章 霍乱弧菌

1854 年,帕西尼(Pacini)在显微镜下观察并初步鉴定出霍乱弧菌(*Vibrio cholerae*)。同年,英国伦敦暴发霍乱,英国医生约翰·斯诺(John Snow)提出了霍乱通过水传播的证据,为现代传染病学、流行病学奠定了基础。1883 年,罗伯特·科赫(Robert Koch)从埃及的患者身上分离并纯培养出霍乱弧菌。霍乱弧菌自然存在于海洋环境中,也适合人类宿主。在水生环境中,霍乱弧菌利用甲壳动物(crustacean)的甲壳素作为碳和氮的主要来源。在人类中,霍乱弧菌利用肠道营养物质进行定植和增殖。根据脂多糖的结构,该菌被分为 200 多个血清群,其中 O1 群和 O139 群与霍乱流行有关。根据表型和遗传差异,O1 群霍乱弧菌可分为两种生物型(biotype):古典生物型(classical biotype)和埃尔托生物型(El Tor biotype)。埃尔托生物型因在埃及西奈半岛 El Tor 检疫站首次分离出而命名。古典生物型不溶解羊红细胞、不凝集鸡红细胞、对 50U 的多黏菌素 B 敏感、可被第 IV 群噬菌体裂解,而埃尔托生物型的上述试验则完全相反。近年来流行的霍乱弧菌为改变的埃尔托生物型(altered El Tor biotype)。根据 O 抗原的 3 种抗原因子组成,O1 群霍乱弧菌又可分为 3 种血清型:小川型(Ogawa type)、稻叶型(Inaba type)和罕见的彦岛型(Hikojima type)。

一、病原学特性及临床表现

1. 形态结构

霍乱弧菌是霍乱(cholera)的病原体。菌体大小为 $(0.5 \sim 0.8)\mu m \times (1.5 \sim 3)\mu m$,革兰氏阴性,呈逗号状(comma-shaped),有菌毛,无芽胞,在菌体一端有单鞭毛,运动活泼。取患者粪便样本做悬滴观察,可见细菌呈穿梭样或流星状运动。该菌耐碱不耐酸,在 pH 8.8~9.0 的碱性蛋白胨水(alkaline peptone water)中生长良好,因其他细菌在此 pH

中不易生长，故初次分离霍乱弧菌常用碱性蛋白胨水增菌。该菌对热和一般消毒剂敏感，但在河水、井水及海水中可存活 1～3 周。霍乱弧菌释放一种基于 AB5 结构的多聚体蛋白（multimeric protein），为不耐热外毒素（heat-labile exotoxin），称为霍乱毒素（cholera toxin，CT），它黏附在小肠黏膜上。CT 由 1 个 A 亚基和 5 个 B 亚基组成。B 亚基固定在真核细胞上，而 A 亚基转移到细胞内，这有助于增加环腺苷酸，导致分泌性腹泻（secretory diarrhea）和严重脱水。CT 编码基因由霍乱毒素噬菌体（cholera toxin phage，CTXphi）携带，CTXphi 的受体为毒素共调节菌毛（toxin-coregulated pilus，Tcp），Tcp 负责细菌的肠道定植。

2. 致病性与免疫性

霍乱弧菌通过胃进入小肠，经趋化作用向上皮细胞移动，然后繁殖并分泌霍乱毒素。

图 16-1 为人类霍乱的发病机制。霍乱弧菌进入人类宿主到达小肠（small intestine）后，开始表达编码毒力因子的基因，如毒素共调节菌毛和霍乱毒素。霍乱毒素由 CtxA 和 CtxB 两个亚基组成，并通过五聚体 CtxB 亚基（pentameric CtxB subunit）与肠细胞膜上的 GM1 神经节苷脂受体（GM1 ganglioside receptor）结合。结合的霍乱毒素被内吞，然后被逆行转运到内质网，在那里亚基解离。酶促 CtxA 亚基（enzymatic CtxA subunit）从内质网释放到细胞质中，使其被腺苷二磷酸（ADP）核糖化因子 6（ADP ribosylation factor 6，ARF6）变构激活（allosteric activation）。被激活的 CtxA 亚基反过来通过催化 G 蛋白偶联受体的 ADP 核糖基化（ADP ribosylation of a G protein-coupled receptor），来激活腺苷酸环化酶（adenylyl cyclase）。环腺苷酸细胞水平的升高导致囊性纤维化跨膜受体（cystic fibrosis transmembrane receptor，CFTR）的蛋白激酶 A 依赖性磷酸化（protein kinase A-dependent phosphorylation），从而诱导离子和水外排到小肠腔管（efflux of ions and water），导致腹泻。感染霍乱弧菌后机体可获得牢固免疫力，再感染少见。病愈后一些患者可短期带菌，个别埃尔托生物型病例病后可带菌长达数月或数年之久。病菌主要存在于胆囊中。

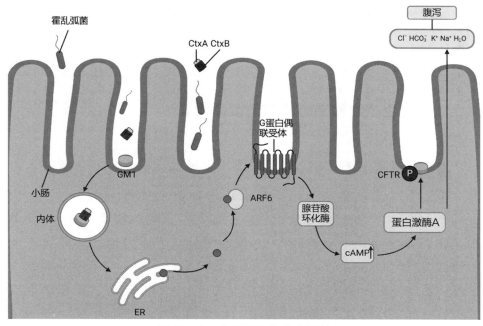

图 16-1 人类霍乱的发病机制

改自：BAKER – AUSTIN C, OLIVER J D, ALAM M, et al. Vibrio spp. infections[J]. Nat Rev Dis Primers, 2018, 4(1)：8. 西安交通大学医学部博士生黎欣宇绘图。

3. 临床表现

霍乱的临床表现可能是无症状、轻度、中度或严重的，约 1/5 的感染者表现出临床症状。霍乱患者的腹泻通常是无痛的。米泔水样便（rice water stools）是霍乱患者特有的症状。粪便为淀粉的颜色，像含有生米或洗过米的水，并带有鱼腥味（fishy odor）。患者可因腹泻和呕吐出现严重脱水症状，如眼凹陷、口干、口渴、脉搏加快、嗜睡、皮肤发冷、皮肤失去弹性或手脚皮肤皱巴等。由换气过度（hyperventilation）、库斯莫尔呼吸（Kussmaul breathing）和酸中毒（acidosis）（酸中毒因腹泻过程中失去碳酸氢盐所致）引起的深度与快速呼吸也是严重霍乱的显著特征。如果不及时治疗，可导致低血容量（hypovolemia）、肾衰竭、休克、败血症，甚至在几小时内死亡，称为重度霍乱（cholera gravis）。电解质失衡（electrolyte imbalance）是霍乱的常见并发症，包括低钠血症（hyponatremia）或高钠血症（hypernatremia）、低钙血症（hypocalcemia）和低钾血症

(hypokalemia)。急性疾病期间食物摄入的减少可能导致低血糖(hypoglycemia)，这是一种致命的并发症，多发于儿童。但若及时给患者补充液体及电解质，死亡率可小于1%。在我国霍乱被列为甲类法定传染病。

二、微生物学检查方法与防治原则

1. 诊断

粪便或直肠拭子培养(stool or rectal swab culture)是诊断霍乱的金标准。将标本放入由碱性蛋白胨水制成的浓缩液体培养基(enrichment broth)初筛，然后在柠檬酸盐硫代硫酸盐胆盐蔗糖琼脂培养基(thiosulfate citrate bile saltssucrose agar culture medium, TCBS)或亚碲酸盐牛磺胆酸盐明胶琼脂(taurocholate tellurite gelatin agar, TTGA)培养基上进行选择培养。凯里-布莱尔培养基(Cary-Blair medium)通常用作从现场到实验室的样本保存和传输培养基。暗视野显微镜(dark-field microscope)可用于在培养前快速检测粪便样本中的霍乱弧菌，但存在较高的假阴性。PCR检测霍乱弧菌高度敏感，靶基因包括 $ctxA$、$tcpA$ 和 $ompW$ 等。粪便样本的快速检测，采用单克隆抗体技术检测霍乱弧菌O1和O139血清群的脂多糖抗原。广泛使用的快速检测是基于抗体的免疫层析检测方法，可直接用于新鲜粪便或直肠拭子，敏感性和特异性均较好。全基因组测序被用于研究霍乱弧菌的进化、传播、基因获取或丢失，以精确了解其种群结构和全球流行模式。

2. 防治

严重霍乱可在腹泻和呕吐发作后迅速导致低血容量性休克，但通过适当的口服和静脉输液治疗可将病死率从50%以上降低到1%以下，因此早期诊断和快速处理脱水对于治疗至关重要。大多数霍乱病例的脱水通常为轻度至中度，口服补液很容易控制病情。目前，WHO和联合国儿童基金会推荐低渗透性(low-osmolarity)口服补液，配方为1000mL无菌水中含有钠、氯化物、钾、柠檬酸盐和葡萄糖。口服补液盐也可以在家里准备，将1/2茶匙(teaspoon)盐和6茶匙糖混合在1000mL无菌水中(sterile water)即可。许多国家开始采用低渗透性口服液和锌补充(zinc supplementation)来治疗霍乱。锌通过阻断 cAMP 诱导的氯依赖液体分泌(cAMP – induced chloride – dependent fluid secretion)来抑制基底外侧钾通道(basolateral potassium channel),降低腹泻严重程度。锌还能使肠上皮细胞再生,增加酶的分泌及水、电解质的吸收。6个月至 5 岁儿童还可补充维生素 A,营养不良的儿童还需补充高能饮食,以防止低血糖、低钠血症和低钾血症。如口服补液疗法不能改善患者病情,可采用静脉输液治疗。严重霍乱患者应保持在霍乱床(cholera cot)(床上有洞,床下有桶)上,以持续监测液体流失情况,补充相应的液体量。当患者能够饮水时,可再次启动口服补液。

WHO 建议不分年龄的严重霍乱患者和需要住院治疗的患者使用抗生素。抗生素可缩短感染性腹泻的时间(从 5 天缩短到 1~2 天),常用抗生素为四环素、氟喹诺酮类、多西环素、环丙沙星、甲氧苄啶 – 磺胺甲噁唑、红霉素和阿奇霉素等,选择取决于药物敏感性试验。在大多数国家,多西环素被推荐作为一线治疗药物,若耐药则以阿奇霉素和环丙沙星替代。益生菌可用于临床治疗霍乱,肠道中几种细菌可抑制霍乱感染,如瘤胃球菌(*Ruminococcus obeum*)、鼠李糖乳杆菌菌株 *GG*(*Lactobacillus rhamnosus strain GG*)及长双歧杆菌(*Bifidobacterium longum*)等。噬菌体疗法(phage therapy)是治疗霍乱的另一种新方法,尤其对于多药耐药霍乱弧菌。

从广义上讲,霍乱疫苗有 4 种不同类型:①携带重组霍乱毒素 B 亚单位的、全细胞灭活单价霍乱弧菌 O1 群疫苗(killed whole – cell monovalent *V. cholerae* O1 vaccine with a recombinant B subunit of cholera toxin);②不携带霍乱毒素 B 亚单位的、全细胞灭活改良二价霍乱弧菌 O1 群和 O139 群疫苗(killed whole – cell modified bivalent *V. cholerae* O1 and *V. cholerae* O139 vaccine without the B subunit);③口服霍乱减毒活疫苗(live attenuated oral cholera vaccine,OCV);④注射霍乱疫苗(parenteral cholera vaccine)。目前,全世界现有的口服霍乱疫苗都是灭活疫苗。

三、流行及分布

霍乱弧菌在 30℃、盐度 15%、pH 8.5 的水中生长旺盛,可存在于死水（stagnant water）或海洋环境储存库（marine environmental reservoir）中。摄入受污染的水或食物是感染的主要来源。人畜粪便中的霍乱弧菌在被排放到环境后的 24 小时内具有高传染性。霍乱的潜伏期为 12 小时至 5 天。

与霍乱临床表现一致的疾病描述可以追溯到古代，特别是在孟加拉湾（Bay of Bengal）地区，公元前 500—前 400 年的古梵文医学文献中就有相关记录。19 世纪和 20 世纪，霍乱在世界范围内传播了七次，这七次霍乱传播被称为霍乱大流行。第一次开始于 1817 年，随后的大流行分别开始于 1829 年、1852 年、1863 年、1881 年、1889 年和 1961 年，最后一次流行持续到现在。霍乱弧菌 O1 群古典生物型是前六次大流行的假定病原体或确定病原体，而 O1 群埃尔托生物型是目前第七次大流行（7th cholera pandemic，7CP 或 7P）的主要病原体。2004 年，在亚洲和非洲分离出一种新的生物型，称为改变的埃尔托生物型。7P 起始于印度尼西亚苏拉威西群岛（Sulawesi Archipelago），在 20 世纪 60 年代传播到亚洲大部分地区；到 70 年代，它影响了非洲、苏联部分地区、中东和南欧；至 90 年代初，在南美洲和中美洲出现了多个国家暴发疫情；近年来在海地和也门暴发的疫情也包括在此次大流行中。霍乱在全球传播的主要枢纽是孟加拉湾。霍乱历来在印度次大陆（如印度、孟加拉国、巴基斯坦和尼泊尔）及印度尼西亚、越南、泰国、伊拉克流行，目前在非洲（如南非、莫桑比克、博茨瓦纳、赞比亚、塞拉利昂、尼日利亚、安哥拉、刚果民主共和国、津巴布韦、坦桑尼亚和几内亚）、南美洲（如巴西、秘鲁、智利、哥伦比亚和厄瓜多尔）和加勒比地区（如海地、古巴和多米尼加）也开始流行。2006 年以来，52 个发展中国家报告了越来越多的霍乱病例。WHO 估计，全球每年有 140 万～400 万例霍乱病例，其中 2.1 万～14.3 万例死亡。WHO 全球霍乱控制工作组（Global Task Force for Cholera Control，GTFCC）建议通过保障安全饮用水、改善卫生设施条件和提供口服霍乱疫苗避免霍乱传播。GTFCC 发起了一项名为"结束霍乱：2030 年全球路线图"的倡议，目标是到 2030 年在 47 个霍乱流行国家将霍乱死亡人数减少 90%，并在至少 20 个国家消除流行。

四、平战结合及研究进展

调节微生物群的干预措施是促进胃肠道稳态(gastrointestinal homeostasis)的新兴策略。N. Mao 等报告了以益生菌为基础的策略(probiotic-based strategy),以促进对霍乱的定植抗力(colonization resistance)和即时诊断(point-of-need diagnosis)。口服乳杆菌(*Lactococcus lactis*)(一种常见的膳食发酵菌)可通过产生乳酸(lactic acid)来降低肠道霍乱弧菌感染,并提高受感染幼鼠的生存率。此外,N. Mao 等设计了一种乳杆菌工程菌,该菌株可特异性检测肠道内霍乱弧菌的群体感应信号(quorum-sensing signal),并触发一种在粪便样本中容易检测到的酶报告基因(enzymatic reporter)的表达。N. Mao 等设想,用含有天然和工程乳杆菌菌株的发酵食品进行预防性饮食干预(preventive dietary intervention)可能会阻碍霍乱进展,并改善霍乱暴发风险人群的疾病监测(disease surveillance)。

五、归纳

致病性弧菌属(Pathogenic *Vibrio* spp.)具有多种生物学、临床和环境特征,使其成为重要的人类病原体。①这些细菌具有有趣的基因组结构,包括两条染色体,它们经常由重组和强烈的水平基因转移事件形成。②所有弧菌属都生长在温暖(通常为≥15℃)的海水和微咸水中,霍乱弧菌也可以在淡水(fresh water)中生存。弧菌属可以处于自由生活状态,也可以在鱼类和海洋无脊椎动物,或者浮游生物、藻类和非生物碎屑上定植。弧菌还可以在生物和非生物表面形成生物膜(biofilm),这种能力对其在环境中的持久存在起着至关重要的作用。③弧菌属在传播给人类的途径上有所不同,非霍乱弧菌属(non-cholera *Vibrio* spp.)〔如副溶血性弧菌(*Vibrio parahaemolyticus*)、创伤弧菌(*Vibrio vulnificus*)和解藻酸弧菌(*Vibrio alginolyticus*)〕感染是通过食用受污染的海鲜和直接接触水引起的,是重要且日益严重的弧菌感染。④霍乱的病原体(霍乱弧菌)是唯一在其生命周期中同时具有人类和环境两个阶段的弧菌。霍乱弧菌通过受污染的水直接传播给人类。与其他致病性非霍乱弧菌相比，霍乱弧菌也通过粪－口途径（faecal－oral route）在人与人（person to person）之间传播。

参考文献

[1] BAKER-AUSTIN C, OLIVER J D, ALAM M, et al. Vibrio spp. infections[J]. Nat Rev Dis Primers, 2018, 4(1):8.

[2] KANUNGO S, AZMAN A S, RAMAMURTHY T, et al. Cholera[J]. Lancet, 2022, 399(10333):1429-1440.

[3] Cholera[EB/OL]. [2023-12-11]. https://www.who.int/news-room/fact-sheets/detail/cholera.

[4] Recommendations for the Use of Antibiotics for the Treatment of Cholera[EB/OL]. [2022-06-01]. https://www.cdc.gov/cholera/treatment/antibiotic-treatment.html.

[5] CHOWDHURY F, ROSS A G, ISLAM M T, et al. Diagnosis, Management, and Future Control of Cholera[J]. Clin Microbiol Rev, 2022, 35(3):e0021121.

第十七章　金黄色葡萄球菌

金黄色葡萄球菌(Staphylococcus aureus)是厚壁菌门(Firmicutes)的一种革兰氏阳性、非运动、凝固酶试验阳性(coagulase – positive)的球状(coccoid)菌。葡萄球菌属(Staphylococcus)包括52个种和28个亚种,其中金黄色葡萄球菌最具临床相关性。金黄色葡萄球菌存在于20%～40%普通人群鼻黏膜共生微生物群(human commensal microbiota of the nasal mucosa)中。当皮肤和黏膜屏障(cutaneous and mucosal barriers)被破坏时,如慢性皮肤病、外伤(wound)或手术伤口(surgical intervention),金黄色葡萄球菌可以进入皮下组织或血液并引起感染。使用侵入性医疗设备(invasive medical devices)〔如外周中心静脉导管(peripherally inserted central venous catheter)〕或免疫系统受损的人易受金黄色葡萄球菌感染。耐甲氧西林金黄色葡萄球菌(methicillin resistant Staphylococcus aureus,MRSA)自20世纪60年代出现并在全球传播,成为医疗机构和社区环境中细菌感染的主要病原体。不同的MRSA菌株是由几种金黄色葡萄球菌菌株独立获得葡萄球菌盒式染色体mec(staphylococcal cassette chromosome mec,SCCmec)产生的。MRSA是金黄色葡萄球菌产生的大量毒力因子与β – 内酰胺耐药性(β – lactam resistance)(如耐甲氧西林)相结合的结果。感染MRSA的临床表现(clinical picture)从鼻黏膜无症状定植(asymptomatic colonization)到轻度皮肤和软组织感染,再到高死亡率、暴发性、侵袭性疾病(fulminant invasive disease)不等。

一、病原学特性及临床表现

1. 形态结构

该菌为球形,直径约1μm,呈葡萄串状排列,无芽孢,无鞭毛,可形成L型,需氧或兼性厌氧。致病性葡萄球菌菌落呈金黄色,于血琼脂平板上生长后,在菌落周围可见完全透明的溶血环(β溶血)。

90%以上的金黄色葡萄球菌细胞壁表面存在葡萄球菌 A 蛋白(staphylococcal protein A,SPA)。SPA 能与人及多种哺乳动物的 IgG Fc 段非特异性结合,结合后的 IgG 分子 Fab 段仍能与抗原特异结合。利用此原理建立的协同凝集试验(coagglutination test)可用于多种微生物抗原检测。在体内,SPA 与 IgG 结合后所形成的复合物具有抗吞噬、促细胞分裂、引起超敏反应、损伤血小板等多种生物活性。

2. 致病性与免疫性

致病物质包括:①酶,如凝固酶和其他酶(纤维蛋白溶酶、耐热核酸酶、透明质酸酶、脂酶等);②毒素,如细胞溶素(α、β、γ、δ)、杀白细胞素、表皮剥脱毒素、毒性休克综合征毒素-1、肠毒素等;③细菌的一些表面结构蛋白,如黏附素、荚膜、胞壁肽聚糖和 SPA 等。MRSA 具有对几乎所有抗生素产生耐药性的显著能力,主要通过从其他细菌的基因转移获得。MRSA 发生在 SCCmec 的 *mecA* 基因编码的青霉素结合蛋白(penicillin - binding protein,PBP)2a 出现时。SCCmec 是一种可移动的 DNA,可以直接转移到其他葡萄球菌并插入受体染色体中。成为 PBP2a 来源的供体菌株(donor strain)很可能是凝固酶试验阴性葡萄球菌(coagulase - negative *Staphylococcus*),其中鼻葡萄球菌(*staphylococcus sciuri*)被确定为主要候选菌株。SCCmec 编码 4 类 *mec* 基因复合物(A 到 D),*mecA* 编码改变的 PBP2,使青霉素类药物(如甲氧西林)结合受损引起青霉素耐药性。每个 *mec* 基因类别都有一个完整的 *mecA* 拷贝,一个插入序列 IS431 拷贝,有的还有完整或截短的 mec 调节基因 *mecI* 和 *mecR1*。目前,已经描述了 8 种 SCCmec 类型。SCCmecⅠ、Ⅱ和Ⅲ型常对多种抗生素耐药,但毒性较低。SCCmecⅣ、Ⅴ和Ⅶ型常对较少种类的抗生素耐药,但毒性更强,可导致更严重的疾病。SCCmecⅠ、Ⅱ、Ⅲ型通常与卫生保健机构相关 MRSA(health - care - associated MRSA,HA - MRSA)有关,而社区相关 MRSA(community - associated MRSA,CA - MRSA)由 SCCmecⅣ、Ⅴ或Ⅶ型引起。随着社区相关 MRSA 在医院环境中的传播,这种区分已经变得相对模糊。

3. 临床表现

葡萄球菌所致侵袭性疾病(化脓性感染)是以脓肿形成为主的各种

化脓性炎症,一般发生在皮肤组织,也可发生于深部组织器官,甚至波及全身。①皮肤化脓性感染:如毛囊炎、疖、痈、伤口化脓及脓肿等,亦可侵入呼吸道或血流引起感染。常见临床表现为脓液金黄而黏稠,病灶界限清楚、多为局限性。②各种器官的化脓性感染:如气管炎、肺炎、脓胸、中耳炎、骨髓炎等。③全身感染:若皮肤原发化脓灶受到外力挤压或机体抵抗力下降,会引起败血症、脓毒血症等。毒素性疾病包括食物中毒、烫伤样皮肤综合征和毒性休克综合征等。

二、微生物学检查方法与防治原则

1. 诊断

取标本革兰氏染色后镜检,可根据细菌形态、排列和染色特性做出初步诊断。也可将标本接种至血琼脂平板培养后挑选可疑菌落涂片染色镜检。进一步的型别鉴定可以采用细菌核糖体基因分型法(ribotyping)、质粒指纹图谱分型法等。葡萄球菌肠毒素检查可用 ELISA 法、核酸杂交和 PCR 技术等。

2. 防治

MRSA 的抗生素治疗因临床适应证而异,见表 17-1。

表 17-1 对 MRSA 有效的抗生素简述

抗生素	适应证	标签外使用	备注
万古霉素 (vancomycin)	菌血症、肺炎、骨关节感染(osteoarticular infection)、ABSSSI		
克林霉素		ABSSSI、骨髓炎、肺炎	
达托霉素 (daptomycin)	菌血症、ABSSSI	骨髓炎	达托霉素可被肺表面活性物质灭活,因此禁用于肺炎的治疗。可能导致肌酸激酶(creatine kinase)升高

续表

抗生素	适应证	标签外使用	备注
利奈唑胺（linezolid）	肺炎、ABSSSI	导管相关性 MRSA（catheter-related MRSA）感染、菌血症	长期治疗可导致骨髓抑制（myelosuppression）和神经毒性（neurotoxicity）
泰地唑胺（tedizolid）	ABSSSI		与利奈唑胺相比，血小板减少症和胃肠道副作用（gastrointestinal side effect）的发生率更低
甲氧苄啶-磺胺甲噁唑		无并发症的 ABSSSI、骨髓炎	
头孢洛林（ceftaroline）	肺炎（仅适用于社区获得性肺炎，不适用于 MRSA 肺炎）、ABSSSI	菌血症和心内膜炎的挽救治疗	头孢洛林与其他头孢菌素类药物具有相似的副作用（similar side effect）
头孢吡普（ceftobiprole）		肺炎和复杂的 ABSSSI	在美国未获得使用许可
特拉万星（telavancin）	肺炎、ABSSSI	菌血症	可导致临床上更显著的肌酐（creatinine）升高。菌血症试验已终止
达巴万星（dalbavancin）	ABSSSI	导管相关血流感染（catheter-related bloodstream infection）	每周一次给药。菌血症试验已终止
奥利万星（oritavancin）	ABSSSI		每周一次给药
德拉沙星（delafloxacin）	ABSSSI		耐受良好
奎奴普丁与达福普汀（quinupristin with dalfopristin）	ABSSSI	肺炎	需要静脉导管给药，输液部位反应及不良反应发生率高

续表

抗生素	适应证	标签外使用	备注
替加环素 (tigecycline)	肺炎、ABSSSI	菌血症	在一项针对Ⅲ期和Ⅳ期临床试验的荟萃分析中发现,替加环素与全因死亡率(all-cause mortality)增加相关,仅在没有替代治疗方案(alternative treatment option)时使用
奥玛环素 (omadacycline)	ABSSSI		
艾拉普林 (iclaprim)		ABSSSI、肺炎	

注:急性细菌性皮肤和皮肤结构感染,acute bacterial skin and skin structure infection,ABSSSI;MRSA 肺炎,MRSA pneumonia。
资料来源:TURNER N A, SHARMA-KUINKEL B K, MASKARINEC S A, et al. Methicillin-resistant Staphylococcus aureus: an overview of basic and clinical research[J]. Nat Rev Microbiol, 2019, 17(4): 203-218.

三、流行及分布

19 世纪 80 年代,奥格斯顿(Ogston)在患者腿部脓肿的脓液(purulent fluid)中首次发现金黄色葡萄球菌,不久后由罗森巴赫(Rosenbach)正式分离出,金黄色葡萄球菌很好地适应了其人类宿主和医疗保健环境。金黄色葡萄球菌既是常见的正常菌群,也是心内膜炎、菌血症、骨髓炎以及皮肤和软组织感染的主要病原体。随着医院医学的兴起,金黄色葡萄球菌也迅速成为院内感染的主要病原体。MRSA 首次在 20 世纪 60 年代住院患者的临床分离株中被观察到,但 20 世纪 90 年代以来,它在社区中迅速传播。尽管 MRSA 感染在全球范围内发生,但没有单一的大流行菌株。相反,MRSA 倾向于发生在感染浪潮中,其特征通常是主要菌株的连续出现。最近出现的 MRSA 菌株包括北美和欧洲的 HA-MRSA CC30(clonal complex 30)、北美的 CA-MRSA USA300、澳大利亚的牲畜相关 MRSA(livestock-associated MRSA,LA-MRSA)ST398 和 ST93。人们对特定菌株类型连续上升和下降的原因仍然知之甚少。MRSA 定植会增加感染风险，在 50%～80% 的病例中，感染菌株与定植菌株相匹配。定植风险升高反映了感染风险的增加：运动员（athlete）、新兵（military recruits）、儿童、城市中公共服务不足地区的人员、囚犯、具有土著背景的个人、宠物主人（pet owner）、畜牧业从业人员（livestock worker）、既往感染过 MRSA 者、HIV 感染者或囊性纤维化患者（individuals with HIV or cystic fibrosis），以及经常前往卫生保健机构的人员出现 MRSA 定植的风险增加。几乎任何与皮肤接触的物品都可以作为 MRSA 传播中的污染物，如医疗人员工作服、领带、钢笔、手机等。MRSA 也可能在家庭环境中持续存在并很难清除。同时，定植并非一成不变，菌株在同一宿主内可以进化甚至被替换。

四、归纳

抗生素耐药性是全球人类健康面临的重大威胁。2022 年 2 月，《柳叶刀》（Lancet）对抗生素耐药性的全球疾病负担进行了全面评估，分析了 204 个国家和地区有关 23 种病原体和 88 种病原体－药物组合（pathogen－drug combination）因细菌耐药而导致的死亡（death）和伤残调整生命年的数据变化。报告从系统性文献综述、医院系统、监测系统和其他来源获得数据，涵盖 4.71 亿份个体记录或分离株及 7585 个年度研究地点（study－location－year），分析与感染有关的死亡人数（number of death）、由特定感染综合征导致的感染性死亡的比例（proportion of infectious death）、由特定病原体导致的感染性综合征死亡的比例、某一特定病原体对某一抗生素产生抗药性的百分比，以及与这种耐药性相关的额外死亡风险或感染持续时间等 5 个方面。结果发现，2019 年与细菌耐药相关的死亡人数估计为 495 万（362 万～657 万），其中 127 万例死亡由细菌耐药直接导致。就地域而言，耐药性导致的全年龄死亡率在撒哈拉以南非洲西部最高，为每 10 万人中有 27.3 人死亡（20.9～35.3）；在大洋洲（Oceania）最低，为每 10 万人中有 6.5 人死亡（4.3～9.4）。下呼吸道感染（lower respiratory infection）导致 150 多万例与耐药性相关的死亡，使其成为最具疾病负担的传染病综合征。与耐药死亡相关的 6 种主要病原体，包括大肠埃希菌、金黄色葡萄球菌、肺炎克雷伯菌、肺炎链球菌、鲍曼不动杆菌、铜绿假单胞菌导致了 92.9 万例（66 万～127 万）死亡，并与 357 万例（262 万～478 万）耐药死亡相关。一种病原体 - 药物组合中，耐甲氧西林金黄色葡萄球菌导致多于 10 万人死于细菌耐药。另外 6 种组合，包括多药耐药不包括广泛耐药结核分枝杆菌(multidrug - resistant excluding extensively drug - resistant *tuberculosis*)、耐第三代头孢菌素大肠埃希菌(third - generation cephalosporin - resistant *E. coli*)、耐碳青霉烯鲍曼不动杆菌(carbapenem - resistant *A. baumannii*)、耐氟喹诺酮大肠埃希菌(fluoroquinolone - resistant *E. coli*)、耐碳青霉烯肺炎克雷伯菌(carbapenem - resistant *K. pneumoniae*)、耐第三代头孢菌素肺炎克雷伯菌(third - generation cephalosporin - resistant *K. pneumoniae*)，每种导致 5 万～10 万例耐药相关死亡。

参考文献

[1] LEE A S, DE LENCASTRE H, GARAU J, et al. Methicillin - resistant Staphylococcus aureus [J]. Nat Rev Dis Primers, 2018, 4: 18033.

[2] TURNER N A, SHARMA - KUINKEL B K, MASKARINEC S A, et al. Methicillin - resistant Staphylococcus aureus: an overview of basic and clinical research [J]. Nat Rev Microbiol, 2019, 17(4): 203 - 218.

[3] Antimicrobial Resistance Collaborators. Global burden of bacterial antimicrobial resistance in 2019: a systematic analysis [J]. Lancet, 2022, 399(10325): 629 - 655.

[4] CHALMERS S J, WYLAM M E. Methicillin - Resistant Staphylococcus aureus Infection and Treatment Options [J]. Methods Mol Biol, 2020, 2069: 229 - 251.

[5] 李凡, 徐志凯. 医学微生物学 [M]. 9 版. 北京: 人民卫生出版社, 2018.

第十八章　甲病毒

甲病毒(*alphavirus*)是节肢动物(arthropod)传播的有包膜、单股正链 RNA 病毒，属于披膜病毒科。甲病毒属包括 30 多种病毒，感染广泛的宿主和媒介物种，包括陆地和水生物种。这些病毒在世界范围内引起暴发，发病率很高。其地理分布也十分广泛，在每个有人类居住的大陆上至少存在一种。病毒根据其遗传相关性和临床表现分为两大类：一类是关节炎性甲病毒(arthritogenic alphavirus)，包括基孔肯亚病毒、罗斯河病毒(Ross River virus, RRV)、欧尼恩病毒(O'nyong-nyong virus, ONNV)、巴玛森林病毒(Barmah forest virus, BFV)、马雅罗病毒(Mayaro virus, MAYV)和辛德比斯病毒(Sindbis virus, SINV)等。它们可引起肌肉骨骼疾病(musculoskeletal disease)，其特征为发热、皮疹、关节痛、肌痛、肌炎(myositis)，以及急性和慢性多发性关节炎(acute and chronic polyarthritis)。最近有一些证据表明，关节炎性甲病毒也可能引起脑炎。另一类是脑炎性甲病毒(encephalitic alphavirus)，包括东方马脑炎病毒(eastern equine encephalitis virus, EEEV)、西方马脑炎病毒(western equine encephalitis virus, WEEV)和委内瑞拉马脑炎病毒(Venezuelan equine encephalitis virus, VEEV)。它们感染中枢神经系统细胞，引起脑膜炎和脑炎，通常具有长期的神经衰弱后遗症(debilitating neurological sequelae)。病毒感染后的无症状感染率很高，马类宿主的症状通常比人类更严重，大多数马类病例是致命的。EEEV 的神经系统受累率和致死率最高，其次是 WEEV，VEEV 最低。然而，VEEV 最令人关注，因为它在历史上造成了影响人类和马群的最大、最频繁的疫情，并导致数千例感染病例死亡。此外，VEEV 可通过气溶胶感染，这导致苏联和美国都曾将其开发为生物武器(biological weapon)，使 VEEV 成为一种潜在生物恐怖制剂。甲病毒主要由伊蚊、脉毛蚊和库蚊(Aedes, Culiseta and Culex mosquito species)传播，易感染哺乳动物和鸟类宿主(mammalian and avian host)。城市化和气候变化等社会经济和生态因素影响了蚊媒甲病毒的地理分布,使其扩大传播范围成为可能。

一、病原学特性及临床表现

1. 形态结构(图 18-1)

甲病毒的基因组大小约 12kb,编码 4 个非结构蛋白及 5 个结构蛋白。非结构蛋白是 NSP1、NSP2、NSP3 和 NSP4,结构蛋白是衣壳、E1、E2、E3 和 6K/TF。E1 和 E2 是中和抗体(neutralizing antibody)的主要靶点。

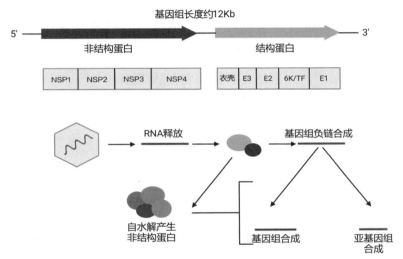

A. 甲病毒的遗传结构:甲病毒有一个大约 12kb 的线性正链基因组。基因组有 2 个可读框:非结构可读框和结构可读框。非结构可读框编码 4 种非结构蛋白,负责病毒 RNA 的复制。结构可读框编码 E 蛋白、衣壳蛋白、6K 蛋白和 TF 蛋白。衣壳和 E 蛋白构成了病毒颗粒的结构。B. 甲病毒的 RNA 合成:在释放到细胞质后,基因组 RNA 用来合成初始的非结构多聚蛋白。NSP2 最初在 NSP3 和 NSP4 之间分裂,形成 NSP1、NSP2、NSP3 和 NSP4,主要合成负链模板 RNA。蛋白质经过中间状态快速切割,达到最终的复制酶复合体(replicase complex)NSP1、NSP2、NSP3、NSP4(用单独的圆圈表示)。该复合体合成新的正链基因组和亚基因组 RNA,不能再合成负链 RNA。基因组 RNA 被包装成子代病毒颗粒(progeny virion)。亚基因组 RNA 用来合成形成新病毒颗粒的结构基因。

图 18-1 甲病毒的遗传结构及 RNA 合成

改自:SKIDMORE A M, BRADFUTE S B. The life cycle of the alphaviruses: From an antiviral perspective[J]. Antiviral Res, 2023, 209: 105476. 西安交通大学医学部博士生黎欣宇绘图。

2. 致病性与免疫性

脑炎性甲病毒的感染与发病机制：在皮肤中，一些脑炎性甲病毒（如 VEEV）会在树突状细胞和巨噬细胞中局部复制，促使 I 型干扰素的释放和干扰素刺激基因的表达。然后病毒传播到引流淋巴结（draining lymph node）或通过血液传播到周围组织（peripheral tissue）。其他脑炎性甲病毒（如 EEEV）在成纤维细胞（fibroblast）和成骨细胞（osteoblast）中复制，但不在淋巴组织（lymphatic tissue）中复制，并且不会引起可测量的外周炎症反应（peripheral inflammatory reaction）。病毒通过几种途径迅速传播到中枢神经系统，包括嗅球（olfactory bulb）和三叉神经（trigeminal nerve）神经元的逆行运输（retrograde transport）、血行途径（hematogenous route）及穿过血脑屏障（blood brain barrier，BBB）。促炎性细胞因子与趋化因子（chemokine）的释放改变和损害血脑屏障，导致进一步的中枢神经系统感染。免疫细胞被招募到脑实质（brain parenchyma），常驻的神经胶质细胞（neuroglial cell）被激活，这两者都是控制感染所必需的。尽管如此，激活的免疫细胞也会破坏神经元并导致脱髓鞘（demyelination），从而导致在人类中观察到的神经系统综合征（星形和螺旋形）〔neurological syndrome（star and spiral）〕。根据病毒株的不同，神经元（neuron）和神经胶质可以在感染后存活，并在急性感染后携带病毒 RNA。全身性疾病的其他症状包括发热、皮疹、体重减轻、恶心和肌痛。

关节炎性甲病毒的感染与发病机制：在被受感染的蚊子叮咬后，关节炎性甲病毒在成纤维细胞、角质形成细胞（keratinocyte）、上皮细胞、内皮细胞（endothelial cell）和（或）巨噬细胞中局部复制。细胞感染导致 I 型干扰素的诱导和 ISG 的表达。病毒传播到淋巴结（lymph node）或通过血液传播到外周器官（peripheral organ），在关节相关组织和肌肉骨骼组织（joint-associated and musculoskeletal tissues）中复制至高滴度。成骨细胞感染促进破骨细胞发生（osteoclastogenesis）和骨侵蚀（bone erosion）。前炎症细胞因子（proinflammatory cytokine）和趋化因子被释放并招募对控制感染至关重要的细胞，但也介导包括滑膜炎（synovitis）、骨重吸收（bone reabsorption）和肌肉纤维破坏（muscle fiber destruction）在内的损伤。巨噬细胞、肌成纤维细胞（myofibroblast）和肌肉细胞可以在急性感染后存活数周，并携带病毒 RNA。这些过程驱动了在人类中观察到的临床综合征，包括发热、皮疹、多关节炎、多关节痛及肌痛。

3. 临床表现

甲病毒在临床上的区别在于它们能引起关节炎性或脑炎性疾病。甲病毒感染引起的关节性疾病急性临床症状包括发热、乏力、多关节炎（polyarthritis）、肌炎、肌痛和斑丘疹（maculopapule）。慢性疾病会导致持续的关节疼痛和炎症。脑炎性甲病毒感染可引起发热、脑膜炎、脑炎和长期神经后遗症（neurological sequelae）或死亡。

二、微生物学检查方法与防治原则

甲病毒属中各种病毒的检测和防治方法大致相同，以基孔肯亚病毒（CHIKV）为例。

1. 诊断

CHIKV 感染可引起高水平的病毒血症，病毒血症通常持续 4～6 天，从发病起最长可持续 12 天。急性期可用 RT-PCR 确认感染。病毒学方法通过从血浆、血清、全血或组织中分离病毒，此方法特异好，但敏感性不强。血清学方法通常用 ELISA 检测抗 CHIKV 的 IgM 和 IgG 抗体，特异性强，与其他甲病毒的交叉反应小。空斑减少中和试验（PRNT）和免疫荧光测定也用于检测血清中的 CHIKV 抗体，PRNT 被认为是确认血清学试验结果的金标准。

2. 防治

目前还没有针对甲病毒的批准疗法或疫苗。甲病毒感染的治疗仅包括支持性护理。解热、止痛、抗炎药可用于不同症状的治疗，抗病毒药利巴韦林及磷酸氯喹对某些甲病毒（如 CHIKV）有效。

三、流行及分布

蚊子吸取感染者血液后，病毒进入蚊子中肠（midgut）细胞，然后进入蚊子循环系统——血腔（haemocoel），最终到达唾液腺（salivary gland），在唾液腺内复制到高水平，并在吸血时传播到下一个脊椎动物宿主。蚊子传播不仅使对这些病毒的控制复杂化，而且蚊子的感染是一个重要的选择过程，病毒的不同毒株在蚊子中的表现也不同，如 VEEV 毒株在蚊子体内的表现与从地方性动物感染中分离出的毒株差异很大。

1995 年在南美洲暴发的 VEEV 疫情导致超过 75 000 例感染病例，其中 300 人死亡。在过去 20 年里，CHIKV 在非洲和东南亚造成了大规模流行。2005—2006 年，La Réunion 岛暴发 CHIKV 疫情，报告了 26.6 万例病例，随后在非洲和亚洲发生流行。2013—2014 年，CHIKV 在加勒比岛屿（Caribbean islands）和美洲其他地方出现并传播，报告数百万例感染病例。RRV 和 BFV 在澳大利亚是地方性的（endemic and enzootic），MAYV 正在中南美洲出现。EEEV 在美国每年都暴发，尽管人类感染的数量很低，但病死率近 50%。甲病毒暴发还可能导致严重的社会和经济后果。La Réunion 岛的疫情造成约 4390 万欧元的经济损失，2014 年美属维尔京群岛（The United States Virgin Islands）的 CHIKV 疫情造成约 3000 万美元的经济损失，其中一部分是由于 CHIKV 诱发的慢性病而造成的长期残疾（long-term disability）。

四、平战结合及研究进展

癌症免疫疗法（cancer immunotherapy）旨在增强或恢复免疫监测和摧毁癌细胞的能力，方法包括配给多种细胞因子（cytokine）和表达肿瘤相关抗原（tumor-associated antigen, TAA）。利用病毒载体（viral vector）的优势在于其具有良好的递送性和高水平的重组蛋白表达。但是，病毒载体可能带来安全风险，这引发了对复制缺陷（replication-deficient）和自杀载体（suicide vector）的研究。基于甲病毒、腺病毒、腺相关病毒（adeno-associated virus, AAV）、单纯疱疹病毒、慢病毒（lentivirus, LV）、麻疹病毒（measles virus, MV）、新城疫病毒（newcastle disease virus, NDV）和棒状病毒（rhabdovirus）的各种病毒载体在临床前动物实验中显示出良好的结果。甲病毒载体已被设计用于哺乳动物细胞系中重组蛋白的表达、基因治疗应用和疫苗开发。最常用的表达载体系统基于塞姆利基森林病毒（Semliki forest virus, SFV）、辛德比斯病毒和委内瑞拉马脑炎病毒(图 18-2)。

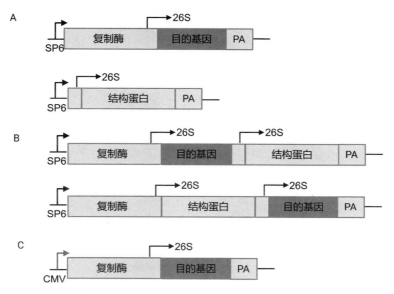

A. 复制缺陷的甲病毒颗粒：该甲病毒表达载体包含非结构蛋白基因、亚基因组 26S 启动子、目的基因和 poly A 信号(PA)。辅助载体包含亚基因组 26S 启动子、结构蛋白基因和 PA。SP6 RNA 聚合酶用于从表达载体和辅助载体 DNA 中转录 RNA，并共转染/电穿孔到 BHK-21 细胞中以产生病毒。B. 复制熟练的甲病毒颗粒：SP6 RNA 聚合酶用于全长甲病毒 RNA 基因组的体外转录，包括引入结构蛋白基因上游或下游的目的基因，然后转染/电穿孔到 BHK-21 细胞中产生病毒。C. DNA/RNA 分层载体(DNA/RNA layered vector)：将质粒 DNA 复制子转染到哺乳动物细胞中表达目的基因。

图 18-2　甲病毒的表达系统

注：CMV 指巨细胞病毒来源的表达启动子。
改自：LUNDSTROM K. Alphaviruses in Cancer Therapy[J]. Front Mol Biosci, 2022, 9: 864781. 西安交通大学医学部博士生黎欣宇绘图。

五、图解及归纳

基孔肯亚热(Chikungunya)是非洲马孔德部落(Makonde tribe)的马孔德语(Kimakonde)，描述的是一种病毒感染的症状，可以翻译为关节弯曲的疾病(disease that bends up the joints)。基孔肯亚病毒的不同候选疫苗见图 18-3。

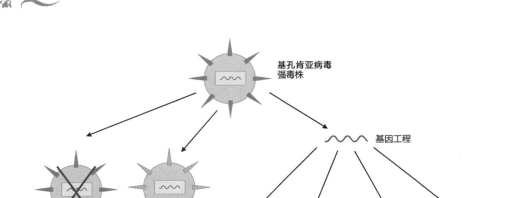

图 18-3　不同候选疫苗的示意图

注：候选疫苗可以基于传染性病毒设计出来，代表病毒的一种非毒性形式（non-virulent form）。灭活病毒（inactivated virus）和减毒病毒（attenuated virus）可以用强毒性亲本病毒建立，但基因工程允许更先进的疫苗设计，如病毒载体疫苗（virus vector vaccine）、病毒样颗粒（virus like particle）、亚单位疫苗（subunit vaccine）和核酸疫苗（nucleic acid vaccine）。

改自：SCHMIDT C, SCHNIERLE B S. Chikungunya Vaccine Candidates: Current Landscape and Future Prospects[J]. Drug Des Devel Ther, 2022, 16: 3663-3673. 西安交通大学医学部博士生黎欣宇绘图。

参考文献

[1] KIM A S, DIAMOND M S. A molecular understanding of alphavirus entry and antibody protection[J]. Nat Rev Microbiol, 2022, 6: 1-12.

[2] SKIDMORE A M, BRADFUTE S B. The life cycle of the alphaviruses: From an antiviral perspective[J]. Antiviral Res, 2023, 209: 105476.

[3] LUNDSTROM K. Alphaviruses in Cancer Therapy[J]. Front Mol Biosci, 2022, 9: 864781.

[4] SCHMIDT C, SCHNIERLE B S. Chikungunya Vaccine Candidates: Current Landscape and Future Prospects[J]. Drug Des Devel Ther, 2022, 16: 3663-3673.

[5] KAFAI N M, DIAMOND M S, FOX J M. Distinct Cellular Tropism and Immune Responses to Alphavirus Infection[J]. Annu Rev Immunol, 2022, 40: 615-649.

第十九章　诺如病毒

杯状病毒科（*Caliciviridae*）为一类球形、无包膜、单正链 RNA 病毒，直径 27~38nm，衣壳呈二十面体对称。其名称来源于拉丁语圣杯（Latin calix for chalice），因为杯状病毒颗粒表面的轮廓通常呈杯状凹陷（cup-shaped depression）。杯状病毒科包含 11 个属（genera），分别是诺如病毒（*Norovirus*）、札幌病毒（*Sapovirus*）、纽布病毒（*Nebovirus*）、雷科奇病毒（*Recovirus*）、拉各克病毒（*Lagovirus*）、维西病毒（*Vesivirus*）、瓦洛克病毒（*Valovirus*）、巴沃克病毒（*Bavovirus*）、纳科奇病毒（*Nacovirus*）、小病毒（*Minovirus*）及沙罗病毒（*Salovirus*）。其区别基于完整主要衣壳蛋白 VP1（complete major capsid protein VP1）的氨基酸序列差异。杯状病毒可感染多种物种（species）并引起多种物种特异性疾病（species-specific disease）。

一、病原学特性及临床表现

1. 形态结构

诺如病毒〔以往也称诺沃克病毒（Norwalk virus）或小圆结构病毒（small round structured virus）〕的名称来源于美国俄亥俄州诺沃克镇（Norwalk，Ohio，USA）。1968 年，该镇一所小学发生急性胃肠炎疫情，导致大量师生和家属感染。研究人员随后在患者的粪便样本中发现了直径 27nm 的病毒颗粒，命名为诺沃克病毒。2002 年，国际病毒命名委员会（ICTV）将其命名为诺如病毒。诺如病毒呈球形，直径约为 27nm。基因组为线性、单正链 RNA，长 7.3~7.5kb。在病毒颗粒中发现了与基因组最后约 2.3kb 相同的亚基因组 RNA（subgenomic RNA），并且在感染细胞中的表达水平高于病毒基因组 RNA。病毒基因组编码 6 种非结构蛋白和 2 种结构蛋白〔即主要衣壳蛋白 VP1(59kDa)和次要衣壳蛋白 VP2(29kDa)〕。衣壳由 180 个 VP1 构成二十面体立体对称结构,含少量 VP2。每个 VP1 包括一个功能未知的短 N 端臂(short N - terminal arm)、一个壳结构域(shell domain,S)和一个突出结构域(protruding domain,P)。VP2 位于病毒衣壳的内部,与 VP1 的 S 结构域中的保守区域(conserved motif)结合。衣壳表面有凹陷,类似杯状。诺如病毒具有高度传染性,对外部环境和多种杀毒处理及去污方法具有很强的抵抗力。病毒能够在环境中长期存活,60℃ 30 分钟仍有感染性,对高水平的氯、低温、酸性环境和有机溶剂均稳定,乙醇和季铵盐不能将其有效灭活。

2. 致病性与免疫性、临床表现

人类诺如病毒(human norovirus,HuNoV)感染引起小肠绒毛轻度萎缩和黏膜上皮细胞损伤。感染潜伏期约 24 小时,特征性症状是急性发作的水样、非血性腹泻和喷射性呕吐(projectile vomiting)。其他症状包括腹部痉挛(abdominal cramp)、恶心、腹胀(abdominal bloating)、轻度发热、寒战、头痛和肌痛,常为自限性胃肠道感染,预后较好。但也有严重的临床表现,如新生儿坏死性小肠结肠炎(neonatal necrotizing enterocolitis)、急性肝功能障碍(acute liver dysfunction)、感染后肠易激综合征(post - infectious irritable bowel syndrome)和炎症性肠病恶化(exacerbation of inflammatory bowel disease),有的危及生命。人对病毒的体液免疫比细胞免疫更强、更持久,但不足以抵抗再次感染。

二、微生物学检查方法与防治原则

1. 诊断

发病急性期(48~72 小时)采集标本。免疫电镜可用于从粪便中浓缩和鉴定病毒,用 ELISA 可检测标本中的病毒抗原或特异性抗体,也可用核酸杂交技术和 RT-PCR 检测病毒核酸。

2. 防治

诺如病毒感染很少需要医疗干预，但安全有效的抗病毒药物对于治疗高危人群(high-risk group)、持续感染的免疫受损个体(immunocompromised individual)和其他脆弱人群(vulnerable populations)(青少年/老年人)是必不可少的。治疗的重点是提供支持性护理，如补充水分和电解质(rehydration and electrolyte replenishment)。对脆弱人群和高危人群〔如医护人员(health care worker)、军队人员(military personnel)和经历拥挤状况(如乘坐游轮)的旅行者〕应采取预防措施，对于食品处理人员(food handler)的预防措施可减少食源性疫情的发生。但目前尚无疫苗上市。

三、流行及分布

HuNoV 感染是全球散发性和流行性非细菌性胃肠炎(sporadic and epidemic non-bacterial gastroenteritis)的主要病因，它在发展中国家(developing countries)造成了显著的发病率和死亡率，并在发达国家(developed countries)造成了巨大的经济损失。据估算，HuNoV 每年在全球各年龄段造成 6.69 亿人次发病，其中 21.9 万人死亡，导致 42 亿美元的直接医疗成本(direct health care cost)〔门诊和住院(outpatient visits and hospitalisation)〕和 603 亿美元的社会成本(social cost)〔因缺勤或死亡导致的生产力损失(productivity losses due to absenteeism or mortality)〕。Y. Liao 等对纳入 Meta 分析的 405 份病案中的 842 926 例病例的研究发现，诺如病毒与全球 16% 的急性胃肠炎有关。疾病高发季节为秋冬季，患者、隐性感染者均可为传染源，主要传播途径为粪-口传播，也可通过呕吐物的气溶胶传播(图 19-1)。HuNoV 暴发的食源性比例估计为 14%。与疫情有关的食品或者在源头直接被粪便污染，或者被受感染的食品处理人员污染。常见的传播途径和传染源包括保存新鲜或冷冻的浆果和蔬菜的食物运输车、即食食品(ready-

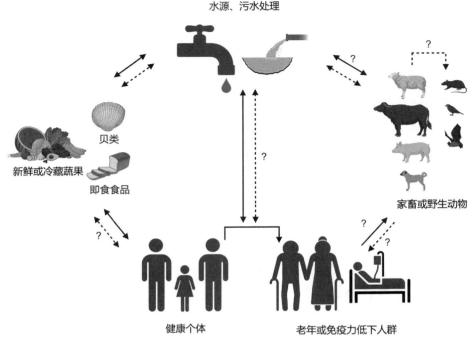

图 19 - 1 诺如病毒的传播

注：图中显示了人类诺如病毒（实线箭头）和动物诺如病毒（animal norovirus）（虚线箭头）的传播途径。未确认的传播途径用问号表示。家畜/野生动物之间传播的虚线箭头表示特定物种的传播（species - specific transmission），随附的问号表示假定的种间传播（putative interspecies transmission）。

改自：LUDWIG - BEGALL L F, MAUROY A, THIRY E. Noroviruses—The State of the Art, Nearly Fifty Years after Their Initial Discovery[J]. Viruses, 2021, 13(8)：1541. 西安交通大学医学部博士生黎欣宇绘图。

to - eat food)〔如三明治和沙拉（sandwich and salad）〕，以及未煮熟或生的海鲜（undercooked or raw seafood）〔如双壳类软体动物（bivalve mollusk）〕等。双壳类软体动物〔如鸟蛤（cockle）、贻贝（mussel）、蛤蜊（clam）、扇贝（scallop）和牡蛎（oyster）〕可以通过滤食（filter feeding）积累诺如病毒。病毒还可以以基因组和毒株依赖（genogroup - and strain - dependent）的方式与软体动物胃肠道碳水化合物结构（molluscan gastrointestinal carbohydrate structure）结合。因此，双壳类软体动物可为 HuNoV 基因型间和基因型内共感染（inter - and intra - genotype co - infection）提供机会，促进病毒在宿主体内的后续重组，是将新型重组毒株引入人

群的高风险载体(high-risk vector)。诺如病毒通常在餐馆、学校、游轮(cruise ship)、军事基地(military base)、医院及护理院(care home)等的公共用餐环境中暴发,封闭的生活区(enclosed living quarter)和个人卫生状况的降低(reduced personal hygiene)使得感染机会增加,节日(festival)聚会、野餐(picnic)等集体活动中也时有发生。

军队人员处于相对拥挤的环境,以及军队人员在紧张的战斗部署中很难维持高水平的卫生条件,使诺如病毒胃肠炎一直被认为存在严重暴发风险并影响作战效能。L. Queiros-Reis 等在对3个数据库中的39篇文献检索中发现,多国军队(military forces)在1988—2018年发生了101起诺如病毒胃肠炎暴发,至少导致24 332人发病。这些暴发案例遍布世界各地的武装部队,包括加拿大(4.5%)、法国(6.8%)、德国(2.3%)、以色列(4.5%)、新加坡(9.1%)、秘鲁(2.3%)、葡萄牙(15.9%)、英国(9.1%)、美国(43.2%)及欧盟(2.3%)。疫情出现在武装部队的多个兵种〔海军(navy)29.5%、空军(air force)4.5%、陆军(army)65.9%、其他0.1%〕,及各种环境(various setting)〔训练演习(training exercise)13.6%、训练院校(training academie)4.5%、作战场所(wartime operation)38.6%、所驻扎的基地(stationed on base)31.8%、所驻扎的航空母舰(stationed on aircraft carrier)11.4%、其他0.1%〕。发病人员也各不相同,从葡萄牙军队演习(army exercise in Portugal)中的80名士兵到沙漠风暴行动(Operation Desert Storm)中的2万人不等。

四、归纳

用来说明病毒-宿主相互作用的各种概念的模型病毒的特性见表19-1。

表19-1 用来说明病毒-宿主相互作用的各种概念的模型病毒的特性

特性	猴病毒40, SV40（simian virus 40, SV40）	人诺如病毒（human norovirus）	甲型流感病毒（influenza A virus）	单纯疱疹病毒1型（HSV-1）	人类免疫缺陷病毒1型（human immunodeficiency virus type 1, HIV-1）
科	多瘤病毒科（Polyoma-viridae）	杯状病毒科（Caliciviridae）	正黏病毒科（Orthomyxoviridae）	疱疹病毒科（Herpesviridae）	逆转录病毒科（Retroviridae）
大小	45nm	约30nm	80~120nm	170~200nm	约125nm
包膜	无	无	有	有	有
基因组	双链DNA(dsDNA)	正单链RNA (ssRNA)	负ssRNA（分节段）	dsDNA	正ssRNA
趋向性（tropism）	—	小肠	上呼吸道和下呼吸道（upper and lower respiratory tract）	上皮细胞和终身潜伏（主要存在于神经元，a life-long latency primarily in neurons）	CD4⁺T淋巴细胞、单核巨噬细胞和树突状细胞
所致疾病	—	胃肠炎	流感	唇区唇疱疹（cold sores in the orolabial region）、疱疹性角膜炎（keratitis of the cornea）和脑炎	艾滋病
传播方式	—	人-人、粪-口	飞沫（droplets）、接触（contact）	接触	性传播、母婴传播、血液传播
流行趋势	模型病毒（model virus），不是重要的人类病原体	全世界胃肠炎的主要病原体之一	季节性流感，已暴发多次大流行	估计全球50岁以下人口中约2/3被感染	每年全球新增150万~160万感染者

资料来源：BALLY M, BLOCK S, HÖÖK F, et al. Physicochemical tools for studying virus interactions with targeted cell membranes in a molecular and spatiotemporally resolved context[J]. Anal Bioanal Chem, 2021, 413(29): 7157-7178.

参考文献

[1] LUDWIG-BEGALL L F, MAUROY A, THIRY E. Noroviruses—The State of the Art, Nearly Fifty Years after Their Initial Discovery[J]. Viruses,2021,13(8):1541.

[2] LUCERO Y, MATSON D O, ASHKENAZI S, et al. Norovirus:Facts and Reflections from Past, Present, and Future[J]. Viruses,2021,13(12):2399.

[3] GRAZIANO V R, WEI J, WILEN C B. Norovirus Attachment and Entry[J]. Viruses,2019,11(6):495.

[4] LIAO Y, HONG X, WU A, et al. Global prevalence of norovirus in cases of acute gastroenteritis from 1997 to 2021: An updated systematic review and meta-analysis[J]. Microb Pathog,2021,161(Pt A):105259.

[5] QUEIROS-REIS L, LOPES-JOÃO A, MESQUITA J R, et al. Norovirus gastroenteritis outbreaks in military units: a systematic review[J]. BMJ Mil Health,2021,167(1):59-62.

[6] GRAZIANO V R, WEI J, WILEN C B. Norovirus Attachment and Entry[J]. Viruses,2019,11(6):495.

[7] BALLY M, BLOCK S, HÖÖK F, et al. Physicochemical tools for studying virus interactions with targeted cell membranes in a molecular and spatiotemporally resolved context[J]. Anal Bioanal Chem,2021,413(29):7157-7178.

第三部分　第三优先处理级的病原微生物

第二十章　耐药结核分枝杆菌

耐药结核病(drug resistant tuberculosis)是许多国家的重要公共卫生问题。在过去10余年中,耐利福平和异烟肼(isoniazid)结核分枝杆菌的感染者〔称为多药耐药结核病(multidrug resistant tuberculosis, MDR-TB)〕持续增加。对氟喹诺酮类药物和二线注射药物〔如阿米卡星、卷曲霉素(capreomycin)和卡那霉素(kanamycin)〕耐药称为广泛耐药结核病(extensive drug resistant tuberculosis, XDRTB)。在全球范围内,4.6%的结核病患者为多药耐药结核病,但在一些地区,如哈萨克斯坦、吉尔吉斯斯坦(Kyrgyzstan)、摩尔多瓦(Moldova)和乌克兰(Ukraine),则可能超过25%。多药耐药结核病患者的治疗时间较长(9~24个月),治疗效果也不如药物敏感结核病(drug susceptible tuberculosis)患者。根据基因型和表型药物敏感性试验(genotypic and phenotypic drug susceptibility testing),使用新型药物〔如贝达喹啉(bedaquiline)〕或再利用药物〔如利奈唑胺、氯法齐明(clofazimine)或美罗培南〕进行个体化多药耐药结核病治疗(individualised MDR-TB treatment),可有效改善治疗效果。

一、病原学特性及临床表现

1. 形态结构

耐药结核分枝杆菌(drug resistant *Mycobacterium tuberculosis*)细长略弯曲,大小为(1~4)μm×0.4μm,呈单个或分枝状排列,无鞭毛,无芽孢。结核分枝杆菌常用齐-内抗酸染色呈红色,为专性需氧菌,对营养要求高,最适pH为6.5~6.8,最适温度为37℃,生长缓慢,接种后培养3~4周才出现肉眼可见的菌落。菌落干燥、坚硬,表面呈颗粒状,乳酪色或黄色,形似菜花。该菌无内毒素,也不产生外毒素和侵袭性酶类,其致病作用主要靠菌体成分,特别是胞壁中所含的大量脂质(lipid)。脂质占菌体干重的20%~40%,占胞壁干重的60%,主要是磷脂、脂肪酸和蜡质 D。菌体内含有多种蛋白质，其中重要的是结核菌素。结核菌素与蜡质 D 结合，能引起较强的迟发型超敏反应。结核分枝杆菌在干痰或尘埃中可存活较长时间。

2. 致病性与免疫性

结核分枝杆菌感染在不同宿主中具有不同的结局，以肺结核为例可以概括为 4 种情况：①90% 的感染个体通过先天性或适应性免疫功能可完全清除入侵的细菌。②携带结核分枝杆菌的受感染细胞迁移到引流淋巴结（draining lymph node），可能伴有小的实质病变（parenchymal lesion）或浸润（infiltration）。这些病变或浸润在 X 线胸片（chest radiography）上不可见，但在胸部计算机体层成像（chest CT）上可见。③感染进展，但仅限于感染肺下叶（lower lobe）。疾病很轻微，个体有不同的症状或无症状，可称为亚临床疾病（subclinical disease）。④肺部后段、顶端及下叶（posterior，apical segments and lower lobe）出现广泛的实变性疾病（consolidative disease）。

机体抗结核免疫主要是细胞免疫。细菌被吸入后被常驻巨噬细胞吸收。在与宿主发生一系列复杂的相互作用后，更多的巨噬细胞被募集到该部位，特异性 T 细胞开始积聚，并形成肉芽肿。随着局部炎症的增多，肉芽肿开始形成一个集中的坏死区域，最终可以液化，为传播提供丰富的传染性生物来源。

3. 临床表现

结核病的临床表现千变万化，因为任何器官都可能受累。发热、盗汗和体重减轻等典型症状伴有受累器官的症状是结核病的重要线索。结核病肺部感染最常见。

（1）肺部感染

结核分枝杆菌通过飞沫或尘埃经呼吸道进入肺泡。肺结核可分为原发感染和继发感染两大类。原发感染是首次感染结核分枝杆菌，多见于儿童，菌体在肺部引起渗出性炎症病灶，称为原发灶，原发灶大多可纤维化和钙化而自愈，极少数免疫力低下者可导致全身粟粒性结核或结核性脑膜炎。继发感染多见于成年人，大多为内源性感染，病灶局限，主要表现为慢性肉芽肿性炎症，形成结核结节，发生纤维化或干酪样坏死，病变常发生在肺尖部位。

（2）肺外感染

部分肺结核患者体内的结核分枝杆菌可经血液、淋巴液扩散侵入肺外组织器官，引起相应的脏器结核，如脑、肾、骨、关节、生殖器等结核。艾滋病等免疫力极度低下者可造成全身播散性结核。经消化道感染可引起肠结核、结核性腹膜炎，经破损皮肤感染可导致皮肤结核。

二、微生物学检查方法与防治原则

1. 诊断

（1）涂片显微镜检查（smear microscopy）

痰液可直接涂片，用抗酸染色法染色（以 5% 苯酚复红加温染色后可染上红色，不易被含有 3% HCl 的乙醇脱色，再用亚甲蓝复染），结核分枝杆菌染成红色，而其他非抗酸性细菌及细胞等呈蓝色。该方法灵敏度欠佳，约为 50%。检测限（limit of detection）为每毫升约 10^4 个微生物。

（2）分离培养

固体培养为 37℃ 培养 4~6 周后检查结果，根据菌落特征、菌体染色特点等做初步判断。自动液体培养（liquid culture）被认为是金标准确认性检查，检测限为每毫升约 10 个微生物，比固体培养基（solid medium）更敏感、快速，但成本更高且容易污染。

（3）结核菌素试验（tuberculin test）

人感染结核分枝杆菌后产生免疫力的同时也会发生迟发型超敏反应，结核菌素试验即根据此原理设计。所用结核菌素为纯蛋白衍生物（purified protein derivative，PPD），取 5U PPD 注入受试者前臂掌侧前 1/3 中央皮内，根据注射部位红肿硬结的大小等特点判断结果。

（4）IFN-γ 释放试验（interferon-gamma release assay，IGRA）

结核分枝杆菌感染后可产生抗原特异性记忆 T 细胞，当再次受到抗原刺激时可迅速活化增殖并产生 IFN-γ 等细胞因子。IGRA 以结核分枝杆菌与卡介苗的差异蛋白 ESAT-6 和 CFP-10 多肽刺激致敏的 T

淋巴细胞分泌 IFN - γ，通过酶联免疫斑点试验进行检测，具有敏感性高、特异性好的优点，但是该技术操作要求高、价格较昂贵。结核菌素试验及 IGRA 对诊断潜伏性和活动性结核病（latent and active tuberculosis）的敏感性均不理想，即使对于活动性结核病，结核菌素试验和 IGRA 的敏感性也仅在 80% 左右。

（5）基因检测

多种核酸扩增检测技术已上市，包括一些耐药性检测技术。Gene Xpert MTB/RIF60 和 Hain MTBDR plus assay 可直接用痰标本（sputum sample）进行检测。Xpert 具有较高特异性，对于痰液中的结核分枝杆菌的检测限为每毫升约 150 个细菌。

2. 防治

对于药物敏感结核病推荐治疗方案（recommended regime）为异烟肼和利福平治疗 6 个月，治疗前 2 个月合并使用吡嗪酰胺（pyrazinamide）和乙胺丁醇（ethambutol）。这种疗法非常有效，主要缺点是治疗周期长。直接督导方案（directly observed therapy，DOT）有利于提高治疗依从性（adherence）。1908 年 Calmette 和 Guérin 将牛分枝杆菌培养于含胆汁、甘油、马铃薯的培养基中，历时 13 年经 230 次传代，使其成为对人无致病性而仍保持良好免疫原性的疫苗株，称为卡介苗（Bacille Calmette - Guérin，BCG）。广泛接种卡介苗能大大降低结核病的发病率。我国规定新生儿出生后即接种卡介苗。但卡介苗对成人结核病感染的保护率不高。

三、流行及分布

当病原体被患者的咳嗽雾化并被吸入新宿主的肺泡（pulmonary alveolus）时，就会发生结核病传播。在某些情况下，家庭单位内的传播率最高，但从学校到工厂再到公共交通，几乎任何环境中的疫情都很常见。增加结核病感染风险的因素包括贫困（poverty）、过度拥挤（overcrowding）、营养不良（undernutrition）、酒精滥用（alcohol misuse）、人类免疫缺陷病毒感染、硅沉着病（silicosis）、需要透析的慢性肾衰竭（chronic renal failure needing dialysis）、纤维根尖 X 线改变（fibro - apical radiographic changes）、糖尿病、吸烟（tobacco smoking）和免疫抑制治疗（immunosuppressive therapy)。2020 年，全球估计有 1000 万人患结核病，150 万人死于结核病。1994 年以来，WHO 组织的"全球抗结核耐药性监测项目"(Global Project on Anti – Tuberculosis Drug Resistance Surveillance)成为评估国家、区域和全球抗结核耐药性趋势的良好平台。耐药结核病主要流行病学指标见表 20 – 1。

表 20 – 1 耐药结核病主要流行病学指标(2021 年)

指标	数量/比例
2019 年全球利福平耐药结核病估计病例	500 000 (95% CI：400 000 ~ 535 000)
利福平耐药结核病占新发结核病病例的比例	3.3%
利福平耐药结核病占再治疗结核病病例的比例	17.7%
涂片阳性新发肺结核利福平耐药率	69%
多药耐药/利福平耐药病例对氟喹诺酮类耐药	78 000
实验室确认的多药耐药/利福平耐药病例	158 000
多药耐药/利福平耐药病例开始治疗	150 000
实验室确认的前广泛耐药结核病/广泛耐药结核病病例	26 000
前广泛耐药结核病/广泛耐药结核病病例开始治疗	22 000
多药耐药结核病的全球成功治疗率	59%

资料来源：GÜNTHER G, RUSWA N, KELLER P M. Drug – resistant tuberculosis: advances in diagnosis and management[J]. Curr Opin Pulm Med, 2022, 28(3)：211 – 217.

四、平战结合及研究进展

多药耐药结核病治疗方案的逐步设计见表 20 – 2。

表 20 – 2 多药耐药结核病治疗方案的逐步设计

步骤	药物	方案
第一步	贝达喹啉	用于治疗的前 6 个月，一些专家建议使用该药 9 个月或更长时间
第二步	左氧氟沙星或莫西沙星(moxifloxacin)	两种氟喹诺酮类药物的药效基本相当

续表

步骤	药物	方案
第三步	利奈唑胺	常与药物不良事件相关,在长期治疗中应密切监测
第四步	氯法齐明和环丝氨酸(cycloserine)或特立齐酮(terizidone)	这些药物可能比第五步药物更有效,除非有禁忌证,否则至少其中1种应该是治疗方案的一部分
第五步	吡嗪酰胺*和丙硫异烟胺(prothionamide)或乙硫异烟胺†(ethionamide)	如果第一至第四步没有产生4种或4种以上的活性药物,则添加;如果吡嗪酰胺的敏感性得到保证,应先使用吡嗪酰胺,再使用丙硫异烟胺或乙硫异烟胺;丙硫异烟胺和乙硫异烟胺可能不如第四步药物有效;必须排除对吡嗪酰胺或丙硫异烟胺或乙硫异烟胺的耐药性
第六步	美罗培南、阿莫西林-克拉维酸和阿米卡星	如果第一至第五步没有产生4种或4种以上的活性药物,或者发生氟喹诺酮类耐药的情况下,则增加;美罗培南和阿莫西林-克拉维酸较阿米卡星优先使用,耐受性更好;注射类药物如美罗培南或阿米卡星,可通过皮下隧道式静脉导管给药;阿莫西林-克拉维酸必须同时给药;阿米卡星仅用于治疗的前6~8个月;应避免使用卷曲霉素和卡那霉素
第七步	德拉马尼(delamanid)、对氨基水杨酸(para-aminosalicylic acid)和乙胺丁醇*	如果第一至第六步没有产生4种或4种以上的活性药物,就增加1种或更多

注:药物的选择应以药敏试验为指导。药物应逐步添加,直到方案包括至少4种有效(或可能有效)药物和耐受性药物。在缺乏生物标志物(biomarker)以指导医生进行个体治疗的情况下,治疗方案应给予18~20个月。最佳治疗时间(duration of therapy)不仅取决于耐药性水平和治疗方案的选择,还取决于疾病的程度、宿主的免疫状态和治疗反应的动力学。二线抗结核药物的使用中,密切监测不良事件(adverse events)是强制性的(mandatory)、必须的。表中治疗方案仅供参考。具体治疗方案请遵医嘱。

*大多数多药耐药结核菌株可能对吡嗪酰胺、乙胺丁醇具有耐药性。除非经药物敏感性试验证实,否则不要将吡嗪酰胺或乙胺丁醇纳入治疗方案。如药物敏感性试验无法进行,则必须假设对吡嗪酰胺有耐药性。

†如果分子药物敏感性试验显示 inhA 基因启动子发生突变(主要是位置8或15),初始方案中不应包括丙硫异烟胺或乙硫异烟胺。

资料来源:LANGE C, DHEDA K, CHESOV D, et al. Management of drug-resistant tuberculosis[J]. Lancet, 2019, 394(10202):953-966.

参考文献

[1] LANGE C,DHEDA K,CHESOV D,et al. Management of drug-resistant tuberculosis[J]. Lancet,2019,394(10202):953-966.

[2] DEAN A S,TOSAS AUGUET O,GLAZIOU P,et al. 25 years of surveillance of drug-resistant tuberculosis:achievements, challenges, and way forward[J]. Lancet Infect Dis,2022,22(7):e191-e196.

[3] ESPINOSA-PEREIRO J,SÁNCHEZ-MONTALVÁ A,AZNAR M L,et al. MDR Tuberculosis Treatment[J]. Medicina(Kaunas),2022,58(2):188.

[4] WALLIS R S,O GARRA A,SHER A,et al. Host-directed immunotherapy of viral and bacterial infections:past, present and future[J]. Nat Rev Immunol,2023,23(2):121-133.

[5] World Health Organization. Global tuberculosis report 2020[R]. Geneva:World Health Organization,2020.

[6] DHEDA K,BARRY C E 3RD,MAARTENS G. Tuberculosis[J]. Lancet,2016,387(10024):1211-1226.

第二十一章 尼帕病毒

尼帕病毒(Nipah virus,NiV)属于副黏病毒科(Paramyxoviridae)亨尼帕病毒属(Henipavirus),可引起人畜共患病。1998 年,该病毒首次在马来西亚森美兰州尼帕村(Sungai Nipah)从一名患者身上分离而得名。NiV 可导致严重的神经系统或呼吸系统疾病,死亡率高(40%~75%),目前尚没有疫苗或特效药物可用于对抗该病毒。该病毒的自然宿主为狐蝠属(Pteropus)的果蝠(frugivorous bat)〔果蝠又称飞狐(flying fox)〕,在猪、马、狗和猫等家养动物中也发现存在自然感染。NiV 可在种内(猪-猪、人-人)和种间(蝙蝠-人、猪-人、马-人)传播。马来西亚、孟加拉国、新加坡、印度和菲律宾(Philippines)等国报告了尼帕病毒疫情。马来西亚和孟加拉国的 NiV 分离株特性有所差异,分别命名为 NiV Malaysia(NiVM)和 NiV Bangladesh(NiVB)。人类 NiVM 感染主要表现为神经系统疾病,而 NiVB 感染主要表现为呼吸系统疾病。NiV 被归类为须在生物安全 4 级(BSL-4)实验室开展研究的病原体。

一、病原学特性及临床表现

1. 形态结构

尼帕病毒具有多形性,直径为 40~600nm,有脂质的包膜。病毒核酸为无节段、单链 RNA,呈螺旋对称。基因组长约 18.2kb,包含 6 个基本基因,如图 21-1 所示。包膜中嵌有吸附蛋白(G)和融合蛋白(F)组成的刺突。G 蛋白通过与哺乳动物蛋白家族 Ephrin B1、B2 或 B3 相互作用,帮助病毒附着在宿主细胞表面。F 蛋白有助于病毒包膜与宿主细胞膜融合,介导病毒侵入宿主细胞。F 蛋白还可以诱导细胞融合形成合胞体。

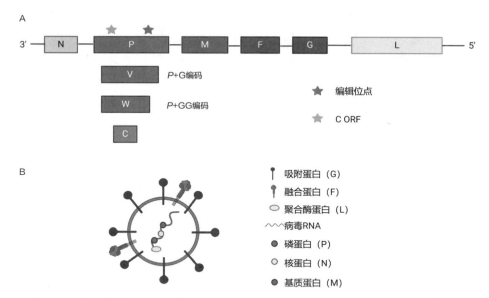

A. 亨尼帕病毒属单负链 RNA 基因组示意图，包含编码核蛋白（N）、磷蛋白（phosphoprotein，P）、基质蛋白（M）、融合蛋白（fusion protein，F）、吸附蛋白（G）和聚合酶蛋白（polymerase protein，L）的6个基因。此外，亨尼帕病毒属 P 基因编码3种非结构蛋白：两种（V 和 W）通过在 P 基因的编辑位点添加一个或两个 G 核苷酸产生，C 蛋白由替代可读框编码。B. 亨尼帕病毒属病毒颗粒的示意图。核糖核蛋白复合物由 N、P、L 蛋白和病毒 RNA 组成。

图 21-1　亨尼帕病毒属的结构和基因组组成

改自：LAWRENCE P，ESCUDERO-PÉREZ B. Henipavirus Immune Evasion and Pathogenesis Mechanisms: Lessons Learnt from Natural Infection and Animal Models [J]. Viruses, 2022, 14(5): 936. 西安交通大学医学部博士生黎欣宇绘图。

2. 致病性与免疫性

NiV 最初进入呼吸道，通过上皮屏障和血脑屏障到达中枢神经系统。呼吸道或泌尿道的上皮细胞在感染初期及晚期的病毒复制、病毒脱落、通过呼吸道分泌物和尿液传播中起着至关重要的作用。在全身感染期间，内皮细胞是主要靶细胞。血管内皮细胞中合胞体（syncytium）的形成是 NiV 感染的显著特征之一（图21-2）。

3. 临床表现

人类的初始症状包括发热、呕吐、头痛、咳嗽、咽痛和肌肉酸痛，败血症也可能出现，伴有肾损害，也可引起胃肠道出血。一些患者可能会出现呼吸困难，从非典型性肺炎到急性呼吸窘乱（acute respiratory perturbation)不等。随后可能出现某些严重的神经系统症状(neurological symptom),如定向障碍、嗜睡(somnolence)、意识模糊(mental confusion)、癫痫发作、脑炎、脑肿胀(brain swelling)等(表21-1)。该病可能在数日内导致昏迷和死亡,死亡率为40%~75%。幸存者中存在一些长期的后遗症,如抽搐、某些人格改变(personality change),以及某些其他神经系统疾病(neurological disorders)。

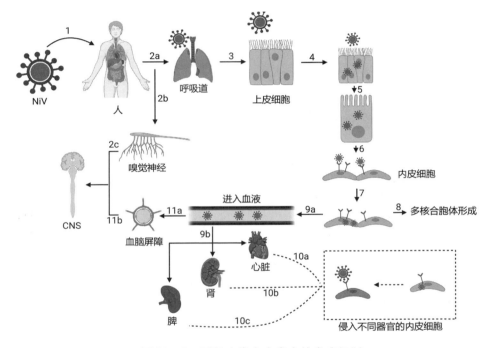

图21-2 尼帕病毒在人类中的发病机制

注:①NiV进入人体;②(a,b)NiV通过呼吸道进入人体,NiV从上呼吸道经嗅觉神经(olfactory nerve)进入中枢神经系统;③在下呼吸道,NiV利用F蛋白和G蛋白连接Ephrin B2/B3上皮细胞表面受体;④附着后,在上皮细胞包膜上形成融合孔(fusion pore),帮助NiV进入细胞;⑤上皮细胞内NiV复制发生(合成结构蛋白、非结构蛋白、复制NiV基因组、病毒组装);⑥NiV从上皮细胞释放后,进入内皮细胞;⑦在内皮细胞内,F蛋白介导了与邻近细胞的融合;⑧导致多核合胞体(multinucleated syncytium)形成;⑨(a,b)病毒自由地或以与宿主白细胞(white blood cell)结合的形式进入血液;⑩(a,b,c)病毒进入其他器官的内皮细胞,如心脏、脾和肾;⑪(a,b)NiV通过血行途径破坏血脑屏障并进入中枢神经系统。

改自:DEVNATH P, WAJED S, CHANDRA DAS R, et al. The pathogenesis of Nipah virus: A review[J]. Microb Pathog, 2022, 170:105693. 西安交通大学医学部博士生黎欣宇绘图。

表 21-1 尼帕病毒脑炎的症状

分期	症状
潜伏期	从几天到几个月不等,2周内占多数
急性非特异性体征和症状	发热,头痛,呕吐,呼吸道症状——非典型性肺炎、咳嗽、急性呼吸窘迫综合征(acute respiratory distress syndrome)
急性神经性(acute neurological)体征和症状	意识水平下降或格拉斯哥昏迷量表(Glasgow coma scale)测试数据改变,反射消失或减退(areflexia or hyporeflexia),局灶性神经功能减弱,脑干功能障碍(brain stem dysfunction)——瞳孔或眼球反射异常、心动过速(tachycardia)、高血压(hypertension),癫痫,行为改变(behavioural change)
亚急性(sub-acute)体征和症状	迟发性脑炎(late-onset encephalitis)症状——意识水平降低或格拉斯哥昏迷量表测试数据改变,脑干功能障碍,癫痫,行为改变
长期后遗症(long-term sequalae)	复发脑炎,持续性神经功能缺陷,认知缺陷(cognitive deficits)(包括记忆障碍),抑郁症,行为改变

资料来源:ALAM A M. Nipah virus, an emerging zoonotic disease causing fatal encephalitis[J]. Clin Med(Lond), 2022, 22(4): 348-352.

二、微生物学检查方法与防治原则

1. 诊断

NiV 感染病因学诊断的方法包括血清学、分子生物学、病毒学和免疫组织化学等。

(1) ELISA

ELISA 用于检测 NiV 抗原,也用于评估抗体反应,此方法简单、廉价。捕捉法 ELISA(ELISA-capture)使用单克隆抗体检测 NiV,并将其与亨德拉病毒(*Hendra virus*,HeV)区分。针对 IgG 和 IgM 的间接 ELISA(indirect ELISA)可用于检测蝙蝠、猪、人的血清,基于 NiV G 蛋白多克隆抗体的夹心法 ELISA(sandwich ELISA)也已建立。

(2) 病毒中和试验(virus neutralization test,VNT)

NiV VNT 通常使用 vero 细胞,通过被测血清预防细胞病变效应(cytopathic effect)被认为是阳性中和(positive neutralization)。中和试验也可以通过使用含有 NiV 包膜蛋白的伪水疱性口炎病毒进行。

(3) 分子生物学方法(molecular biology method)

PCR 是最敏感和特异的系统。病毒 N、M 和 P 序列通常是 RT-PCR 和 nested-PCR 的靶点。RT-PCR(及其变形模式)代表了从各种生物样本中检测 NiV 的金标准。一步式实时荧光定量 PCR(quantitative real-time PCR，qRT-PCR)靶向 F 和 G 基因序列之间的基因间区域，可用于定量检测复制 NiV RNA(replicative NiV RNA)，与 mRNA 区分开来，或许比传统的 PCR 更准确。

(4) 病毒分离

病毒分离在早期病例和怀疑出现 NiV 新疫情时非常有用。样本包括脑、肺、肾或脾。Vero 细胞是 NiV 生长的适合细胞系，通常在培养 3 天后观察到细胞病变效应，在细胞单层中以特征性合胞体和斑块(plaques)的形式出现。病毒鉴定的下一步包括免疫染色(immunostaining)、血清中和(seroneutralization，SN)和培养上清(culture supernatant)PCR。电子显微镜(electron microscopy)和免疫电镜(immune electron microscope)分别是识别 NiV 结构和检测病毒-抗体相互作用的有用工具。

(5) 免疫组织化学(immunohistochemistry，IHC)

抗 NiV 抗体可用于对福尔马林固定(formalin-fixed)的中枢神经系统、肺、脾、淋巴结、肾和心脏组织进行染色，以检测病毒抗原。在组织切片(tissue section)中，可以识别 NiV 相关病变(NiV-associated lesion)，如水肿、坏死和血管炎。

2. 防治

与 NiV 暴发相关的疾病死亡率很高，目前还没有批准的特效药物可用于治疗，利巴韦林、法匹拉韦(favipiravir)、瑞德西韦(remdesivir)可能有效。靶向阻断 G 蛋白与宿主细胞受体之间相互作用的单克隆抗体，以及靶向 F 蛋白的单克隆抗体正在研究中。

病毒 G 蛋白和 F 蛋白是中和抗体所针对的蛋白，因此一直是疫苗研究策略的靶点。HeV G 蛋白的一种可溶性低聚物已被用作亚单位疫苗，接种疫苗的动物产生了高水平的中和抗体，可保护猫、雪貂和非洲绿猴等动物免受 NiV 和 HeV 攻击。该亚单位疫苗已在澳大利亚获批用于马。美国国家过敏和传染病研究所（National Institute of Allergy and Infectious Diseases）近期启动了一项 I 期临床试验，以评估一种基于 mRNA 平台的实验性疫苗（mRNA-1215 尼帕病毒疫苗）。该疫苗由莫德纳（Moderna）公司开发，采用许多已获批准的、与 COVID-19 疫苗相同的技术。2023 年 11 月，中国科学院武汉病毒研究所单超、袁志明团队和中国科学院上海免疫与感染研究所蓝佳明团队以序列优化的 NiV G 为免疫原，开发了以缺陷型黑猩猩腺病毒为载体的重组疫苗（AdC68-G）和以质粒为载体的 DNA 疫苗（DNA-G）。在滴鼻、肌肉免疫 AdC68-G、DNA-G 初免/AdC68-G 加强免疫的 BALB/c 小鼠模型中，可检测到快速强效的 T 细胞免疫反应和长效的中和抗体，抗体可维持到免疫后 68 周，且无明显的下降趋势。在随后的攻毒实验中，也可检测到较高滴度的针对两种尼帕病毒株（NiVM 和 NiVB）的中和抗体，并完全保护两种尼帕病毒株的致死性感染。该研究有望开发出尼帕病毒的候选疫苗。

三、流行及分布

1998—1999 年马来西亚和新加坡暴发猪呼吸系统和神经系统疾病后，很快在猪农中发现了脑炎病例，随后首次发现了 NiV。该病毒从死于感染的患者脑脊液中分离出来，与 HeV 抗体发生交叉反应，在遗传上与 HeV 密切相关。此次疫情中，马来西亚共报告 265 例病例，其中 105 人死亡；新加坡报告 11 例病例，其中 1 人死亡。为控制疫情，共 110 万头猪被扑杀。2001 年，一种不同的 NiV 毒株被确定为导致孟加拉国报告的脑炎病例的病原体，即 NiVB。从那时起，孟加拉国几乎每年都有人类感染 NiV 的报道，从 2001 年到 2015 年共确诊了 260 例。

NiV 具有的许多特征使其对人类和动物健康构成重大威胁。第一，果蝠是病毒的自然宿主，广泛分布于亚洲各地，导致溢出事件频发；第二，病毒可以直接从蝙蝠传播给人，也可以通过家畜传播给人；第三，病毒能够进行人与人之间传播；第四，溢出效应频发于人口稠密地区；第五，病毒在人类导致严重的疾病，死亡率很高；第六，目前尚无预防疫苗或抗病毒药物来缓解疾病。

NiV 从果蝠传播给人类主要有 3 种途径。①与家畜接触：家畜可通过食用被 NiV 污染的椰枣汁或其他水果而感染，随后传播给人类。果树、蝙蝠、猪和人类在同一环境中的情景会促进病毒的传播。在马来西亚和新加坡，传播主要通过人与猪的接触发生。②食源性传播（food-borne transmission）：摄入受污染的生椰枣汁（raw date palm sap）是 NiV 最常见的传播途径之一。传播病例大多出现在 12 月—3 月，这段时间正是椰枣收获的季节，许多蝙蝠趁机舔舐甜美的汁液。NiV 可以在富含糖的溶液中存活，因此在椰枣汁中高度稳定。2005 年孟加拉国尼帕疫情暴发期间发现，91% 的 NiV 感染者在椰枣汁收集季节出现症状。③人传人：曾发生多起人传人的 NiV 疫情。2004 年在孟加拉国，4 名 NiV 感染者的接触者在感染者发病 15~27 天后出现症状，传播链共影响 34 人。HeV 未检测到人传人。NiV 在不同国家的传播途径有所不同（表 21-2）。

表 21-2 基于疫情发生国家的基因型和传播途径

国家	基因型	最初感染源	中间宿主	人类感染源	传播
马来西亚、新加坡	NiVM	蝙蝠咬食水果	猪	猪分泌物、猪排泄物、气溶胶、生肉、直接接触、污染物	猪-人（主要途径）、人-人
孟加拉国	NiVB	被蝙蝠唾液和排泄物污染的椰枣汁	—	生椰枣汁、直接接触、气溶胶、污染物	蝙蝠-人、人-人（尤其是医院）
印度	NiVB	蝙蝠咬食水果	—	水果、直接接触、气溶胶、污染物	蝙蝠-人、人-人（尤其是医院）
菲律宾	NiVM	蝙蝠咬食水果（最有可能）	马	直接接触、马分泌物、生肉、直接接触、气溶胶、污染物	马-人、人-人（也包括医院）

资料来源：BRUNO L, NAPPO M A, FERRARI L, et al. Nipah Virus Disease：Epidemiological, Clinical, Diagnostic and Legislative Aspects of This Unpredictable Emerging Zoonosis［J］. Animals（Basel），2022，13（1）：159.

四、平战结合及研究进展

NiV 感染与其他可导致神经系统病变的病原体需要进行鉴别诊断,见表 21-3。

表 21-3 NiV 感染的鉴别诊断

感染类型	疾病
病毒性感染	散发性病毒感染,如单纯疱疹病毒、水痘-带状疱疹病毒(varicella-zoster virus,VZV)、腺病毒和肠道病毒(enterovirus)
	流行性病毒感染,如日本脑炎病毒(Japanese encephalitis virus,JEV)、登革病毒、狂犬病毒(rabies virus)和新型肠道病毒 71 型(neotype enterovirus 71)
细菌性感染	包括立克次体病、结核病或细菌性脓肿(bacterial abscess)
寄生虫感染	脑型疟(cerebral malaria)或神经囊虫病(neurocysticercosis)

资料来源:ALAM A M. Nipah virus, an emerging zoonotic disease causing fatal encephalitis[J]. Clin Med(Lond),2022,22(4):348-352.

五、图解

在马来西亚,养猪场靠近果树,果树上栖息着果蝠。猪接触了被蝙蝠污染的物质,特别是食用了蝙蝠吃过的水果或接触了蝙蝠的尿液,就会感染。NiV 随后通过直接接触从猪传播给人。在孟加拉国和印度,蝙蝠向人类传播尼帕病毒的主要途径是被蝙蝠唾液或尿液污染的生椰枣汁被人类饮用,然后通过密切接触发生人际传播。在菲律宾,人类感染源被追踪到食用马肉或与受感染的马接触,从感染者到健康人的人际传播亦有报道(图 21-3)。

六、归纳

蝙蝠是世界上数量最多、分布最广的脊椎动物之一,是全球生态系统(global ecosystems)的关键物种(keystone species),人类直接从其受益。蝙蝠在控制夜行昆虫和害虫(nocturnal insects and pests)、重新播种被砍伐的土地、给野生植物授粉(这些野生植物是人类和其他动物的食物源),以及人类使用其粪便合成生物肥料(biofertilizer)等方面发挥着至关重要的作用。

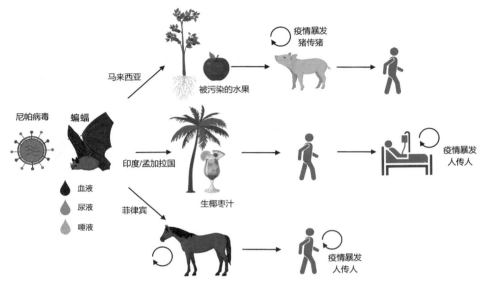

图 21-3　尼帕病毒的不同传播途径

改自:GAZAL S, SHARMA N, GAZAL S, et al. Nipah and Hendra Viruses: Deadly Zoonotic Paramyxoviruses with the Potential to Cause the Next Pandemic[J]. Pathogens, 2022, 11(12):1419. 西安交通大学医学部博士生黎欣宇绘图。

但是,蝙蝠同时也是多种重要病毒的宿主(表 21-4)。这些病毒可能在人类和动物中引起重大疾病,如埃博拉病毒和马尔堡病毒、尼帕病毒和亨德拉病毒,以及多种冠状病毒,包括严重急性呼吸综合征冠状病毒(severe acute respiratory syndrome coronavirus, SARS-CoV)、中东呼吸综合征冠状病毒(Middle East respiratory syndrome coronavirus, MERS-CoV)、猪流行性腹泻病毒(porcine epidemic diarrhea virus, PEDV)和猪急性腹泻综合征冠状病毒(swine acute diarrhea syndrome coronavirus, SADS-CoV)等。严重急性呼吸综合征冠状病毒2(SARS-CoV-2)也被推测是在蝙蝠中进化而来的。尽管携带多种病毒,但除了感染狂犬病毒及其相关病毒、塔卡里贝病毒(Tacaribe virus)以外,自然或实验感染的蝙蝠没有表现出表面上的疾病(ostensible disease)。

第二十一章 尼帕病毒

表 21-4 具有人畜共患病潜力的蝙蝠传播病毒

病毒家族	基因组	病毒	人类疾病	是否传染给人类
冠状病毒科（Coronaviridae）	ssRNA	HCoV-229E	轻度上呼吸道感染	是
		HCoV-NL63	轻度上呼吸道感染	是
		SARS-CoV	严重急性呼吸综合征	是，通过棕榈果子狸（palm civet）和狸猫（civet cat）
		SARS-CoV-2	2019冠状病毒病	是
		MERS-CoV	中东呼吸综合征	是，通过单峰驼
丝状病毒科（Filoviridae）	ssRNA	埃博拉病毒	埃博拉出血热	是
		马尔堡病毒	马尔堡出血热	是
副黏病毒科（Paramyxoviridae）	ssRNA	亨德拉病毒	亨德拉病（致命呼吸道疾病）	是，通过马
		尼帕病毒	尼帕病（严重脑炎）	是，通过猪
		梅南高病毒（Menangle virus）	流感样症状	是，通过猪
		索舒加病毒（Sosuga virus）	严重急性发热性疾病	是
呼肠孤病毒科（Reoviridae）	dsRNA	金宝病毒（Kampar virus）	急性呼吸道疾病	是
		普劳病毒（Pulau virus）	急性呼吸道疾病	是
		马六甲病毒（Melaka virus）	急性呼吸道疾病	是
弹状病毒科（Rhabdoviridae）	ssRNA	狂犬病毒	急性致命脑炎	是
		欧洲蝙蝠狂犬病毒1（European bat lyssavirus 1）	急性致命脑炎	是
		欧洲蝙蝠狂犬病毒2（European bat lyssavirus 2）	急性致命脑炎	是
		杜文哈格病毒（Duvenhage virus）	急性致命脑炎	是
		伊尔库特病毒（Irkut virus）	急性致命脑炎	是
		库马西病毒（Kumasi virus）	患者无疾病迹象	是

资料来源：GONZALEZ V, BANERJEE A. Molecular, ecological, and behavioral drivers of the bat-virus relationship[J]. Science, 2022, 25(8): 104779.

参考文献

[1] LAWRENCE P, ESCUDERO-PÉREZ B. Henipavirus Immune Evasion and Pathogenesis Mechanisms: Lessons Learnt from Natural Infection and Animal Models[J]. Viruses, 2022, 14(5): 936.

[2] DEVNATH P, WAJED S, CHANDRA DAS R, et al. The pathogenesis of Nipah virus: A review[J]. Microb Pathog, 2022, 170: 105693.

[3] ALAM A M. Nipah virus, an emerging zoonotic disease causing fatal encephalitis[J]. Clin Med(Lond), 2022, 22(4): 348-352.

[4] BRUNO L, NAPPO M A, FERRARI L, et al. Nipah Virus Disease: Epidemiological, Clinical, Diagnostic and Legislative Aspects of This Unpredictable Emerging Zoonosis[J]. Animals(Basel), 2022, 13(1): 159.

[5] GONZALEZ V, BANERJEE A. Molecular, ecological, and behavioral drivers of the bat-virus relationship[J]. iScience, 2022, 25(8): 104779.

[6] GAZAL S, SHARMA N, GAZAL S, et al. Nipah and Hendra Viruses: Deadly Zoonotic Paramyxoviruses with the Potential to Cause the Next Pandemic[J]. Pathogens, 2022, 11(12): 1419.

[7] CHARLIER J, BARKEMA H W, BECHER P, et al. Disease control tools to secure animal and public health in a densely populated world[J]. Lancet Planet Health, 2022, 6(10): e812-e824.

[8] POLLER B, TUNBRIDGE A, HALL S, et al. A unified personal protective equipment ensemble for clinical response to possible high consequence infectious diseases: A consensus document on behalf of the HCID programme[J]. J Infect, 2018, 77(6): 496-502.

[9] MCLEAN R K, GRAHAM S P. The pig as an amplifying host for new and emerging zoonotic viruses[J]. One Health, 2022, 14: 100384.

[10] TALUKDAR P, DUTTA D, GHOSH E, et al. Molecular Pathogenesis of Nipah Virus[J]. Appl Biochem Biotechnol, 2023, 19: 1-12.

[11] LU M, YAO Y, ZHANG X, et al. Both chimpanzee adenovirus-vectored and DNA vaccines induced long-term immunity against Nipah virus infection[J]. NPJ Vaccines, 2023, 8(1): 170.

第二十二章 汉坦病毒

汉坦病毒(Hantavirus, HTNV)感染属于新出现的人畜共患传染病(emerging zoonotic infectious disease)。汉坦病毒在自然界中由特定的啮齿动物宿主携带,可引起人类严重疾病,包括肾综合征出血热(hemorrhagic fever with renal syndrome, HFRS)及汉坦病毒肺综合征(Hantavirus pulmonary syndrome, HPS)。HPS 又称汉坦病毒心肺综合征(Hantavirus cardiopulmonary syndrome, HCPS)。HFRS 主要流行于亚洲和欧洲,由旧世界汉坦病毒(old world Hantavirus)引起。旧世界汉坦病毒包括汉滩病毒〔Hantaan virus,又称原型汉坦病毒(prototypic Hantavirus)〕、首尔病毒(Seoul virus, SEOV)、普马拉病毒(Puumala virus, PUUV)、多布拉伐病毒(Dobrava virus, DOBV)等。HPS 主要流行于美洲,由新世界汉坦病毒(new world Hantavirus)引起。新世界汉坦病毒包括安第斯病毒(Andes virus, ANDV)、辛诺柏病毒(Sin Nombre virus, SNV)、丘克罗病毒(Choclo virus, CHOV)等。SEOV 由于其携带者褐家鼠(Rattus norvegicus)的广泛分布而在世界范围内传播。

朝鲜战争(Korean War, 1950—1953)期间,数千名"联合国"士兵中出现了一种病因不明的疾病,被称为"朝鲜出血热"(Korean hemorrhagic fever)或"流行性出血热"(epidemic hemorrhagic fever)。1976 年,在韩国几个地方捕获的黑线姬鼠(apodemus agrarius)肺部的抗原被证明可与朝鲜出血热患者血清抗体发生特异性反应。1978 年病毒分离培养成功,病毒代表株为"汉坦病毒 76-118 株"(Hantaan virus, strain 76-118),该毒株是以病毒发现地附近的汉坦河(Hantan River)命名的。1987 年国际病毒分类委员会(ICTV)将汉坦病毒属(Hantavirus)添加到布尼亚病毒科(Bunyaviridae)。1993 年在美国西南部发现汉坦病毒可导致 HCPS。2017 年布尼亚病毒科提升为布尼亚病毒目(Bunyavirales),汉坦病毒属被提升为汉坦病毒科(Hantaviridae)。

一、病原学特性及临床表现

1. 形态结构

汉坦病毒颗粒具有多形性，多数呈圆形或卵圆形，直径为75～210nm，有包膜，核酸类型为单负链RNA。3个基因组片段表示为小(S)、中(M)和大(L)，长度分别为2.1kb、3.7kb和6.6kb，分别编码核蛋白(NP)、包膜糖蛋白(Gn和Gc)和依赖于RNA的RNA聚合酶。病毒颗粒表面有双层脂质包膜，包膜表面有由Gn和Gc糖蛋白组成的突起(图22-1)。汉坦病毒的NP具有很强的免疫原性，可刺激机体的体液免疫和细胞免疫应答。Gn和Gc糖蛋白上均有中和抗原位点和血凝活性位点。汉坦病毒抵抗力不强，可以通过加热(56～60℃1小时)、洗涤剂、紫外线辐射、有机溶剂和次氯酸盐溶液灭活，70%乙醇可以灭活病毒。病毒在室温下可存活多天，在-20～4℃范围内可存活更长时间。

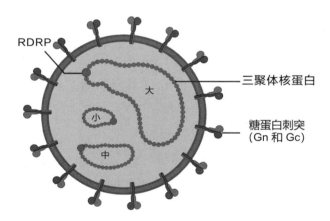

图22-1 汉坦病毒结构示意图

改自：D'SOUZA M H, PATEL T R. Biodefense Implications of New - World Hantaviruses [J]. Front Bioeng Biotechnol, 2020, 8: 925. 西安交通大学医学部博士生黎欣宇绘图。

2. 致病性与免疫性

汉坦病毒的主要靶细胞为血管内皮细胞，血管通透性(vascular permeability)增加是病毒感染的主要致病机制。HFRS以肾衰竭和出血为主要特征，HCPS以肺炎和心血管功能障碍为主要特征，也可表现为靶器官重叠（如重症 HCPS 病例的肾衰竭、HFRS 病例的肺部疾病）。免疫病理损伤在致病中也可能起重要作用。人类对汉坦病毒普遍易感，但多呈隐性感染，仅少数人发病。感染后对机体起免疫保护作用的主要是由病毒包膜糖蛋白刺激机体产生的中和抗体，由病毒 NP 刺激产生的特异性抗体及细胞免疫也起重要作用。HFRS 病后可获得稳定而持久的免疫力。

3. 临床表现

人类汉坦病毒感染可导致两种临床表现：分别由旧世界汉坦病毒引起的 HFRS 及新世界汉坦病毒引起的 HCPS，相关疾病之间的差异是由于不同的血管床受到影响，即 HFRS 影响肾髓质毛细血管而 HCPS 影响肺毛细血管。HFRS 的潜伏期一般为两周左右，起病急、发展快。典型病例具有三大主症，即发热、出血和肾损害。HFRS 的典型病程可分为五个不同的阶段：发热期（febrile）、低血压期（hypotensive）、少尿期（oliguric phase）、多尿期（diuretic phase）和恢复期（convalescent period）。HCPS 患者通常表现为发热、头痛、肌肉酸痛、寒战、白细胞增多和血小板减少症，随后由肺毛细血管渗漏综合征（pulmonary capillary leak syndrome）引起的肺水肿可迅速进展，导致呼吸功能紊乱（respiratory dysfunction）和休克（shock）。HFRS 和 HCPS 的共同因素是血管通透性增加，导致低血压、血小板减少和白细胞增多。初始症状也是相似的，包括突然发作的高热、肌痛和其他流感样症状。但 HCPS 是一种更严重的疾病，病死率（30%～50%）高于 HFRS（约 12%）。

肾综合征出血热患者在感染病毒载量开始达到峰值后，随着第一个临床症状的出现，抗体上升。随着 HFRS 的发展，标志性的实验室检查结果是血小板和尿量减少及血清肌酐水平升高。

二、微生物学检查方法与防治原则

1. 诊断

HFRS 和 HCPS 的诊断基于临床表现、流行病学数据及实验室检测。临床症状主要是高热、头痛、腹痛、背痛，实验室常规检测指标主要是白细胞增多（leukocytosis）、血小板减少症、血清肌酐升高、蛋白尿和血尿（hematuria）等。实验室检测的血清学方法包括 IgM 和 IgG 间接 ELISA，IgM 捕获法 ELISA 敏感性和特异性好。间接免疫荧光测定也常用于诊断，但特异性较低。已经开发出一种 5 分钟快速、用户友好的免疫层析 IgM 抗体检测（rapid 5 - minute user - friendly immunochromatographic IgM - antibody test）。汉坦病毒感染也可以通过传统或定量 RT - PCR 检测样本中的病毒基因组来确认。实验室常用非洲绿猴肾细胞（vero E6）来分离培养该病毒。病毒在细胞内增殖一般不引起可见的细胞病变，通常需采用免疫学方法来检测证实。

2. 防治

HFRS 或 HCPS 的治疗主要是支持性疗法，维持体液和电解质平衡（fluid and electrolyte balance）及循环容量（circulatory volume）非常重要，须监测患者的体液状态（fluid status）、尿量（urine output）和肾功能（renal function），以避免过度补液（over hydration）〔对于无尿（anuria）和毛细血管渗漏的患者〕。有严重体液潴留（fluid retention）和肺水肿的严重肾功能不全（renal insufficiency）的 HFRS 患者可能需要透析治疗（dialysis treatment）。如果存在广泛的血小板减少和出血，可以使用血小板输注。在 HCPS 中，辅助供氧、有指征时的机械通气（mechanical ventilation）、液体管理和适当使用升压药至关重要。抗病毒药物利巴韦林（病毒唑）在我国已被用于 HFRS 的治疗。乳铁蛋白（lactoferrin）、法匹拉韦、凡德他尼（vandetanib）、皮质类固醇、免疫疗法（immunotherapy）、单克隆抗体（monoclonal antibody）及多克隆抗体（polyclonal antibody）等的疗效正在研究中。

我国 HFRS 疫情比较严峻，全国所有省份均曾有病例报告。灭活疫苗（inactivated vaccine）为使用 vero 细胞生产的 HTNV 和 SEOV 二价疫苗（bivalent vaccine for HTNV and SEOV made in vero cell），作为国家扩大免疫规划（National Expanded Program on Immunization）的一部分予以提供，每年接种约 200 万剂。韩国的 Hantavax® 疫苗是一种由 HTNV 在乳鼠脑（suckling mouse brain）中扩增制备的福尔马林灭活疫苗。病毒样颗粒疫苗（virus - like particle vaccine）、重组蛋白疫苗（recombinant protein vaccine）、病毒载体重组疫苗（virus - vectored recombinant vaccine）、基

于核酸的分子疫苗（nucleic acid – based molecular vaccine）等也都在研发中。

三、流行及分布

HFRS 和 HPS 的发生与流行具有明显的地区性及季节性，这与宿主动物的分布及活动密切相关。在世界范围内，每年 HFRS 报告的病例超过 150 000 例。其中大多数 HFRS 病例出现在亚洲，特别是我国，由 HTNV 和 SEOV 感染引起，俄罗斯和韩国也有报道。每年 HCPS 报告病例较少，约为 300 例，其中大多数病例出现在南美洲，主要是巴西，大多数由 SNV 感染引起，美国、加拿大、智利、阿根廷等国也有报道。人类不是汉坦病毒的自然宿主，感染通常通过吸入啮齿动物排泄物（如尿液、粪便和唾液）产生的含有病毒的气溶胶而发生，也有被啮齿动物咬伤后人类感染的报道。1996 年阿根廷 HCPS 暴发中 ANDV 可能发生了人际传播。HFRS 及 HCPS 是多宿主性的自然疫源性疾病，汉坦病毒仅对人类致病，啮齿动物宿主主要表现为慢性感染且无症状。旧世界汉坦病毒的啮齿动物宿主主要为鼠科的姬鼠属、家鼠属和仓鼠科的部分鼠类等。新世界汉坦病毒的啮齿动物宿主主要为普通鹿鼠（deer mouse）、拉布多拉白足鼠（Peromyscus maniculatus）以及美洲的部分小鼠和大鼠。蝙蝠、猫、狗、兔子和猪中发现有汉坦病毒抗体阳性案例。

动物捕猎者（animal trapper）、哺乳动物学家（mammalogists）、林业工人（forestry worker）、农民（farmer）和军人等感染汉坦病毒的风险高。军人在啮齿动物宿主栖息地（rodent reservoirs' habitat）开展军事活动时，或者聚集在通风不良或缺少维护的防御系统（如战壕）时，与啮齿动物宿主接触的机会增加，汉坦病毒感染的风险也会增加，并且这种情况会随着基础设施、卫生设施被战争破坏或损害而进一步加剧。汉坦病毒是可能的生物武器，新世界汉坦病毒比旧世界汉坦病毒更具威胁。

四、平战结合及研究进展

美国疾病预防控制中心战略规划小组对可能引起人类疾病的潜在生物恐怖制剂（细菌、病毒、原生动物和毒素）进行分类（表 21 – 1），汉坦病毒名列其中。

表 22 – 1　潜在生物恐怖制剂分类

分类	定义	病原体及所致疾病
A	第一优先处理级的病原体：易于传播，死亡率高，可能对公共卫生产生重大影响，引起公众恐慌和社会混乱，公共卫生防范特别行动	炭疽芽孢杆菌（炭疽）
		肉毒梭菌（肉毒中毒）
		土拉热弗朗西丝菌（土拉菌病）
		鼠疫耶尔森菌（鼠疫）
		大天花病毒（天花）
		丝状病毒（埃博拉出血热、马尔堡出血热）
		沙粒病毒（拉沙热、马丘波病毒病）
		布尼亚病毒（克里米亚－刚果出血热、裂谷热）
		黄病毒（登革热）
B	第二优先处理级的病原体：比较容易传播，发病率中等，死亡率较低，特别强化疾控中心诊断及监测能力	布鲁氏菌（布鲁氏菌病）
		产气荚膜梭菌（坏疽和食物中毒）
		沙门菌（沙门菌病）
		大肠埃希菌 O157：H7（出血性结肠炎）
		痢疾志贺菌（痢疾）
		鼻疽伯克霍尔德菌（鼻疽）
		类鼻疽伯克霍尔德菌（类鼻疽）
		鹦鹉热衣原体（鹦鹉热）
		贝纳柯克斯体（Q 热）
		霍乱弧菌（霍乱）
		球孢子菌（球孢子菌病）
		金黄色葡萄球菌（食物中毒）
		普氏立克次体（斑疹伤寒）
		甲病毒（脑炎）
		杯状病毒（胃肠炎）

续表

分类	定义	病原体及所致疾病
C	第三优先处理级的病原体：可能被改造为可造成大规模传播的新发病病原体，易于获得，易于改造和传播，发病率和死亡率较高，可能对公共卫生产生重要影响	多药耐药结核分枝杆菌（结核病）
		尼帕病毒（脑炎）
		汉坦病毒（肾综合征出血热、汉坦病毒心肺综合征）
		基孔肯亚病毒（关节炎）
		SARS 相关冠状病毒（呼吸综合征）
		高致病性流感病毒（呼吸综合征）
		黄热病毒（肌痛）

资料来源：OLIVEIRA M, MASON – BUCK G, BALLARD D, et al. Biowarfare, bioterrorism and biocrime: A historical overview on microbial harmful applications [J]. Forensic Sci Int, 2020, 314: 110366.

五、图解及归纳（图 22 – 2）

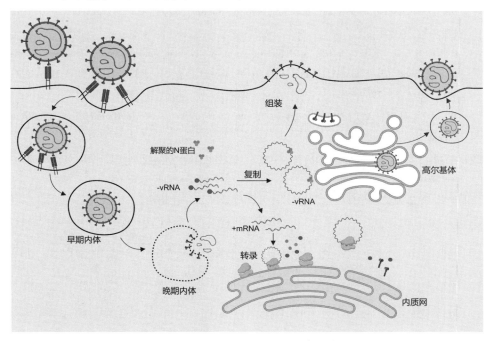

图 22 – 2　引起 HCPS 的汉坦病毒生命周期

注：引起 HCPS 的汉坦病毒（如 SNV 或 ANDV）首先与内皮细胞上的 β3 整合素受体（β3 – integrin receptor）结合，介导内吞作用。早期核内体的形成有助于将病毒颗粒运输到高尔基复合体。在 pH 介导的膜融合之后，晚期核内体在内质网 – 高尔基体间室（endoplasmic reticulum – Golgi intermediate compartment，ERGIC）附近分解，并释放核糖核蛋白

(RNP)。RNP 分解后，RDRP 在细胞质中进行转录和复制，通过切割细胞 mRNA 形成加帽引物(capped primer)以启动病毒 mRNA 转录。转录的 S、M 和 L 片段 mRNA 分别被翻译成 NP、GPC(然后成为共翻译的 Gn 和 Gc 糖蛋白)和 RDRP。负义病毒 RNA 可作为 mRNA 转录的模板。与在高尔基复合体组装的旧世界汉坦病毒相比，新世界汉坦病毒在质膜上组装，新生的病毒颗粒从质膜中萌发。

改自：D'SOUZA M H, PATEL T R. Biodefense Implications of New – World Hantaviruses[J]. Front Bioeng Biotechnol, 2020, 8: 925. 西安交通大学医学部博士生黎欣宇绘图。

参考文献

[1] KUHN J H, SCHMALJOHN C S. A Brief History of Bunyaviral Family Hantaviridae[J]. Diseases, 2023, 11:38.

[2] BROCATO R L, HOOPER J W. Progress on the Prevention and Treatment of Hantavirus Disease[J]. Viruses, 2019, 11:610.

[3] OLIVEIRA M, MASON – BUCK G, BALLARD D, et al. Biowarfare, bioterrorism and biocrime: A historical overview on microbial harmful applications[J]. Forensic Sci Int, 2020, 314: 110366.

[4] PARKES L O, NGUYEN T T, LONGTIN J, et al. A Cluster of Three Cases of Hantavirus Pulmonary Syndrome among Canadian Military Personnel[J]. Can J Infect Dis Med Microbiol, 2016, 2016:2757969.

[5] D'SOUZA M H, PATEL T R. Biodefense Implications of New – World Hantaviruses[J]. Front Bioeng Biotechnol, 2020, 8:925.

[6] AVŠIČ – ŽUPANC T, SAKSIDA A, KORVA M. Hantavirus infections[J]. Clin Microbiol Infect, 2019, 21S:e6 – e16.

[7] 李凡, 徐志凯. 医学微生物学[M]. 9 版. 北京：人民卫生出版社, 2018.

第二十三章 新冠病毒

冠状病毒（coronavirus，CoV）是一大类病毒，可感染多种哺乳动物和鸟类，包括家畜和伴侣动物（livestock and companion animal）。严重急性呼吸综合征冠状病毒-2（简称新冠病毒）导致的2019冠状病毒病（简称新冠）于2020年3月被WHO宣布为"大流行"（pandemic）。2023年5月5日，WHO宣布新冠疫情不再构成"国际关注的突发公共卫生事件"（public health emergency of international concern，PHEIC）。

一、病原学特性及临床表现

1. 形态结构

新冠病毒属于β属冠状病毒，有包膜，颗粒呈圆形或椭圆形，直径60~140nm。核酸为单正链RNA，具有5个必需基因，分别编码核蛋白（N）、包膜蛋白（E）、膜蛋白（M）和刺突蛋白（S）4种结构蛋白及依赖于RNA的RNA聚合酶。N包裹RNA基因组构成核衣壳，外面围绕着E，病毒包膜包埋有M和S。新冠病毒变异株（variant）包括阿尔法（alpha）、贝塔（beta）、伽玛（gamma）、德尔塔（delta）和奥密克戎（omicron）等。

2. 致病性与免疫性

病毒进入呼吸道后会侵入下肺叶，感染一系列细胞，包括肺泡上皮细胞、血管内皮细胞和肺泡巨噬细胞。病毒进入细胞后，细胞质内的固有免疫传感器向下游发送信号产生Ⅰ/Ⅲ型干扰素和Toll样受体（TLR）以识别病毒的入侵。高浓度的炎性细胞因子/趋化因子可引起内皮功能障碍和血管扩张放大等组织破坏性损伤，从而募集免疫细胞（如巨噬细胞和中性粒细胞）。血管渗漏和屏障功能受损可促进内皮细胞炎症和肺水肿，导致气体交换受限，从而促进缺氧环境，导致呼吸衰竭或器官衰竭。炎症环境将诱导内皮细胞上调白细胞黏附分子，从而促进免疫细胞的积累,这也可能导致呼吸衰竭的快速进展。肺部的过度炎症进一步诱导巨噬细胞和中性粒细胞的趋化,最终导致不可逆转的肺损伤,全身炎症还会导致心脏组织的长期后遗症。

3. 临床表现

新冠病毒感染后的潜伏期为1~14天,多为3~7天,以发热、干咳、乏力为主要表现。部分患者可以鼻塞、流涕、咽痛、嗅觉及味觉减退或丧失、结膜炎、肌痛和腹泻等为主要表现。重症患者多在发病1周后出现呼吸困难和(或)低氧血症,严重者可快速进展为急性呼吸窘迫综合征、脓毒症休克、难以纠正的代谢性酸中毒、出凝血功能障碍及多器官功能衰竭等。多数患者预后良好,少数患者病情危重。

二、微生物学检查方法与防治原则

1. 诊断

诊断方法要求价格合理、简单、快速、准确、高效,以及用户体验友好(affordable, simple, fast, accurate, efficient, and friendly user testing)。目前的诊断方法一种是基于分子(molecular-based)的检测核酸丰度(abundance),如逆转录定量聚合酶链反应(RT-qPCR)和逆转录环介导等温扩增(RT-LAMP),其中RT-qPCR因高灵敏度和特异性成为金标准;另一种是基于免疫学的检测患者标本中是否存在抗原或抗体,如ELISA、侧向流动测定(LFA)、化学发光免疫测定(CLIA)和中和测定。除了这些方法,基于传感器或成簇规律间隔短回文重复(CRISPR)等的方法也在不断开发。

2. 防治

抗病毒药物(antiviral drug)大大减少了病毒相关并发症和死亡率。在免疫功能正常的宿主中,病毒复制峰值发生在症状发作前后,并持续5~7天,这是给予抗病毒药物的机会窗。因此,在门诊对感染进行早期和快速诊断,以及易于开具处方的口服药物的使用至关重要。抗病毒药物的靶标包括参与病毒生命周期和(或)发病机制的分子,可分为两类:宿主源性和病毒源性靶标(host-derived and viral-derived targets)。第一类尚未进入临床使用,第二类为靶向参与SARS-CoV-2

生命周期或发病机制的蛋白质，包括：①依赖于 RNA 的 RNA 聚合酶抑制剂；②病毒蛋白酶抑制剂（protease inhibitor）；③成熟抑制剂（maturation inhibitor）。瑞德西韦已在需要氧气支持的住院患者中证明其疗效，并且可使轻度或中度病例避免住院。然而，静脉给药（intravenous administration）限制了其在门诊患者中的使用。莫诺拉韦（molnupiravir）和奈玛特韦/利托那韦（nirmatrelvir/ritonavir）是有效的口服抗病毒药物。这些药物的主要特征见表 23-1。已有多款新冠疫苗上市，具有一定的保护效果。

表 23-1 靶向参与 SARS-CoV-2 生命周期和（或）发病机制的蛋白质的药物主要药理学特征

药物名称	药物类别	给药途径和给药方案	最常见的不良反应
瑞德西韦	核苷类似物	静脉注射，第 1 天 200mg，然后 100mg，每日 1 次	腹泻、皮疹、肾功能损害、低血压
莫诺拉韦	核苷类似物	口服，800mg，每日 2 次	腹泻、恶心、头晕、胚胎-胎儿毒性（embryo-fetal toxicity）、骨和软骨毒性（bone and cartilage toxicity），对成分过敏的男性治疗期间和最后一次给药后 3 个月需要避孕
奈玛特韦/利托那韦	蛋白酶抑制剂	口服，300mg 奈玛特韦加 100mg 利托那韦，每日 2 次	腹泻、味觉障碍（dysgeusia）、高血压、肌痛、过敏、肝毒性（hepatotoxicity）

注：药物使用请遵医嘱。
资料来源：AIELLO T F, GARCÍA-VIDAL C, SORIANO A. Antiviral drugs against SARS-CoV-2[J]. Rev Esp Quimioter, 2022, 35(3): 10-15.

三、冠状病毒流行及分布

1931 年，禽传染性支气管炎病毒（avian infectious bronchitis virus, IBV）是第一个被发现的冠状病毒；1966 年和 1967 年，第一批人类冠状病毒 HCoV-229E 和 HCoV-OC43 被发现；1987 年第一个全长冠状病毒基因组序列测定完成；1992 年获得第一个通过靶向重组改造的重组冠状病毒；2000—2001 年全长反向遗传克隆（full-length reverse genetic clone）完成；2002 年完成双层膜囊泡（double-membrane vesicles）的电子显微镜观察；2002—2003 年，SARS 疫情出现，导致 8000 多例病例（病死率约为 10%）。由于其发生的人与人之间的传播主要在症状出现后，严格的公共卫生措施（包括旅行限制和患者隔离）成功地将疾病传播控制在有限的感染场所。此后，又鉴定出 HCoV-NL63 和 HCoV-HKU1。HCoV-229E、HCoV-OC43、HCoV-NL63 和 HCoV-HKU1 通常每年循环一次，只引起轻微的上呼吸道症状。2008 年，SARS-CoV 诱导的双膜囊泡首次通过电子断层扫描（electron tomography）显示。2012 年以来，第二种高致病性冠状病毒 MERS-CoV 出现，导致 2500 多例病例（病死率约为 36%）。MERS-CoV 也起源于蝙蝠，并在单峰驼（dromedary camel）中建立了储存库。SARS-CoV-2 也可能从蝙蝠或尚未确定的中间宿主中溢出后，迅速在人群中传播。SARS-CoV-2 以上呼吸道和下呼吸道组织为目标，即使在症状出现之前也会发生有效的人际传播。临床表现从无症状、轻度感染到急性肺炎不一。截至 2024 年 5 月，新冠病毒导致全球约 7 亿人感染，其中 700 多万人死亡。冠状病毒发现和研究中的重要事件如图 23-1 所示。

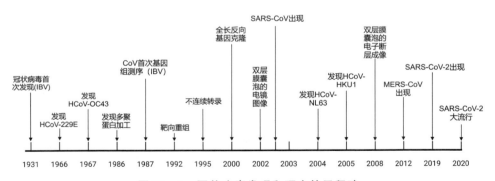

图 23-1　冠状病毒发现和研究的里程碑

改自：V'KOVSKI P, KRATZEL A, STEINER S, et al. Coronavirus biology and replication: implications for SARS-CoV-2[J]. Nat Rev Microbiol, 2021, 19(3): 155-170. 西安交通大学医学部博士生黎欣宇绘图。

四、平战结合及研究进展

新冠疫情暴发以来，研究人员开发出从传统的核酸检测、血清学检测，到生物传感器和纳米传感器等多种检测方法。多种检测方法的特点见表23-2。

表23-2 新冠病毒检测方法及其属性特点

	方法	标本类型	灵敏度、检测限、检测时间	优势	局限性
核酸检测法	RT-qPCR	NP、OP拭子或痰	95%～100%，100～500拷贝/反应，4小时	高灵敏度和特异性（金标准）	需要昂贵的设备和训练有素的工作人员，在病毒载量低的样品中给出错误的结果
	ddPCR	NP拭子、痰	94%，11.1～123.2拷贝/反应，5小时	准确检测病毒载量低的样本中的病毒，减少假阴性结果	昂贵且耗时
	RT-LAMP	NP、OP拭子或唾液	93.5%～97.5%，100～200拷贝/反应，30分钟	低成本、快速且高度特异性	敏感性取决于病毒载量，一些样本给出中间结果
	直接测序的方法	NP拭子	99%，4.08ng/μL，24小时	可以确定病毒的来源和突变	昂贵，不适合大规模测试使用。测序错误因临床样本中的大量读数或低病毒载量而发生
免疫学方法	ELISA	血液/血清	80%～85.7%，1.953～500ng/mL，5小时	可以检测最近或以前暴露于病毒，确定危重患者的潜在血清供体	开发此检测方法需较长时间，不直接指示感染的存在。免疫力低下人群的检测结果与个体的免疫力相关
	LFA	NP拭子、唾液	84%，0.65ng/mL，15～30分钟	快速，体积小，不需要专用设备	在病毒载量低的样品中给出假阴性结果，需要优化
	CLIA	血液/血清	IgM为73.3%，IgG为76.7%；10AU/mL；40分钟	快速，消耗少量试剂	昂贵，结果的准确性因疾病的时期而异
	中和测定	人上皮细胞	95%～100%，无，3～5天	对疫苗开发至关重要	测试必须在3级生物安全柜中进行
新兴技术	CRISPR技术	NP拭子	80%～97.1%，10～100拷贝/反应，30～60分钟	快速而简单，不需要昂贵的设备	病毒突变会导致错误的结果

续表

	方法	标本类型	灵敏度、检测限、检测时间	优势	局限性
新兴技术	生物传感器	NP拭子、痰	99%，1～10拷贝/反应，10分钟	快速、经济、高效，可提供实时测量	使用少量分析物时产生较小响应
	基于纳米传感器	NP拭子	100%，0.18ng/μL，20～60分钟	高灵敏度和稳定性，简单，低分析物量即足够，检测精度高	昂贵，需要进一步临床试验

注：ddPCR，droplet digital PCR，微滴数字聚合酶链反应；RT-LAMP，reverse-transcription LAMP，逆转录环介导等温扩增；LFA，lateral flow assay，侧向流动测定；CLIA，chemiluminescent immunoassay，化学发光免疫测定；NP，nasopharyngeal，鼻咽；OP，oropharyngeal，口咽；CRISPR，clustered regulatory interspaced short palindromic repeat，成簇规律间隔短回文重复。

资料来源：ALHAMID G，TOMBULOGLU H，RABAAN A A，et al. SARS-CoV-2 detection methods: A comprehensive review[J]. Saudi J Biol Sci，2022，29(11)：103465.

五、图解

冠状病毒的生命周期见图23-2。

六、归纳

辉瑞公司(Pfizer)和莫德纳公司开发了编码SARS-CoV-2刺突蛋白的mRNA疫苗(mRNA vaccine)，强生公司(Johnson & Johnson)则开发了基于腺病毒载体的疫苗。自美国紧急批准疫苗管理(emergency approval of vaccine administration)以来，临床试验的大量参与者及普通人群都显示出安全性。临床试验结果显示，在预防严重和有症状SARS-CoV-2感染方面，辉瑞和莫德纳疫苗的有效性分别为95%和94.1%，强生疫苗的有效性为85.4%。我国也有灭活疫苗、腺病毒疫苗、亚单位疫苗等多款新冠疫苗上市，均起到了很好的保护作用。表23-3对比了几种较早上市的国外疫苗的临床试验结果及作用机制。

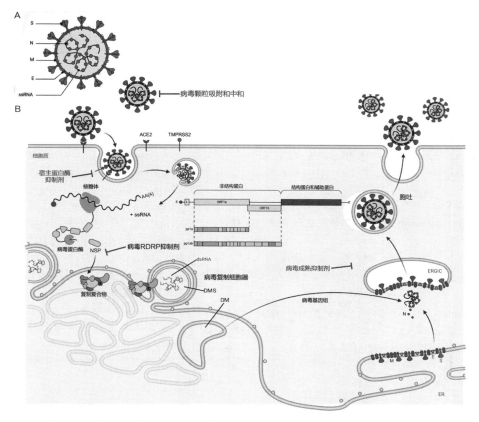

A. 冠状病毒颗粒由结构蛋白组成，即刺突蛋白（S）、包膜蛋白（E）、膜蛋白（M）、核衣壳蛋白（N）。S 三聚体从病毒包膜中突出，可特异性地与受体结合。B. 冠状病毒颗粒与细胞附着因子结合。S 蛋白与细胞受体〔如血管紧张素转换酶 2（angiotensin – converting enzyme 2，ACE2）〕及宿主因子〔如细胞表面丝氨酸蛋白酶 2（cell surface serine protease 2，TMPRSS2）〕结合，促进病毒在细胞膜或内体膜上的摄取和融合。进入后，基因组 RNA 的释放和脱壳使其受到两个大的可读框 ORF1a 和 ORF1b 的即时翻译。由此产生的多聚蛋白 pp1a 和 pp1ab 通过共翻译及翻译后加工成为单独的 NSP，形成病毒复制和转录复合物。与 NSP 的表达一致，由特征性核周双膜囊泡、卷积膜（convoluted membrane，CM）和小开放双膜球（double – membrane spherule，DMS）组成的病毒复制细胞器的生物发生为病毒基因组 RNA 复制和亚基因组 mRNA（sg mRNA）的转录创造了保护性微环境。翻译后的结构蛋白转运到内质网膜，并通过内质网 – 高尔基体间室转运，在那里与 N 包裹的新产生的基因组 RNA 相互作用，进入分泌囊泡区的内腔（lumen of secretory vesicular compartment）。最后，病毒颗粒通过胞吐作用从感染细胞中分泌出来。图中显示了目前正在验证的化合物抑制的关键步骤。这些化合物代表了较好的抗病毒靶点。

图 23 – 2　冠状病毒的生命周期

注：L，leader sequence，前导序列。

改自：V'KOVSKI P, KRATZEL A, STEINER S, et al. Coronavirus biology and replication: implications for SARS – CoV – 2[J]. Nat Rev Microbiol, 2021, 19(3): 155 – 170. 西安交通大学医学部博士生黎欣宇绘图。

表 23-3　辉瑞、莫德纳和强生公司 SARS-CoV-2 疫苗的主要临床试验简介

疫苗	主要临床试验	作用机制
辉瑞-生物科技 mRNA COVID-19 疫苗 BNT162b2（Pfizer-BioNTech mRNA COVID-19 vaccine BNT162b2）	（1）3期试验（Phase 3 trial）于2020年7月27日开始，有超过43 000名参与者（participant），于2020年11月18日结束；（2）结果显示，对预防严重 COVID-19 感染〔定义为需要住院治疗（hospitalization）〕的有效性为95.0%；（3）FDA于2020年12月11日批准了辉瑞疫苗的紧急使用授权（emergency use authorization，EUA）；（4）2021年8月23日，FDA全面批准（full approval）该疫苗在美国使用	辉瑞和莫德纳疫苗有类似的作用机制。疫苗含有核苷修饰的 mRNA（nucleoside-modified mRNA），可编码 SARS-CoV-2 刺突糖蛋白，并以脂质纳米颗粒（lipid nanoparticle）递送，以便更有效地递送到宿主细胞中。疫苗的目标是引发B细胞和T细胞对刺突蛋白的反应。将有效脂质纳米颗粒递送系统（potent lipid-nanoparticle delivery system）与避免干扰素相关基因早期激活的修饰核苷酸（modified nucleotide）结合使用，是疫苗有助于其功效的独特特征
莫德纳 mRNA-1273 COVID-19 疫苗（Moderna mRNA-1273 COVID-19 vaccine）	（1）3期试验于2020年7月开始；（2）试验显示，预防有症状感染的有效性为94.1%，并且在具有严重 COVID-19 感染危险因素的队列中没有偏差（no deviation in cohorts）；（3）FDA于2020年12月18日批准莫德纳疫苗的紧急使用授权	
强生腺病毒26型 COVID-19 疫苗（Johnson & Johnson adenovirus type 26 COVID-19 vaccine）	（1）3期试验于2020年9月7日开始，有44 000名参与者；（2）试验显示，对中度 COVID-19 感染的有效性为66.1%，对严重感染（severe infection）的有效性为85.4%，且参与者中没有住院或死亡；（3）FDA于2021年2月27日批准强生疫苗的紧急使用授权	一种重组和复制能力不全的人类腺病毒26型载体（recombination and replication-incompetent human adenovirus type 26 vector）疫苗，表达 SARS-CoV-2 刺突抗原。腺病毒通常引起类似于普通感冒的症状，并作为病毒载体。病毒载体的复制基因（replication gene）被删除，无法在人体内复制并引起感染，因此是将编码新冠病毒刺突抗原的基因递送到人体细胞中的可行方法

资料来源：PATEL R, KAKI M, POTLURI V S, et al. A comprehensive review of SARS-CoV-2 vaccines: Pfizer, Moderna&Johnson&Johnson〔J〕. Hum Vaccin Immunother, 2022, 18（1）: 2002083.

参考文献

[1] V'KOVSKI P,KRATZEL A,STEINER S,et al. Coronavirus biology and replication:implications for SARS-CoV-2[J]. Nat Rev Microbiol,2021,19(3):155-170.

[2] AIELLO T F,GARCÍA-VIDAL C,SORIANO A. Antiviral drugs against SARS-CoV-2[J]. Rev Esp Quimioter,2022,35(3):10-15.

[3] ALHAMID G,TOMBULOGLU H,RABAAN A A,et al. SARS-CoV-2 detection methods:A comprehensive review[J]. Saudi J Biol Sci,2022,29(11):103465.

[4] PATEL R,KAKI M,POTLURI V S,et al. A comprehensive review of SARS-CoV-2 vaccines:Pfizer, Moderna&Johnson&Johnson[J]. Hum Vaccin Immunother,2022,18(1):2002083.

[5] 中华人民共和国中央人民政府. 关于印发新型冠状病毒肺炎诊疗方案(试行第九版)的通知[EB/OL]. [2022-03-14]. https://www.gov.cn/zhengce/zhengceku/2022-03/15/content_5679257.htm?mc_cid=05ab75cc31&mc_eid=627c47469b.

第二十四章 流感病毒

正黏病毒科（*Orthomyxoviridae*）所含 4 种流感病毒（influenza virus，甲、乙、丙、丁）中，有 3 种（甲、乙、丙）感染可引发人类疾病。甲型流感病毒可在人类中引起大流行，也可感染许多鸟类和一些哺乳动物；乙型流感病毒主要感染人类；丙型流感病毒感染人类、猪和狗；丁型流感病毒主要感染牛，并蔓延到其他动物，目前尚不清楚是否能感染人类并引起疾病。引起全球流行的甲型和乙型病毒被称为季节性流感病毒。

一、病原学特性及临床表现

1. 形态结构

流感病毒呈球形，有包膜，直径为 80~120nm。基因组总长度是 13 600bp，为分节段的单负链 RNA。甲型和乙型流感病毒有 8 个 RNA 片段，丙型流感病毒有 7 个 RNA 片段。病毒体包膜上镶嵌有两种刺突，即血凝素（hemagglutinin，HA）和神经氨酸酶（neuraminidase，NA）。HA 可与人及多种动物红细胞表面的受体结合引起红细胞凝集（hemoagglutination），特异性抗体可以抑制凝集（hemoagglutination inhibition）。在迄今鉴定出的 18 种 HA 和 11 种 NA 中，有 16 种 HA（H1 至 H16）和 9 种 NA（N1 至 N9）可引起鸟类（主要是野生水禽）的地方性疾病。这些病毒周期性地感染家禽和猪等动物，并建立地方性动物疾病的谱系。依赖于 RNA 的 RNA 聚合酶的高错误率，以及合并感染期间 RNA 片段的重组为甲型流感病毒提供了进化能力，并可以促进其在新宿主之间的循环。流感病毒能在鸡胚羊膜腔和尿囊腔中增殖，也可在多种细胞系中培养，其易感动物为雪貂。该病毒抵抗力较弱，对温度、干燥、日光、紫外线等物理因素，以及乙醚、甲醛等化学因素敏感。

2. 致病性与免疫性

流感病毒侵入呼吸道黏膜后，病毒复制大多发生在气道（airway）和肺泡（pulmonary alveoli）上皮细胞中。进入呼吸道后，HA 蛋白附着在呼吸道上皮上的唾液酸细胞表面受体（sialic acid cell-surface receptor）上，触发受体介导的病毒颗粒内吞作用。随后是病毒膜和内体膜（endosomal membrane）的融合。核糖核蛋白（含 8 个病毒 RNA 片段及 RDRP）被释放并转运到感染细胞的细胞核中，其中 RDRP 介导病毒 RNA 的转录和复制。流感病毒颗粒由 RNP 组成，由基质蛋白 1（M1）内衬，并被表面蛋白 HA、NA 和基质蛋白 2（M2）包裹。一旦包装（packaging）和出芽过程完成，子代病毒颗粒上的 NA 就会从细胞表面的唾液酸残基（sialic acid residues）上切割出新的病毒颗粒，被感染的细胞死亡，释放出来的病毒颗粒可以继续感染其他细胞。流感病毒感染后，机体可形成特异性免疫应答。呼吸道黏膜局部分泌的 sIgA 抗体有阻断病毒感染的保护作用，但作用时间短暂。抗 HA 特异性抗体为中和抗体，可持续数月至数年；NA 产生的特异性抗体可以抑制病毒的释放与扩散，但不能中和病毒的感染性。不同型别流感病毒感染不能诱导交叉性保护抗体的产生。病毒感染后机体细胞免疫也可以起到一定保护作用。

3. 临床表现

季节性流感的临床表现范围从无症状感染、伴有或不伴发热的无并发症上呼吸道感染，到可导致严重疾病的并发症不一。全身症状，如发热、寒战、肌痛、不适和头痛，通常突然出现，并伴有呼吸道症状，如干咳、咽痛和流鼻涕（nasal discharge）。儿童可出现恶心、呕吐、腹泻和腹痛等胃肠道症状。流泪（lacrimation）、结膜炎、畏光（photophobia）和眼球运动疼痛（painful eye movement）等眼部症状（ocular symptom）较少见。皮疹不常见。对大多数人来说，无并发症流感的体征和症状通常在 3～7 天后消退，但咳嗽和不适可以持续 2 周以上，尤其是在老年人和慢性肺病（chronic lung disease）患者中。

二、微生物学检查方法与防治原则

1. 微生物学检查方法

流感的诊断测试(influenza diagnostic test)见表 24-1。

表 24-1 流感的诊断测试

方法	原理	准确性*	评价
快速抗原检测(10~15 分钟出结果)	用抗体检测流感病毒抗原,使用横向流动免疫测定或快速免疫荧光测定,通常连接数字分析装置	低至中等敏感性(sensitivity)(40%~80%),高特异性	能够检测和区分甲型与乙型流感病毒感染,使用分析装置的测试灵敏度更高,可即时(point-of-care)使用,多重检测(multiplex assay)可以检测和区分 SARS-CoV-2 与甲型、乙型流感病毒感染
快速分子检测(15~40 分钟出结果)	应用核酸扩增技术检测流感病毒 RNA,需要 1 台带有嵌入式分析设备的小型仪器	高敏感性(>95%),高特异性(>99%)	能够检测和区分甲型与乙型流感病毒感染,一些检测方法可用于即时检测,多重检测可以检测和区分 SARS-CoV-2 与甲型、乙型流感病毒感染,一些检测方法也可检测 RSV
分子检测(45~80 分钟出结果,某些试验为 4~6 小时)	核酸扩增法检测流感病毒 RNA,一些分析需要复杂的仪器、分析前核酸提取和下游分析	高敏感性(>95%),高特异性(>99%)	能够检测和区分甲型与乙型流感病毒感染;必须在经认证的临床实验室或公共卫生实验室进行,需要合格的实验室人员;多重检测可检测和区分 SARS-CoV-2 与甲型、乙型流感病毒感染,一些多重检测还可以识别甲型流感病毒亚型和其他呼吸道病毒及细菌病原体
免疫荧光测定(1~4 小时出结果)	抗体免疫荧光染色法检测流感病毒抗原,需要收集上呼吸道细胞和使用荧光显微镜	中等敏感性,高特异性	能够检测和区分甲型与乙型流感病毒感染;必须在经认证的临床实验室或公共卫生实验室进行,需要合格的实验室人员;灵敏度取决于样品的制备;不太常用

续表

方法	原理	准确性*	评价
病毒培养（1~10天出结果）	利用组织细胞培养分离活流感病毒	高敏感性，高特异性	能够检测和区分甲型与乙型流感病毒感染；需要适合的实验室条件和合格的工作人员；壳瓶细胞培养可在1~3天内出结果，标准组织细胞培养需要3~10天

注：RSV，respiratory syncytial virus，呼吸道合胞病毒。*准确性是与RT-PCR相比。阴性结果不一定排除流感病毒感染，应结合流感流行情况、被测人群的体征和症状、基础医疗条件、标本来源和检测方法的特征（敏感性和特异性）进行分析。

资料来源：UYEKI T M, HUI D S, ZAMBON M, et al. Influenza[J]. Lancet, 2022, 400(10353): 693-706.

2. 防治原则

抗流感病毒的药物种类较多，见表24-2。

表24-2 治疗流感的抗病毒药物

药物	作用机制	注意事项
奥司他韦（oseltamivir），口服混悬液或胶囊	抑制流感病毒神经氨酸酶，阻断子代病毒颗粒从受感染的呼吸道上皮细胞释放	在通用配方中广泛使用，对乙型流感病毒的效果可能较低
扎那米韦（zanamivir），吸入粉末		可及性不如奥司他韦；慢性呼吸道疾病患者禁用，因为会增加支气管痉挛（bronchospasm）的风险。拉尼那韦（laninamivir）（单次吸入）是一种相关的长效吸入型神经氨酸酶抑制剂，在日本被批准用于治疗流感
帕拉米韦（peramivir），静脉注射		可及性不如奥司他韦
玛巴洛沙韦（baloxavir），口服混悬液或胶囊	抑制病毒RNA聚合酶，阻止病毒在受感染细胞中的复制	与5天奥司他韦的临床获益相似，单次给药后显著降低上呼吸道流感病毒RNA浓度，对乙型流感病毒感染的疗效优于奥司他韦

资料来源：UYEKI T M, HUI D S, ZAMBON M, et al. Influenza[J]. Lancet, 2022, 400(10353): 693-706.

其他抗病毒药物包括血凝素抑制剂乌米非诺韦（umifenovir）及聚合酶抑制剂法匹拉韦。建议每年接种流感疫苗，因为免疫力会随着时间的推移而减弱，而且流行的流感病毒之间存在抗原漂移（antigenic drift），需要每年更新疫苗抗原。全世界使用的大多数流感疫苗都是使用在鸡蛋中增殖、经福尔马林灭活的流感病毒（influenza viruses propagated in eggs and formalin inactivated）生产的，其抗原呈分裂或亚基（split or subunit）形式，不含佐剂（adjuvant）。基于血凝素含量进行标准化，大多数疫苗含有每种血凝素抗原（haemagglutinin antigen）各 15μg。全世界大多数流感疫苗都是四价（quadrivalent）疫苗，含甲型 H1N1 病毒株 pdm09 毒株、甲型 H3N2 病毒株，以及维多利亚和山形乙型流感病毒谱系（Victoria and Yamagata lineages of influenza B viruses）的代表。在某些国家也有三价疫苗，含有 2 种甲型流感病毒株组分和 1 种乙型流感病毒株组分。

三、流行及分布

流感病毒传播迅速，多呈季节性流行，除感染人类以外，还可以感染禽、猪、马等动物。病毒通常引起呼吸道局部感染，不引起病毒血症。传染源主要是患者，其次为隐性感染者，感染的动物亦可传染人。主要传染途径是病毒经飞沫、气溶胶通过呼吸道在人间传播，人群普遍易感。据估计，全世界每年约有 30 万例与流感相关的呼吸道疾病死亡病例，撒哈拉以南非洲和东南亚地区与流感相关的呼吸道疾病死亡率较高。流感还造成巨大的经济负担，如美国每年与流感流行相关的经济成本（含直接医疗成本和间接成本）平均为 11.2 亿美元，其中间接成本（如有偿工作缺勤）远高于直接医疗成本。

四、平战结合及研究进展

近年来兴起的反向疫苗学为疫苗的开发提供了新思路，见图 24-1。

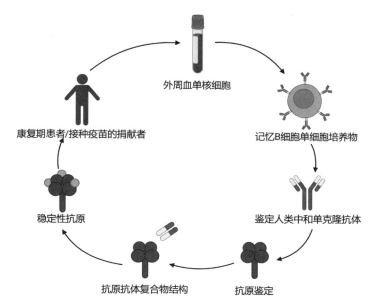

图 24 - 1 反向疫苗学示意图

注：来自康复期患者或接种疫苗的捐赠者的血浆或记忆 B 细胞(memory B cell)的单细胞培养物被用于筛选对目标病原体具有中和活性的单克隆抗体。接下来，使用重组 mAb 鉴定抗原并研究抗原-mAb 复合物的 3D 结构。该结构信息可优化用于疫苗的稳定抗原。

改自：PANTALEO G, CORREIA B, FENWICK C, et al. Antibodies to combat viral infections: development strategies and progress [J]. Nat Rev Drug Discov, 2022, 21 (9): 676-696. 西安交通大学医学部博士生黎欣宇绘图。

五、归纳

与流感相关的并发症可能累及人体多个器官、系统，见表 24 - 3。

表 24 - 3 与流感相关的并发症

	并发症	注意事项
上呼吸道及耳部	中耳炎(otitis media)、腮腺炎(parotitis)、鼻窦炎(sinusitis)、喉气管支气管炎(laryngotracheobronchitis)	中耳炎、腮腺炎和喉气管支气管炎在儿童中比在成人中更常见
下呼吸道	细支气管炎(bronchiolitis)、支气管炎(bronchitis)、反应性气道疾病(reactive airway disease)、肺炎、呼吸衰竭(respiratory failure)和急性呼吸窘迫综合征	细支气管炎在幼儿中比在成人中更常见

续表

	并发症	注意事项
心脏	心肌梗死（myocardial infarction）、心肌炎（myocarditis）、心包炎、心力衰竭（heart failure）	流感可促使冠状动脉疾病患者发生心肌梗死或心力衰竭，导致致命的危重疾病
胃肠道	肝炎、胰腺炎（pancreatitis）和严重急性腹痛（severe acute abdomen-like pain）	肝衰竭很少见
肌肉骨骼	肌炎、横纹肌溶解综合征（rhabdomyolysis）和骨筋膜室综合征（compartment syndrome）	严重的肌炎（比目鱼肌和腓肠肌）可发生在学龄儿童，肌红蛋白尿可引起急性肾损伤
肾	急性肾损伤和肾衰竭	会发生重症肺炎
神经系统	脑病、脑炎、脑膜脑炎、热性惊厥（febrile convulsion）、脑血管意外（cerebrovascular accident）、横贯性脊髓炎、急性脱髓鞘性脑脊髓炎（acute demyelinating encephalomyelitis）、水杨酸暴露的瑞氏综合征（Reye syndrome with salicylate exposure）和吉兰-巴雷综合征	脑病和脑炎在幼儿中更为常见，有完全恢复、留下后遗症或致命结果等不同情况；瑞氏综合征在没有水杨酸暴露的儿童中很少见；吉兰-巴雷综合征罕见
合并感染	肺炎、呼吸机相关肺炎（ventilator-associated pneumonia）、气管炎（tracheitis）和脑膜炎	侵入性细菌、病毒和真菌合并感染可导致严重疾病和致命结果
其他	慢性疾病加重、脱水、败血症、中毒性休克综合征（toxic shock syndrome）、败血症样综合征，婴儿猝死、早产或流产	患有慢性疾病的所有年龄段的人都可能经历基础疾病的恶化（如成人慢性阻塞性肺疾病加重、哮喘恶化或心力衰竭）

资料来源：UYEKI T M，HUI D S，ZAMBON M，et al. Influenza［J］. Lancet，2022，400（10353）：693-706.

参考文献

［1］ UYEKI T M,HUI D S,ZAMBON M,et al. Influenza［J］. Lancet,2022,400（10353）：693-706.

［2］ PANTALEO G,CORREIA B,FENWICK C,et al. Antibodies to combat viral infections：development strategies and progress［J］. Nat Rev Drug Discov,2022,21（9）：676-696.

［3］ DUNNING J,THWAITES R S,OPENSHAW P J M. Seasonal and pandemic influenza：100 years of progress,still much to learn［J］. Mucosal Immunol,2020,13（4）：566-573.

第二十五章 黄热病毒

黄热病(yellow fever,YF)是一种人类和其他灵长类动物的急性病毒性疾病,由黄热病毒(yellow fever virus,YFV)所致,经蚊子特别是埃及伊蚊传播,因病毒对肝细胞的损伤导致皮肤和黏膜呈现黄色(黄疸)、典型临床表现为发热而得名。YF 在非洲、中美洲和南美洲热带地区流行。

一、病原学特性及临床表现

1. 形态结构

YFV 属于黄病毒科黄热病毒属。黄病毒科包括 50 多种节肢动物传播的病毒,也称虫媒病毒。YFV 是第一种被证实由节肢动物传播引发疾病的病毒。其他重要的对人类致病的虫媒病毒包括登革病毒、日本脑炎病毒、西尼罗病毒、寨卡病毒和蜱传脑炎病毒(tick-borne encephalitis virus,TBEV)等。黄病毒有共同的病毒体结构,呈球形,有包膜,核衣壳呈二十面体对称。病毒基因组为单股正链 RNA,编码一个单一的聚合蛋白,再被蛋白酶水解为多种蛋白,见图 25-1。

2. 致病性与免疫性、临床表现

临床症状通常出现在被带毒蚊子叮咬后的 3~6 天。YFV 首先在叮咬(inoculation)部位复制,后传播到淋巴结,随后传播到肝、脾、骨髓、肾和心肌,但很少传播到大脑;相反,它主要表现出嗜内脏亲和力(viscerotropic affinity)。如同其他黄病毒(如登革热病毒和日本脑炎病毒),大多数感染者无症状,出现症状的患者通常发病突然,表现为发热、肌痛,特别是背痛、头痛、寒战(shivering)、食欲缺乏、恶心或呕吐。常见结膜和面部充血(congestion of the conjunctivae and face),以及发热时相对心动过缓。约 15% 的有症状患者病情在短暂缓解 2~24 小时后以更严重的形式复发。YF 的危险性在于其最初的临床表现可能是非特异性的,但随后可能在几天内出现暴发性病程(fulminant course),因此早期诊断十分重要。

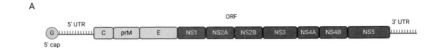

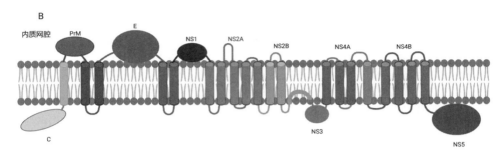

A. 黄病毒基因组,约 11kb,有帽状结构,但没有聚腺苷化(polyadenylated),编码 3 种结构蛋白(浅色)和 7 种非结构蛋白(深色)。在 NS4A 和 NS4B 之间,基因组还编码 2kDa 的小肽(K 肽)。5' 和 3' UTR 具有复杂的结构,具有几个发夹(hairpin),对翻译、RNA 合成和亚基因组黄病毒 RNA(sfRNA)形成具有重要作用。B. 黄病毒多蛋白拓扑结构(topology)和预测的跨膜结构域。黄病毒多蛋白被整合到内质网膜中。病毒蛋白 prM、E 和 NS1 主要位于管腔侧(luminal side),C、NS3 和 NS5 位于细胞质侧(cytoplasmic side)。蛋白质 NS2A、NS2B、NS4A 和 NS4B 具有跨越内质网的几个跨膜结构域,因此这些蛋白质的大部分位于内质网膜的两侧。多蛋白在多个位点同时被翻译后切割。细胞质侧的切割是由病毒蛋白酶 NS3 及其辅助因子 NS2B 完成的,内质网管侧的切割是由信号肽酶复合物(signal peptidase complex)完成的。多蛋白在 prM 中还有一个额外的 furin 酶裂解引发高尔基体中成熟 M 蛋白的产生。在 NS1 和 NS2A 之间有一个额外位点被未知的酶裂解。

图 25-1 黄病毒的基因组和多蛋白

改自:BARROWS N J, CAMPOS R K, LIAO K C, et al. Biochemistry and Molecular Biology of Flaviviruses[J]. Chem Rev, 2018, 118(8):4448-4482. 西安交通大学医学部博士生黎欣宇绘图。

二、微生物学检查方法与防治原则

1. 诊断

临床上 YF 很难诊断,尤其在发热早期,需要与登革热、疟疾、钩端螺旋体病、病毒性肝炎和其他出血热疾病鉴别。实验室检测可通过逆转录聚合酶链反应，也可检测血清特异性 IgM 和中和抗体来完成。中和抗体检测可采用空斑减少中和试验（plaque reduction neutralization test，PRNT）。2018 年 7 月，美国疾病预防控制中心与 WHO 推出了一种 ELISA 检测版本（ELISA YF MAC HD），具有简单、快捷的特点，使周转时间（turnaround time）从 2 天缩短至 3.5 小时，但无法克服与其他虫媒病毒的交叉反应问题。

2. 防治

无并发症 YF 的治疗是基于支持性的临床管理。在轻度疾病中，对乙酰氨基酚（acetaminophen）用于治疗发热、肌痛和背痛的症状，患者可以在家中进行治疗。由于胃肠道出血和血小板抑制的风险，尤其是在 YF 临床上与登革热无法区分的疾病早期，应避免使用水杨酸盐和非甾体抗炎药（nonsteroidal anti-inflammatory drug）。发展为严重 YF 的危险因素包括年龄较大、患糖尿病、AST 水平高和病毒载量高。死亡的主要原因是严重胃肠道出血、癫痫持续状态（status epilepticus）、严重代谢性酸中毒（metabolic acidosis）、胰腺炎和多器官衰竭。对肝性脑病（hepatic encephalopathy）或动脉血氨水平（arterial ammonia level）>70μmol/L 的患者使用抗惊厥药物（anticonvulsant drug），静脉注射质子泵抑制剂（proton pump inhibitor）以预防胃肠道出血，以及早期建立血浆交换是有效的治疗措施。与其他虫媒病毒相似，YF 有症状感染与无症状感染的比例为 1∶（7～12）。西非人感染 YF 的病例是南美洲人的 4 倍，然而 YF 在美洲的死亡率可高达 40%，在西非为 20%。非洲这种较低的死亡率可能是由于与 YFV 长期共同进化所选择的遗传因素。

目前所有可用的 YF 疫苗都是来自 17D 谱系的减毒活疫苗（live attenuated viral vaccine from the 17D lineage），其基础是 1927 年在加纳分离的野生型 YF 病毒（wild-type YF virus isolated in Ghana）。该病毒是通过组织培养〔主要是鸡胚（chicken embryo）〕的经验性传代（empirical passage)获得的。该减毒疫苗病毒存在 2 个亚株(sub-strain)——17DD 和 17D-204，分别从第 195 代和第 204 代培养物中获得，两者序列同源性(sequence homology)为 99.9%。这 2 个亚株都被用于通过在鸡胚中培养病毒来制备疫苗，但这种疫苗制备工艺在可能的疫情暴发期间不能迅速扩产。YF 疫苗以单剂量(single dose)0.5mL 皮下注射，可获终身免疫。黄热病疫苗相关嗜内脏疾病(yellow fever vaccine-associated viscerotropic disease，YEL-AVD)及黄热病疫苗相关神经系统疾病(yellow fever vaccine-associated neurologic disease，YEL-AND)是两种严重不良反应，机制尚不清楚，报告率分别为 0.3/10 万和 0.8/10 万。疫苗接种仍是 YF 预防的关键。WHO 倡导针对 47 个国家(其中 34 个在非洲，13 个在中美洲和南美洲)建立应急机制。"消除黄热病流行"(The Eliminate Yellow fever Epidemics，EYE)战略于 2017 年实施，旨在 10 年(2017—2026)内将疫苗产量增加到 14 亿剂，以保护面临风险的人群，遏制疫情暴发，防止国际传播。人类不是 YFV 的唯一储存者，并且 100% 的疫苗接种覆盖率是不可行的，因此 YFV 还将继续零星地传给人类。

三、流行及分布

目前，YF 仍然是南美洲热带地区和撒哈拉以南非洲许多地区一些地方存在的主要公共健康威胁，主要分布在世界 47 个国家。非洲报告了大多数 YF 病例，每年约有 20 万例病例，其中 3 万例死亡。在过去 10 年中，旅行者中的 YF 确诊病例数量有所增加，如 2015 年在安哥拉罗安达市暴发的疫情中有 11 名中国公民感染 YF。巴西 YF 疫情期间，来自法国、丹麦等 7 个国家的旅行者中出现了 10 例病例。

四、图解

虫媒病毒传播周期和传播方式见图 25-2。

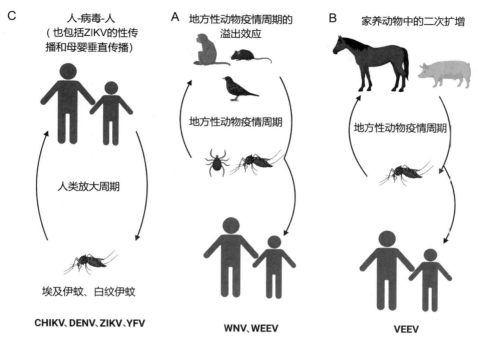

图 25-2 虫媒病毒传播周期和传播方式

注：虫媒病毒传播涉及两种生态和基因上的不同循环（ecologically and genetically distinct cycles）——地方性动物疫情周期〔通常称为森林周期（sylvatic cycle）〕和人类放大周期（human-amplified cycle）〔通常也称为城市周期（urban cycle）〕。人畜共患病病毒（zoonotic virus），如西尼罗病毒（WNV）和西方马脑炎病毒（WEEV）（图 A），以多种野生动物为宿主，溢出后感染影响人类。一些病毒，如委内瑞拉马脑炎病毒（VEEV）（图 B），在家养动物（domesticated animal）中进行二次扩增（amplification），这增加了在农业环境中病毒对人类的溢出效应。一些医学上十分重要的病毒，包括登革病毒、基孔肯亚病毒、黄热病毒和寨卡病毒，则利用人类作为直接扩增宿主（图 C），导致地方性和（或）流行性（endemic and/or epidemic）传播，有时甚至严重暴发流行。

改自：WEAVER S C, FORRESTER N L, LIU J, et al. Population bottlenecks and founder effects: implications for mosquito-borne arboviral emergence[J]. Nat Rev Microbiol, 2021, 19(3): 184-195. 西安交通大学医学部博士生黎欣宇绘图。

五、归纳

人类抗击黄热病的历史事件时间表见表 25-1。

表 25-1　人类抗击黄热病的历史事件时间表

时间	里程碑式事件
1500 年前	非洲出现了 YFV 流行毒株
17—19 世纪	17 世纪初首次描述与 YF 相符的疫情。大西洋奴隶贸易（the Atlantic slave trade）将 YF 带到加勒比海和美洲的殖民领土（colonial territories in the Caribbean and the Americas），病毒向整个大陆传播，导致南美洲的地方性动物传播周期（enzootic cycles of transmission）。该疾病还到达西班牙（Spain）、葡萄牙（Portugal）及大西洋的一些岛屿〔如加那利群岛（Canary Islands）〕。国际海上贸易商船在 YF 的传播中也扮演了重要角色，并延续到 20 世纪
1881 年	卡洛斯·胡安·芬利（Carlos Juan Finlay）在古巴哈瓦那皇家科学院（Royal Academy of Sciences in Havana, Cuba）提出了蚊子传播 YF 的新理论
19 世纪末	YF 在西半球（Western hemisphere）和西非沿海地区（Coastal West Africa）盛行
1901 年	美国医生沃尔特·里德（Walter Reed）被任命领导在古巴哈瓦那的研究小组，确认 YF 通过蚊子传播
1902 年	威廉·戈加斯（William C. Gorgas）在古巴设计并实施针对 YF 病媒的控制干预措施
1903 年	巴西首席卫生官奥斯瓦尔多·克鲁兹（Oswaldo Cruz）发起控制 YF 传播的卫生运动。他的卫生政策是清除蚊子滋生地（mosquito breeding sites）以控制 YF，因而拆除了城市大部分地区（主要是低收入社区）的许多住宅。这导致居民在里约热内卢（Rio de Janeiro）周围的山上建立定居点，后来成为贫民窟（favelas），延续至今
1927 年	亨利·比克斯（Henry Beeuwkes）和亚当·斯托克斯（Adam Stokes）从一个名叫阿西比的加纳人（a Ghanaian man named Asibi）血液中分离出了第一种 YF 毒株——阿西比毒株（Asibi strain of YF）。塞内加尔达喀尔巴斯德研究所（Pasteur Institute in Dakar, Senegal）的让·拉格朗（Jean Laigret）和安德鲁·塞拉兹（Andrew Sellards）从一个名叫玛雅利的黎巴嫩-叙利亚男子（a Lebanese-Syrian man named Mayali）身上分离出了第二种 YF 毒株——玛雅利毒株（Mayali strain of YF）
1930—1937 年	南非医生马克斯·泰勒（Max Theiler）和休·史密斯（Hugh Smith）在《实验医学杂志》（Journal of Experimental Medicine）上发表了 3 篇文章，报道使用鸡胚和阿西比毒株研制出 17D YF 减毒活疫苗（live attenuated 17D YF vaccine），简称 17D 疫苗。17D 疫苗是病毒在小鼠胚胎组织、非人灵长类动物血清和鸡胚中进行了 176 次传代（176 passages）获得的。法国巴斯德研究所的拉格朗和塞拉兹使用了与马克斯·泰勒类似的方法制备出玛雅利毒株减毒活疫苗，称为 YF 法国疫苗（French vaccine）

续表

时间	里程碑
1938 年	17D 疫苗在不使用人血清的情况下显示出高免疫原性(high immunogenicity),并在蚊子体内显示出丧失嗜神经性、嗜脏器性等能力后获得许可。17D 疫苗在西半球和英国大规模应用,而 YF 法国疫苗在法国和法国殖民地广泛应用
1951 年	马克斯·泰勒因开发 YF 疫苗而获得诺贝尔生理学或医学奖
1982 年	由于对其神经嗜性的持续担忧,YF 法国疫苗停产
2017 年	WHO 宣布"消除黄热病流行"战略,建议在疾病流行地区提高免疫覆盖率,生产足量的疫苗以保证在疫情暴发时有足够的供应
2022 年	17D 疫苗仍在使用,全球已接种超过 8.5 亿剂

资料来源:TUELLS J,HENAO – MARTÍNEZ A F,FRANCO – PAREDES C. Yellow Fever:A Perennial Threat[J]. Arch Med Res,2022,53(7):649 – 657.

参考文献

[1] TUELLS J,HENAO – MARTÍNEZ A F,FRANCO – PAREDES C. Yellow Fever:A Perennial Threat[J]. Arch Med Res,2022,53(7):649 – 657.

[2] WHO. Eliminate Yellow fever Epidemics (EYE):a global strategy,2017—2026[J]. Wkly Epidemiol Rec,2017,92(16):193 – 204.

[3] WILDER – SMITH A. Yellow Fever in Travelers[J]. Curr Infect Dis Rep,2019,21(11):42.

[4] CHANG G J,CROPP B C,KINNEY R M,et al. Nucleotide sequence variation of the envelope protein gene identifies two distinct genotypes of yellow fever virus[J]. J Virol,1995,69(9):5773 – 5780.

[5] WEAVER S C,FORRESTER N L,LIU J,et al. Population bottlenecks and founder effects:implications for mosquito – borne arboviral emergence[J]. Nat Rev Microbiol,2021,19(3):184 – 195.

[6] VAN LEUR S W,HEUNIS T,MUNNUR D,et al. Pathogenesis and virulence of flavivirus infections[J]. Virulence,2021,12(1):2814 – 2838.

第四部分　其他重要病原微生物

第二十六章　破伤风梭菌

破伤风梭菌（*Clostridium tetani*）是破伤风（tetanus）的病原体。破伤风是一种疫苗可预防的疾病，但在许多中低收入国家仍然普遍存在。肌肉痉挛（muscle spasm）和自主神经系统功能障碍（autonomic nervous system dysfunction）是破伤风的主要特征。新生儿破伤风（neonatal tetanus）和孕产妇破伤风（maternal tetanus）备受关注。新生儿破伤风是指婴儿出生后 28 天内发生的破伤风，孕产妇破伤风是指怀孕期间或妊娠结束（分娩、流产或人工流产）后 6 周内发生的破伤风。

一、病原学特性及临床表现

1. 形态结构

破伤风梭菌广泛分布于土壤、人和动物的粪便中。菌体细长，大小为 $(0.5 \sim 2)\mu m \times (2 \sim 18)\mu m$。芽孢呈圆形，直径大于菌体，位于菌体顶端，使细菌呈鼓槌状（drumstick）。芽孢在干燥的土壤和尘埃中可存活数年，通常需 100℃ 1 小时才可被完全破坏。该菌革兰氏染色阳性，严格厌氧。

2. 致病性与免疫性

破伤风梭菌可由伤口或脐带残端（umbilical stump）侵入人体，在一般浅表伤口不能生长。其感染的重要条件是伤口需形成厌氧微环境，如：伤口窄而深（如刺伤），伴有泥土或异物污染；大面积创伤、烧伤、坏死组织多，局部组织缺血；同时混合感染需氧菌或兼性厌氧菌。在这样的条件下，破伤风梭菌的芽孢萌发形成繁殖体，释放毒素，引起破伤风。

破伤风梭菌可产生两种外毒素：一种是对氧敏感的破伤风溶血素（tetanolysin），另一种是由质粒编码的破伤风痉挛毒素（tetanospasmin）。后者是引起破伤风的主要致病物质。破伤风痉挛毒素属神经毒素（neurotoxin），毒性极强，仅次于肉毒毒素。腹腔注射入小鼠的 LD_{50} 为 0.015ng，对人的致死量小于 $1\mu g$。该毒素的化学性质为蛋白质，不耐热，65℃ 30 分钟即被破坏，也可被肠道中存在的蛋白酶破坏。破伤风痉挛毒素由一条分子量约 50kD 的轻链和一条 100kD 的重链用二硫键（disulfide bond）连接而成。重链进一步细分为 C 端和 N 端结构域（C-terminal and N-terminal domains）。C 端结构域介导毒素与神经肌肉接点处运动神经元细胞膜上的受体结合（receptor binding），N 端结构域介导轻链向细胞质中转运。轻链含有 50kDa 的 N 端金属蛋白酶（N-terminal metalloprotease），为毒性部分。破伤风痉挛毒素可以阻止抑制性神经递质从抑制性神经元突触前膜释放，导致屈肌和伸肌同时发生收缩，出现强直性痉挛。机体对破伤风的免疫以体液免疫为主，即抗毒素对毒素的中和作用。获得有效抗毒素的途径是人工免疫。

破伤风可以通过良好的伤口护理和破伤风类毒素疫苗接种来预防。接种疫苗可诱导 IgG 抗体从而提供抗感染保护。

3. 临床表现

破伤风的潜伏期为 7~8 天，多在外伤后 3 周内发病。临床主要表现为苦笑面容、牙关紧咬、持续性背部痉挛、角弓反张。外界因素刺激可致手足抽搐，但神志清楚，还可产生心律失常、血压波动和因大量出汗造成的脱水。死亡率可为 50% 以上（表 26-1）。

表 26-1 破伤风严重程度的 Ablett 分级

分级	表现
1 级：轻度	轻度至中度牙关紧闭（trismus），全身强直状态（spasticity），无呼吸功能损伤（respiratory compromise），无痉挛，很少或没有吞咽困难（dysphagia）
2 级：中度	中度牙关紧闭，明显的强直状态（rigidity），轻度至中度但短暂的痉挛，中度呼吸系统损害，呼吸频率增加（大于 30 次/分），轻度吞咽困难
3 级：严重	严重的牙关紧闭，全身强直状态，反射延长性痉挛，呼吸频率增加（大于 40 次/分），呼吸暂停发作，重度吞咽困难，心动过速（大于 120 次/分）
4 级：非常严重	除 3 级破伤风的临床特点以外，还涉及心血管系统的剧烈自主神经紊乱。严重的高血压和心动过速与相对低血压和心动过缓交替（任何一种都可能持续）

资料来源：YEN L M, THWAITES C L. Tetanus[J]. Lancet, 2019, 393(10181): 1657-1668.

二、微生物学检查方法与防治原则

1. 诊断

由于临床体征和症状典型,结合病史即可诊断,需要时可做微生物学检查。破伤风梭菌可以从非破伤风患者的伤口中培养,因此其存在仅支持诊断。破伤风患者中存在保护性浓度抗体的情况很少见。在轻度或局部破伤风中,诊断具有挑战性。对于牙关紧闭的患者,需与局部咽部、口腔或下颌病变鉴别诊断。全身性肌痉挛需与士的宁(strychnine)(又叫番木鳖碱)中毒及对吩噻嗪类(phenothiazine)和甲氧氯普胺类(metoclopramide)药物的肌张力障碍反应鉴别诊断。

2. 防治

破伤风的治疗主要是控制痉挛和减少心血管不稳定,包括伤口清创(wound debridement)、抗毒素、抗生素和支持治疗。早期、足量使用人抗破伤风免疫球蛋白(tetanus immunoglobulin,TIG)或破伤风抗毒素(tetanus antitoxin,TAT)以中和毒素。TAT使用前须做皮试。使用青霉素和甲硝唑(metronidazole)以杀灭破伤风梭菌的繁殖体。同时采取对症治疗措施,如控制痉挛、保持呼吸道畅通、保持水和电解质平衡等。研究发现静脉注射硫酸镁(intravenous magnesium sulphate)和鞘内抗毒素给药(intrathecal antitoxin administration)作为痉挛控制方法,可以减少对通气支持(ventilatory support)的需求。

破伤风是可以预防的急性感染性疾病。对受伤伤口应及时清创扩创,清除坏死组织和异物,防止厌氧微环境的形成,并及时用3%过氧化氢冲洗。对于伤口严重且未经过基础免疫者,应使用TIG或TAT做紧急预防。我国将百日咳菌苗与白喉类毒素、破伤风类毒素按比例混合制成百白破混合疫苗(pertussis diphtheria tetanus mixed vaccine),对3~5个月的婴儿进行免疫,可同时获得对这3种疾病的免疫力。免疫程序为婴儿出生后第3、4、5个月连续免疫3次,2岁、6岁时各加强一次,以建立基础免疫。外伤后再加强接种破伤风类毒素1次,血清中抗毒素抗体的滴度可在 3~7 天内迅速升高。

三、流行及分布

大多数破伤风病例发生在低收入和中等收入国家，如 2015 年全球破伤风死亡的 79%（44 612/56 743 人）发生在南亚和撒哈拉以南非洲。相比成人破伤风而言，新生儿破伤风发病率的流行病学数据更为准确。2015 年，估计全球有 34 019 例新生儿破伤风死亡病例，与 20 世纪 80 年代的每年发生 800 000 例死亡相比大幅减少。疫苗的使用大幅度降低了破伤风的发病率。比如，20 世纪 40 年代末广泛接种破伤风类毒素疫苗之前，美国每年大约有 600 例破伤风病例。从那时起，破伤风疫苗在美国几乎实现了全面覆盖，破伤风发生率降低了 96%，新生儿破伤风消失。据美国疾病预防控制中心的数据，2009—2017 年报告 264 例病例，死亡率约为 7%。但在南亚和撒哈拉以南非洲，由于缺乏疫苗或大规模免疫计划，有的甚至缺乏适当的伤口治疗资源，破伤风仍造成大量死亡。

随着医疗环境的改善和住院分娩率的提高，我国新生儿破伤风发病总体呈下降趋势，2010—2017 年全国共报告新生儿破伤风 3992 例，其中死亡病例 272 例，死亡率为 6.81%，年平均发病率为 0.032‰，从 2010 年的 0.058‰ 下降至 2017 年的 0.0059‰。2012 年 10 月 30 日，WHO 宣布我国消除孕产妇和新生儿破伤风。非新生儿破伤风也是一个重要的公共卫生问题。20 世纪 60 年代，我国破伤风患者的死亡率较高。1978 年，我国开始实施计划免疫，在全国范围内推行百白破疫苗的免疫接种。自 1988 年起，我国百白破疫苗覆盖率为 90% 以上，极大程度地降低了破伤风的发病率和死亡率。

四、平战结合及研究进展

1. 外伤伤口分类

依据受伤的环境和受伤的过程对伤口进行分类，见表 26 - 2。

表 26-2 外伤伤口分类

伤口类型	特点
清洁伤口	位于身体细菌定植较少区域的伤口
	受伤后立即得到处理的简单伤口，如刀片割伤（blade cuts）
不洁伤口	位于身体细菌定植较多区域的伤口，如腋窝（axillary fossa）、腹股沟（groin）、会阴（perineum）等处的伤口
	超过 6 小时未处理的简单伤口
污染伤口	被污物、有机泥土（如沼泽或丛林的土壤）、粪便或唾液（如动物或人咬伤）污染的伤口
	已经感染的伤口
	含有坏死组织的伤口〔如发生坏疽、火器伤（firearm wound）、冻伤（congelation）、烧伤（burn）等〕

资料来源：王传林，刘斯，邵祝军，等. 外伤后破伤风疫苗和被动免疫制剂使用指南［J］. 中国疫苗和免疫，2020，26(1)：111-115，127.

2. 外伤后破伤风疫苗和被动免疫制剂的使用

破伤风主动免疫制剂为破伤风类毒素疫苗（tetanus toxoid-containing vaccine，TTCV）。破伤风被动免疫制剂包含破伤风抗毒素（TAT）、破伤风人免疫球蛋白（human tetanus immunoglobulin，HTIG）和马破伤风免疫球蛋白〔equine anti-tetanus F(ab')$_2$，F(ab')$_2$〕。F(ab')$_2$是在 TAT 工艺的基础上，经纯化工序降低 IgG 等大分子蛋白含量、提高有效成分抗体片段 F(ab')$_2$相对含量，使之安全性得到较大提高。被动免疫制剂使用应结合伤口性质与既往免疫史综合判断（表 26-3），其中全程免疫指至少注射过 3 剂 TTCV。免疫功能受损者可以安全使用 TTCV。必要时可进行破伤风抗体测定以评价疫苗接种后的免疫效果，并指导后续免疫计划。

五、图解

机体在正常生理情况下，当屈肌的运动神经元受到刺激而兴奋时，同时还有冲动传递给抑制性神经元，使其释放出抑制性神经递质以抑制同侧伸肌的运动神经元。因此，当屈肌收缩时伸肌自然松弛，肢体

表 26 - 3　破伤风疫苗和被动免疫制剂的使用

既往免疫史	最后 1 剂注射至今的时间	伤口性质	TTCV	HTIG/F(ab')$_2$/TAT
全程免疫	<5 年	所有类型伤口	不需要	不需要
全程免疫	≥5 年且 <10 年	清洁伤口	不需要	不需要
全程免疫	≥5 年且 <10 年	不洁或污染伤口	加强 1 剂	不需要
全程免疫	≥10 年	所有类型伤口	加强 1 剂	不需要
非全程免疫或免疫史不详	—	清洁伤口	全程免疫	不需要
非全程免疫或免疫史不详	—	不洁或污染伤口	全程免疫	需要

资料来源：王传林，刘斯，邵祝军，等. 外伤后破伤风疫苗和被动免疫制剂使用指南[J]. 中国疫苗和免疫，2020，26(1)：111 - 115，127.

屈伸动作协调。此外，屈肌运动神经元还受到反馈调节，使其兴奋性强弱均不致过度。破伤风梭菌感染后，破伤风痉挛毒素可阻止抑制性神经递质的释放，使肌肉活动的兴奋与抑制失调，导致屈肌、伸肌同时发生强烈收缩，出现强直痉挛。破伤风痉挛毒素的致病机制见图 26 - 1。

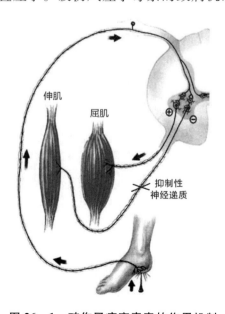

图 26 - 1　破伤风痉挛毒素的作用机制

六、归纳

常见损伤神经系统的感染性疾病见表26-4。

表26-4 病原微生物及其导致的神经系统疾病

分类	病原微生物	神经系统疾病
细菌	脑膜炎奈瑟菌	流行性脑脊髓膜炎（epidemic cerebrospinal meningitis）（简称流脑）
	单核细胞性李斯特菌（Listeria monocytogenes）	单核细胞性李斯特菌脑膜炎（Listeria monocytogenes meningitis）
	结核分枝杆菌	结核性脑膜炎（tuberculous meningitis）
	梅毒螺旋体	脑膜血管梅毒（meningovascular syphilis）、脑实质梅毒（cerebral parenchymal syphilis）
病毒	日本脑炎病毒	日本脑炎（流行性乙型脑炎）（Japanese encephalitis）
	森林脑炎病毒（forest encephalitis virus）	森林脑炎（forest encephalitis）
	西尼罗病毒	西尼罗脑炎（West Nile encephalitis）
	寨卡病毒	先天性小头症（congenital microcephaly）
	委内瑞拉马脑炎病毒	脑膜炎、脑炎
	尼帕病毒	脑炎
	单纯疱疹病毒	单纯疱疹病毒脑炎
	人类免疫缺陷病毒	艾滋病痴呆综合征（AIDS dementia complex）
	狂犬病毒	狂犬病（rabies）
	朊粒（prion）	库鲁病（Kuru disease）、克-雅病（Creutzfeldt-Jakob disease）、变异克-雅病（variant Creutzfeldt-Jakob disease）
真菌	白念珠菌（Candida albicans）	白念珠菌脑膜炎（Candida meningitis）
	新型隐球菌（Cryptococcus neoformans）	隐球菌性脑膜炎（Cryptococcal meningitis）

参考文献

[1] YEN L M,THWAITES C L. Tetanus[J]. Lancet,2019,393(10181):1657-1668.

[2] CALLISON C,NGUYEN H. Tetanus Prophylaxis[M]. Treasure Island (FL):StatPearls Publishing,2022.

[3] 王传林,刘斯,邵祝军,等. 外伤后破伤风疫苗和被动免疫制剂使用指南[J]. 中国疫苗和免疫,2020,26(1):111-115,127.

[4] 中国疾病预防控制中心免疫规划中心. 破伤风[EB/OL].[2023-12-11]. https://www.chinacdc.cn/nip/kpyd/xjxcrb/psf.

[5] 樊朝阳,关宏岩,罗树生,等. 中国消除新生儿破伤风现场认证调查[J]. 中华流行病学杂志,2014,35(2):163-166.

[6] 王传林,刘斯,陈庆军,等. 非新生儿破伤风诊疗规范[J]. 中华预防医学杂志,2019,53(12):1206-1211.

第二十七章 人类猴痘病毒

猴痘病毒（monkeypox virus，MPXV）是痘病毒科（Poxviridae）正痘病毒属（Orthopoxvirus，OPV）的一种双链 DNA 病毒。OPV 包括天花病毒（variola virus）、牛痘病毒（cowpox virus）、骆驼痘病毒（camelpox virus）、痘苗病毒（vaccinia virus）、猴痘病毒等，可感染人类，引起严重疾病。

一、病原学特性及临床表现

1. 形态结构

痘病毒是体积最大、结构最复杂的病毒，呈砖状或卵形结构，大小为（220～450）nm×（140～260）nm，因此在光学显微镜下可以观察到，而电子显微镜需要超高分辨率。MPXV 基因组具有 196 858bp，约 200 个基因。MPXV 由 4 个主要部分组成：外部脂蛋白包膜、外膜、核心（core）和侧体（lateral body）。外膜有若干表面小管（surface tubule），包裹着侧体、栅栏层（palisade layer）和核心。核心由核心纤维和病毒双链 DNA 组成，并被栅栏层包围。栅栏层是一种紧密排列的杆状结构。外部脂蛋白包膜通常存在于自发释放的病毒颗粒上，而在通过细胞破坏释放的病毒中不存在。因此，在复制过程中形成了两种传染性病毒颗粒——细胞外包膜病毒（extracellular enveloped virus，EEV）和细胞内成熟病毒（intracellular mature virus，IMV）。1958 年 MPXV 在猴子身上首次被发现，1970 年在刚果民主共和国首次发现了人感染 MPXV。在系统发育学上，已经确定了中非（分支Ⅰ）和西非（分支Ⅱ）两个分支，分支Ⅰ较分支Ⅱ的致病性更强（即 10% 对 1%～5% 的病死率）。与 HIV 和 SARS-CoV-2 等 RNA 病毒相比，包括猴痘病毒在内的 DNA 病毒通常不会发生很多突变。然而，对 2022 年猴痘疫情的分析显示，MPXV 大约有 40 个突变，使该病毒的突变率达到标准突变率的 10 倍。

2. 致病性与免疫性

MPXV 接种到实验动物皮肤、软组织、上呼吸道黏膜或肺中,可在数小时至数天内产生强烈的局部免疫反应,通常包括巨噬细胞、成纤维细胞和多形核白细胞的招募。尽管有这些宿主防御机制,病毒仍可能逃避遏制。下一阶段是病毒通过淋巴系统传播到局部淋巴结和初始病毒血症期,在脾和扁桃体组织播散。伴随着病毒在内脏(包括肝、肠、肾等)的播散,进入继发病毒血症期。与分支Ⅱ相比,分支Ⅰ的感染与更多的以肉芽肿形成为特征的皮肤病变有关,胃肠道受累的可能性更高,疾病持续时间更长,症状更严重,血浆病毒量增加 10 倍。人猴痘感染的组织病理学和临床特征与天花几乎没有区别,除了后者的临床病程更严重。此外,天花通常通过气溶胶传播,这一点在自然环境中的猴痘尚未得到证实。MPXV 可能感染广泛的哺乳动物细胞,而不需要特定的宿主受体和分子来进入细胞和复制。感染过程开始于细胞外包膜病毒通过表面蛋白与宿主细胞细胞膜上的初级附着受体糖胺聚糖(glycosaminoglycan)相互作用,介导病毒侵入宿主细胞。

3. 临床表现

人猴痘感染的临床表现与天花有许多相似之处,但通常温和得多。与猴痘不同,天花是一种已根除的疾病,没有动物宿主,也不涉及淋巴网状系统。猴痘感染潜伏期长短不同,随后出现 1～5 天的前驱症状,包括发热、寒战、大汗淋漓、头痛、疲劳、背痛、乏力,以及颈部、腋窝和(或)腹股沟区域淋巴结肿大与压痛。暴露者还可能出现咽喉痛(急性扁桃体炎)、咳嗽,以及口腔、结膜和(或)生殖器黏膜的溃疡。前驱期后出现天花样皮肤病变,这是人猴痘感染最常见的症状。皮疹最初出现在面部和躯干,通常会累及掌跖表面,在随后的 1～2 周,经历黄斑、丘疹、水疱和脓疱 4 个阶段,最终发展为特征性的脐状,脐状隆起、结痂,结痂的病变组织仍具有传染性。感染进一步可累及内脏,引发肺炎、蜂窝织炎、结膜炎、睑缘炎、角膜炎、败血症和脑炎等。在非猴痘流行的国家,生殖器和(或)肛门、直肠受累是猴痘皮肤感染的一个标志,特别是在 MSM 人群中。人感染猴痘症状通常是轻微的,较少发生严重的症状和死亡。根据 WHO 的报告,在 2022 年猴痘疫情大规模暴发之前，非洲以外报告的病例中均未发生死亡。2022年5月7日至10月5日，在100多个非流行国家的6.8万例病例中也仅发生了13例死亡。但是，人类猴痘临床表现在2024年的疫情中发生了明显变化。据WHO报告，2024年1月至8月中旬，全球报告人类猴痘病例数超过1.56万例，其中死亡病例达537例。8月14日，WHO宣布猴痘疫情构成"国际关注的突发公共卫生事件"。

二、微生物学检查方法与防治原则

1. 诊断

PCR是诊断的金标准，应该首先使用。PCR检测阴性后，如仍怀疑猴痘感染，可进行表27-1中所列的其他检测。

表27-1 猴痘诊断试验

试验	说明	样本
PCR	对于猴痘DNA的检测，实时PCR是目前的金标准	病灶液体
病毒培养	病毒是从患者样本中培养和分离出来的	病灶液体
电子显微镜	用电子显微镜从形态上鉴定痘病毒	活检标本、结痂材料、水疱液
免疫组织化学	对正痘病毒特异性抗原的存在进行检测	活检标本
抗痘病毒IgG和IgM试验	可用于评估近期或远期暴露于正痘病毒的情况	血液标本

资料来源：CHEEMA A Y, OGEDEGBE O J, MUNIR M, et al. Monkeypox: A Review of Clinical Features, Diagnosis, and Treatment[J]. Cureus, 2022, 14(7): e26756.

2. 防治

猴痘为自限性疾病，与大多数病毒感染一样，支持性护理是猴痘临床管理的支柱，患者通常在几周后不经特殊治疗即可自行恢复，一些抗病毒药物已被用于治疗严重病例。用于治疗人类猴痘感染的主要药物是特考韦瑞（tecovirimat）。它可以抑制病毒蛋白VP37，而VP37可介导高尔基体衍生脂质"包膜化"和细胞内正痘病毒颗粒的胞吐作用。该药最初于 2018 年 7 月被 FDA 批准用于治疗成人和儿童的生物战相关人类天花感染（biowarfare-related human smallpox infection）。西多福韦（cidofovir）和布林西多福韦（brincidofovir）均可抑制病毒 DNA 聚合酶，也可用于治疗猴痘病毒感染。

第一代疫苗为冻干小牛淋巴衍生减毒活疫苗（a lyophilized calf lymph-derived live attenuated vaccine），商品名为 Dryvax，用于预防天花（small pox），对 MPXV 的预防有效率为 85%，但自 1980 年 WHO 宣布天花病毒灭绝以来，就没有人再接种天花疫苗。在停止接种天花疫苗 40 年后，MPXV 可能有机会占据天花病毒以前所占据的免疫生态位。第二代疫苗是细胞系 ACAM2000 活痘苗，从与 Dryvax 相同的毒株中克隆，在 vero 细胞系中培养而成。第三代疫苗 MVA-BN 是一种复制缺陷的修饰安卡拉痘苗病毒（modified vaccinia virus Ankara，MVA），美国称为 JYNNEOS，加拿大称为 IMVAMUNE，欧洲称为 IMVANEX。在美国，ACAM2000 仅被批准用于预防天花，而 JYNNEOS 于 2019 年被批准用于预防天花和猴痘。JYNNEOS 被认为是预防猴痘暴露前和暴露后使用的最安全的疫苗。WHO 建议使用 JYNNEOS 和 ACAM2000 来预防猴痘。另一种名为 LC16m8 的猴痘疫苗在日本获批使用。此外，静脉注射牛痘免疫球蛋白（vaccinia immune globulin intravenous，VIG-Ⅳ）也被作为预防措施（表 27-2）。

三、流行及分布

猴痘是一种人畜共患病。猴痘这个名字其实并不恰当，因为树栖非洲啮齿动物，包括冈比亚鼠（Gambian rat）、绳松鼠（rope squirrel）和红腿太阳松鼠（Heliosciurus rufobrachium）是病毒的自然宿主，而猴子和其他灵长类动物被认为是意外宿主。MPXV 通过密切接触、呼吸道传播，或通过污染物间接传播。2022 年的疫情中，欧洲和美国的大多数病例都没有涉及在流行地区的旅行，病例主要出现在男同性恋人群，因此也可能有性传播途径（表 27-3）。

表 27-2 天花疫苗和猴痘疫苗的适应证、给药方式、不良反应和禁忌证

疫苗	暴露前指征	暴露后指征*	给药方式	不良反应	禁忌证	开发或使用阶段
具有复制能力的牛痘病毒，第二代（ACAM2000）	研究正痘病毒的实验室人员；进行正痘病毒诊断测试的临床实验室人员；指定应对小组成员；管理ACAM2000或护理感染正痘病毒患者的卫生保健人员；从2022年6月开始，不建议普通人群使用	无保护地直接接触活动性正痘病灶、液体或受污染的物品，与活动性正痘病毒患者在2m以内3小时（或以上）接触	单次经皮注射，分叉针	注射部位疼痛、肿胀、发红、发热、皮疹、淋巴结肿大，以及接种引起的意外并发症	免疫功能低下（如HIV）、心脏病、用局部类固醇治疗的眼病、特应性皮炎/湿疹、以及有其他急性或剥脱性皮肤病史的人，12个月以下的婴儿，孕妇	FDA于2007年批准ACAM2000在美国获得疫苗接种许可
复制缺陷改良安卡拉牛痘疫苗，第三代（JYNNEOS）	研究正痘病毒的实验室人员；进行正痘病毒诊断测试的临床实验室人员；指定应对小组成员；管理ACAM2000或护理感染正痘病毒患者的卫生保健人员；对于有复制疫苗禁忌证（contraindications for replicating vaccine）、免疫缺陷、免疫抑制或特应性皮炎的患者则为首选，孕妇首选	无保护地直接接触活动性正痘病灶、液体或受污染的物品，与活动性正痘病毒患者在2m以内3小时（或以上）接触	两次皮下注射，间隔28天	注射部位出现疼痛、肿胀、发红等反应	严重疫苗成分过敏	2019年9月获得FDA许可，用于预防成人（>18岁）的天花和猴痘；2021年11月JYNNEOS作为ACAM2000的替代方案，用于初级疫苗接种和作为暴露前预防的加强剂量（职业风险）

续表

疫苗	暴露前指征	暴露后指征*	给药方式	不良反应	禁忌证	开发或使用阶段
减毒、具有最低限度复制能力的牛痘病毒，第三代 (LC16m18，在日本有售)	研究正痘病毒的实验室人员；进行正痘病毒诊断测试的临床实验室人员；指定的应对小组成员；管理ACAM2000 或护理感染正痘病毒患者的卫生保健人员；对于有复制疫苗禁忌证、免疫缺陷、免疫抑制或特应性皮炎的患者也为首选。如果无法获得改良安卡拉-巴伐利亚北欧痘苗病毒 (modified vaccinia virus Ankara-Bavarian Nordic)，则孕妇首选。在日本获得使用许可	无保护地直接接触活动性正痘病毒病灶、液体或受污染的物品，与活动性正痘病毒患者在 2m 以内 3 小时（或以上）接触	单次经皮剂量，分叉针	注射部位反应轻微，多见瘙痒	严重疫苗成分过敏	在日本获得使用许可

注：* 最好在接触后 4 天内接种疫苗，以预防感染；如果发生感染，暴露后 4~14 天内接种疫苗可降低疾病严重程度。

资料来源：[1] POLAND G A, KENNEDY R B, TOSH P K. Prevention of monkeypox with vaccines: a rapid review[J]. Lancet Infect Dis, 2022, 22 (12): e349-e358.

[2] SAH R, MOHANTY A, HADA V, et al. The Emergence of Monkeypox: A Global Health Threat[J]. Cureus, 2022, 14 (9): e29304.

全球根除天花是现代医学最伟大的成就之一,是由 20 世纪 60 年代中期至 70 年代中期在 WHO 主持下开展的密集疫苗接种〔全球消灭天花计划(Global Smallpox Eradication Program)〕实现的。人体在接种天花疫苗后可以对天花终身免疫,对猴痘感染的交叉保护效果为 85%。2003 年美国猴痘暴发期间,多人直接或间接接触感染猴痘病毒的草原土拨鼠而无临床症状,可能就是他们 30 年前曾经接种的天花疫苗起到了保护作用。

表 27-3 猴痘病毒相关事件时间轴

时间	事件
1958 年	猴痘病毒在 1958 年夏秋两季被发现,是导致圈养食蟹猴(cynomolgus monkey)两次暴发非致命性天花样皮肤病的病原体。这些食蟹猴是丹麦(Denmark)哥本哈根一家研究所从新加坡进口的,当时被用于脊髓灰质炎疫苗的生产和研究
1959—1964 年	美国(1959 年和 1962 年)和荷兰(Netherlands)鹿特丹(1964 年)的动物园报道在圈养猴群中发现 MPXV
1970 年 9 月	第 1 例人类猴痘病例(human monkeypox case)报告。患儿为一名刚果民主共和国的 9 个月大的男孩,随后康复,但 2 个月后患麻疹死亡
1970—1979 年	中非和西非共报告 47 例人类猴痘病例
1996—1997 年	刚果民主共和国发现 344 例聚集性病例,此后疫情时有发生。2005 年以后,每年报告的病例超过 1000 例
2003 年 5 月	美国暴发人类猴痘疫情。疫情由从加纳进口的、作为异国宠物(exotic pet)出售的啮齿动物引发,这些动物被饲养在土拨鼠(marmot)附近,土拨鼠又被作为宠物出售。第 1 例病例为威斯康星州的一名 3 岁女孩,她于 5 月 13 日被一只宠物土拨鼠咬伤,随后被确诊为猴痘。此次疫情中病例超过 71 例
2017 年	尼日利亚暴发人类猴痘疫情,报告 176 例病例
2018 年	从尼日利亚前往英国、以色列(Israel)和新加坡旅游的 4 人成为首批从非洲输出的人类猴痘病例,由此可见在全球范围内传染病在新的地区流行中旅行者所起的作用
2022 年	2022 年 5 月 7 日,英国一名从尼日利亚返回的旅行者出现人类猴痘。至 2022 年 10 月 5 日,在 100 多个非猴痘流行的国家中有超过 6.8 万例病例

资料来源:[1]SAIED A A, DHAWAN M, METWALLY A A, et al. Disease History, Pathogenesis, Diagnostics, and Therapeutics for Human Monkeypox Disease: A Comprehensive Review [J]. Vaccines (Basel), 2022, 10(12): 2091.
[2]ELSAYED S, BONDY L, HANAGE W P. Monkeypox Virus Infections in Humans[J]. Clin Microbiol Rev, 2022, 35(4): e0009222.

四、平战结合及研究进展

痘病毒基因组大，有能力携带重要的外源 DNA 并将其运送到宿主细胞，病毒基因组复制发生在宿主细胞质中，不会被纳入宿主 DNA。基于上述特点，痘病毒已被广泛用于控制癌细胞的研究。最初药物被设计选择性地感染癌细胞，并通过细胞溶解活性破坏它们。近期的研究已转向重塑宿主对癌细胞的免疫反应，特别是促进细胞毒性 T 细胞对癌细胞的反应。痘病毒载体还可以被用于转移药物激活剂、细胞因子、趋化因子、细胞凋亡诱导因子等。此外，荧光素酶、碘化钠同构体也可以被痘病毒有效传递。

五、归纳

1. 猴痘病毒的生命周期是在宿主细胞质中进行的。病毒蛋白与细胞膜糖胺聚糖融合后，病毒将其核心释放到细胞质中。与此同时，早期表达的病毒蛋白通过 RNA 聚合酶（RNA polymerase）将其基因组解开，通过病毒 DNA 聚合酶开始复制。这个过程在初次感染后大约需要 100 分钟。接下来，在感染后的 140 分钟到 48 小时内，原病毒颗粒（proto-virion）在宿主细胞质病毒"工厂"中组装。成熟病毒颗粒通过宿主细胞裂解，或从高尔基体获得双层膜并萌发为 EEV。后者利用细胞微管（cellular microtubule）运输，融合到脂蛋白层（lipoprotein layer），然后释放到外表面。这些成熟的病毒颗粒，有包膜或无包膜形式（IMV），附着在细胞外表面，每个都具有不同的抗原性，在细胞上有不同的结合位点。这些病毒颗粒抗原表达的可变性调节宿主免疫反应和子代病毒的感染性。

2. MPX 的鉴别诊断包括水痘（chickenpox）、手足口病（hand-feet-mouth disease）、感染性疖疮、麻疹、药疹（drug eruption）、继发性梅毒（syphilis）和传染性软疣（molluscum contagiosum）。猴痘、天花和水痘的比较见表 27-4。

表 27-4 猴痘、天花和水痘的比较

特征	猴痘	天花	水痘
病原体	猴痘病毒（双链 DNA 病毒，痘病毒科）	天花病毒（双链 DNA 病毒，痘病毒科）	水痘-带状疱疹病毒（双链 DNA 病毒，疱疹病毒科）
动物宿主	有	无	无
传播途径	与流行地区的外来动物接触，与受感染的人接触	飞沫或直接接触	飞沫或直接接触
重激活	否	否	是（带状疱疹）
天花疫苗的保护	部分	是	否
疫苗可用性	是	是	是
潜伏期	5~21 天	10~14 天	14~16 天
前驱期的发热	是	是	是
淋巴结病	是（下颌下、颈部和舌下区域）	否	否
皮疹分布	离心（80%）或向心（20%）	离心（centrifugal）	向心（centripetal）
病灶深度	浅表	深部	浅表
病变的形态	单形（80%）或多形（20%）	单形	多形
手掌受累	是	是	否

资料来源：SAH R, MOHANTY A, HADA V, et al. The Emergence of Monkeypox：A Global Health Threat[J]. Cureus, 2022, 14(9)：e29304.

参考文献

[1] POLAND G A, KENNEDY R B, TOSH P K. Prevention of monkeypox with vaccines：a rapid review[J]. Lancet Infect Dis, 2022, 22(12)：e349-e358.

[2] MARRAHA F, AL FAKER I, CHAHOUB H, et al. Monkeypox 2022 Outbreak：How Alarming Is the Situation? Epidemiological and Clinical Review[J]. Clin Pract, 2023, 13(1)：102-115.

[3] ALDHAEEFI M, RUNGKITWATTANAKUL D, UNONU J, et al. The 2022 human monkeypox outbreak：Clinical review and management guidance[J]. Am J Health Syst Pharm, 2023, 80(2)：44-52.

[4] SHAH S, FULMALI D. Monkeypox：Treatment, Vaccination, and Prevention[J]. Cureus,

2023,15(1):e33434.
[5] BEGUM J P S,NGANGOM L,SEMWAL P,et al. Emergence of monkeypox: a worldwide public health crisis[J]. Hum Cell,2023,7:1-17.
[6] LETAFATI A,SAKHAVARZ T. Monkeypox virus: A review[J]. Microb Pathog,2023, 176:106027.
[7] SRINIVASAN RAJSRI K,RAO M. Poxvirus-driven human diseases and emerging therapeutics[J]. Ther Adv Infect Dis,2022,9:20499361221136751.
[8] SINGHAL T,KABRA S K,LODHA R. Monkeypox: A Review[J]. Indian J Pediatr,2022,89(10):955-960.
[9] UPADHAYAY S,ARTHUR R,SONI D,et al. Monkeypox infection:The past,present,and future[J]. Int Immunopharmacol,2022,113(Pt A):109382.
[10] SAH R,MOHANTY A,HADA V,et al. The Emergence of Monkeypox:A Global Health Threat[J]. Cureus,2022,14(9):e29304.
[11] SAIED A A,DHAWAN M,METWALLY A A,et al. Disease History,Pathogenesis,Diagnostics,and Therapeutics for Human Monkeypox Disease:A Comprehensive Review[J]. Vaccines(Basel),2022,10(12):2091.
[12] ELSAYED S,BONDY L,HANAGE W P. Monkeypox Virus Infections in Humans[J]. Clin Microbiol Rev,2022,35(4):e0009222.
[13] HATMAL M M,AL-HATAMLEH M A I,OLAIMAT A N,et al. Comprehensive literature review of monkeypox[J]. Emerg Microbes Infect,2022,11(1):2600-2631.

第二十八章　人类免疫缺陷病毒

1981年6月，美国疾病预防控制中心主办的《发病率与死亡率周刊》(*Morbidity and Mortality Weekly Report*)刊出文章，报告了一组在洛杉矶男同性恋者中发生的肺孢子菌肺炎病例。类似罕见的、危及成人和儿童生命的疾病，在美国之外的国家和地区也陆续被发现，这是获得性免疫缺陷综合征(acquired immunodeficiency syndrome，AIDS)(简称艾滋病)大流行的前兆。艾滋病是人类历史上患病人数和死亡人数最多的传染病之一，人类免疫缺陷病毒(human immunodeficiency virus，HIV)(简称艾滋病病毒)是其病原体。联合国艾滋病规划署(UNAIDS)估计，从发现至今的40多年里，在全球已有7000多万人感染HIV，其中3270万人死亡。

通过表28-1的时间线可以简要了解HIV的历史。20世纪80年代初，美国国立卫生研究院(NIH)病毒学家罗伯特·盖洛(Robert Gallo)、哈佛大学病毒学家迈隆·埃塞克斯(Myron Essex)、法国巴斯德研究所微生物学家吕克·蒙塔尼(Luc Montagnier)和弗朗索瓦丝·巴尔·西诺西(Françoise Barré-Sinoussi)等发表了一系列具有里程碑意义的论文，对这种病毒进行鉴定、分析和命名。40年来，经过全世界广大科技、医护及卫生工作者不懈努力，人们有了多种可以有效抑制这种病毒的药物和方法。从过去的检测为HIV阳性就意味着死亡临近，到今天的全世界超过2800万HIV感染者接受抗病毒治疗、过着正常的生活，艾滋病防控取得了巨大的进步。但是，我们必须清醒地看到，目前针对HIV的疫苗和完全治愈的方法仍未被发现，每年新发感染人数及因艾滋病死亡的人数仍有很多，艾滋病防控工作依然任重道远。

表 28-1 HIV 时间线

时间	事件
20 世纪 20 年代	猴免疫缺陷病毒(SIV)与 HIV 之间的相似性表明，该疾病可能于 20 世纪 20 年代在刚果民主共和国金沙萨(Kinshasa)开始出现
1981 年	在血友病患者、海洛因使用者和男同性恋者中首次发现卡波西肉瘤综合征(Kaposi sarcoma syndrome)和病毒导致的机会感染，同时引发了社会对该疾病的污名化(social stigma)
1982 年	该疾病被命名为获得性免疫缺陷综合征，病例见于美洲、欧洲、大洋洲和亚洲，疾病的传播途径明确
1984 年	鉴定出 HIV 是导致 AIDS 的病原体
1985 年	发现齐多夫定(zidovudine，AZT)是抗 HIV 可行药物的首个证据。22 个月后，AZT 获批准用于临床治疗
1993 年	CDC 根据每微升血液中 $CD4^+T$ 淋巴细胞数重新定义了 HIV 感染的诊断标准
1995 年	FDA 批准治疗 HIV 感染的首个蛋白酶抑制剂沙奎那韦(saquinavir)，促使高效抗逆转录病毒疗法(highly active antiretroviral therapy，HAART)兴起
1995—1998 年	在泰国进行的对重组 HIV 包膜糖蛋白(gp120)疫苗的临床试验结果令人失望
2010 年	第一项针对暴露前预防(pre-exposure prophylaxis，PrEP)的随机试验表明，每日使用一定剂量的抗病毒药物可以降低未感染者发生 HIV 感染的概率
2011 年	"柏林病人"(Berlin patient)接受携带 CCR5Δ32 突变(delta32 mutation in CCR5 receptor)供体的骨髓移植(bone marrow transplantation)后，体内不再携带 HIV
2012 年	FDA 批准特鲁瓦达(Truvada)(即舒发泰)用于 PrEP
2016 年	病毒抑制可将男同性恋者的 HIV 传播风险有效降低，"无法检测＝无法传播"(undetectable＝untransmissible)的观点受到重视，但同时也出现首例尽管采用 PrEP 但仍感染 HIV 的案例报道
2020 年	"伦敦病人"(London patient)在接受异体造血干细胞移植(allogenic stem cell transplantation)30 个月后不再携带 HIV，提高了治愈艾滋病的可能性

资料来源：SHEBA AGARWAL-JANS. Timeline：HIV[J]. Cell，2020，183(2)：550.

一、病原学特性及临床表现

1. 形态结构

HIV 呈球形，直径为 100~120nm，核衣壳为二十面体，有包膜。病毒颗粒表面刺突为包膜糖蛋白 gp120 和跨膜蛋白 gp41，包膜与核衣壳之间有基质蛋白。病毒颗粒中含有 2 条相同的单正链 RNA，以二聚体的形式存在，还有逆转录酶、蛋白酶和整合酶。HIV-1 基因组长 9.18kb。基因组中间含有 *gag*、*pol* 和 *env* 等 3 个结构基因，以及 *tat*、*rev*、*nef* 等 6 个调节基因。两端是长末端重复序列(long terminal repeat，LTR)，包含启动子、增强子及其他与转录调控因子结合的序列。

2. 致病性与免疫性

HIV 主要感染 $CD4^+T$ 淋巴细胞，感染后几天内即可扩散到淋巴器官，第 10 天左右，病毒在血液中可检测到，在接下来的几周内病毒呈指数增长，通常在第 30 天左右达到峰值，此时 HIV 抗体水平会被检测出来，感染者可能也是最具感染力的时候。随后，机体免疫系统在某种程度上控制着病毒，建立起"平衡点"(balance point)，HIV 复制水平保持多年相对稳定(图 28-1)。随着时间的推移，HIV 通过多种方式导致 $CD4^+T$ 淋巴细胞逐渐丧失，机体表现出一系列免疫异常。几年后，严重的免疫缺陷出现，机体出现严重的感染性疾病或肿瘤等并发症，这些特征性的并发症在一定程度上定义着艾滋病。从 HIV 感染到 AIDS，一般需要经过 10 年左右或更少的时间，但一些罕见的个体可能永远不会进展或进展非常缓慢。部分感染 HIV 的 $CD4^+T$ 淋巴细胞能够存活并分化为记忆 $CD4^+T$ 淋巴细胞。在记忆 $CD4^+T$ 淋巴细胞中，HIV 基因表达极低，病毒可以长期潜伏，成为 HIV 潜伏的主要储存库。感染的单核-巨噬细胞是 HIV 潜伏的另一个重要储存库。

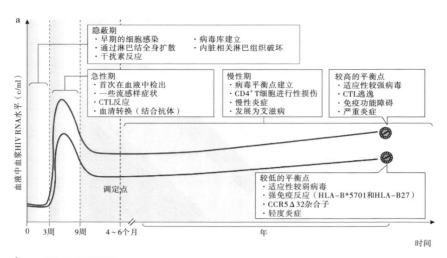

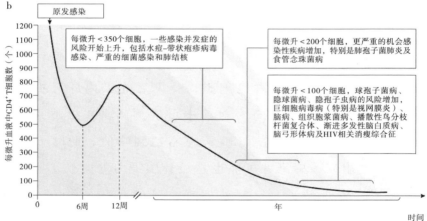

A. HIV 感染时，病毒首先感染黏膜组织（mucosal tissue）中的靶细胞，然后通过淋巴细胞系统传播。HIV RNA 水平在几天后变得可检测到，随后呈指数级增长（increase exponentially），几周后达到峰值，此时适应性免疫反应可在一定程度上抑制病毒。由于病毒迅速逃逸，HIV 抗体反应基本上无效。病毒水平维持在一个相对稳定的状态（平衡点），反映着病毒-宿主复杂的相互作用。HIV 感染导致的 CD4⁺T 淋巴细胞的损伤引发免疫缺陷和慢性炎症（immunodeficiency and chronic inflammation）。B. 成人 CD4⁺T 淋巴细胞数通常为每微升 500~1200 个。随着 CD4⁺T 淋巴细胞数下降到 <350/μL，发生多种传染性并发症的风险开始上升。CD4⁺T 淋巴细胞数 <100/μL 时，会出现更严重的疾病。HIV 感染相关免疫缺陷使得卡波西肉瘤、某些淋巴瘤和浸润性宫颈癌（invasive cervical cancer）的患病风险大幅度增加。CDC 根据 HIV 感染、CD4⁺T 淋巴细胞数 <200/μL 或者艾滋病诱发并发症（AIDS defining complication）来定义艾滋病。

图 28-1　HIV 感染后疾病进程

注：CCR5，CC-chemokine receptor 5，CC-趋化因子受体 5；CTL，cytotoxic T lymphocyte，细胞毒性 T 淋巴细胞；HLA，human leukocyte antigen，人类白细胞抗原。
改自：DEEKS S G，OVERBAUGH J，PHILLIPS A，et al. HIV infection[J]. Nat Rev Dis Primers，2015，1：15035. 西安交通大学医学部博士生黎欣宇绘图。

3. 临床表现

AIDS 的临床表现包括：①不明原因的持续不规则发热 38℃ 以上，>1 个月；②腹泻（排便次数多于每天 3 次，>1 个月）；③6 个月内体重下降 10% 以上；④反复发作的口腔真菌感染；⑤反复发作的单纯疱疹病毒感染或水痘-带状疱疹病毒感染；⑥肺孢子菌肺炎（pneumocystis pneumonia，PCP）；⑦反复发生的细菌性肺炎；⑧活动性结核病或非结核分枝杆菌（nontuberculous mycobacteria，NTM）病；⑨深部真菌感染；⑩中枢神经系统占位性病变（space-occupying lesion）；⑪相关认知障碍（HIV associated neurocognitive disorder，HAND）；⑫活动性巨细胞病毒感染；⑬弓形虫脑病（toxoplasmosis encephalopathy）；⑭马尔尼菲篮状菌病（Talaromyces marneffei）；⑮反复发生的败血症；⑯卡波西肉瘤、淋巴瘤。

二、微生物学检查方法与防治原则

1. 诊断

ELISA 是目前最常用的筛查试验法，其他包括 CLIA、IFA、免疫层析试验、明胶颗粒凝集试验（particle agglutination test，PA）等。确证试验通常用免疫印迹（Western blot，WB）试验，还包括重组/线性免疫印迹试验（recombination immunoblot assay/line immunoassay，RIBA/LIA）等。抗原检测法主要使用 ELISA、酶联荧光分析法（enzyme-linked fluorescence analysis，ELFA）、电化学发光免疫分析法（electrochemiluminescence immunoassay，ECLIA）检测 p24 抗原。HIV 核酸检测主要有实时荧光定量 PCR 法、荧光探针 PCR 法（fluorescent probe PCR）及分子即时检测法（molecular point-of-care testing，POCT）等。病毒分离培养一般采用 HIV 阴性者外周血单核细胞（PBMC）与受检者 PBMC 共培养的方法。HIV-1 基因型耐药检测常采用 RT-PCR 扩增目的基因片段，利用 Sanger 或深度测序法获得基因片段的序列,通过与野生型和耐药毒株的比较,分析耐药相关突变。HIV-1 限制性抗原亲和力酶联免疫法(HIV-1 LAg-avidity enzyme immunoassay,LAg-avidity EIA)常用来检测新发感染,其原理是人体在感染 HIV 后产生的特异性抗体对抗原的识别和结合能力随着感染时间的延长而增加,对于评估国家或地区、特定人群或监测哨点的新发感染情况,分析艾滋病流行特点和变化趋势具有一定意义。多种基于电化学、光学或光电化学平台的核酸生物传感器也已用于 HIV-1 检测。

2. 防治

目前采用的高效抗逆转录病毒疗法,或称抗逆转录病毒疗法(antiretrovial therapy,ART),是一种联合使用核苷类逆转录酶抑制剂(nucleoside reverse transcriptase inhibitor,NRTI)、非核苷类逆转录酶抑制剂(non-nucleoside reverse transcriptase inhibitor,NNRTI)、蛋白酶抑制剂、整合酶链转移抑制剂(integrase strand transfer inhibitor,INSTI)、穿入抑制剂(entry inhibitor)等的方法。ART 作用于 HIV 生活史的多个阶段(图 28-2)以抑制病毒。其作用包括:①控制病毒复制,直至使病毒载量降低至检测不出的水平,提高患者生活质量,延长生命;②减少 HIV 相关疾病的发病率和死亡率;③重建或维持免疫功能;④减少 HIV 传播;⑤预防、阻断母婴传播。

目前还没有针对 HIV 的疫苗上市。抗病毒治疗在一定程度上可以预防艾滋病的传播,即以治疗为预防(treatment for prophylaxis)。2019 年 10 月,FDA 批准吉利德科技公司(Gilead Sciences Inc)生产的 Descovy(达可挥®)用于 HIV 的暴露前预防。该药每片含 200mg 恩曲他滨(emtricitabine,FTC)、25mg 富马酸丙酚替诺福韦(TAF)。除了具有与此前上市的另一个 PrEP 药物 Truvada(舒发泰®)〔每片含 200mg FTC、300mg 富马酸替诺福韦二吡呋酯(tenofovir disoproxil fumarate,TDF)〕相媲美的高效性以外,对肾和骨骼的安全性方面还有所改善。2020 年 8 月,舒发泰®在我国获批上市。2024 年 1 月,达可挥®在我国获批上市。CDC 建议以下 HIV 阴性人群使用 PrEP:①在过去 6 个月有过无保护肛交或阴道性交,且有 HIV 阳性的性伴侣(尤其是 HIV 病毒载量未知或可

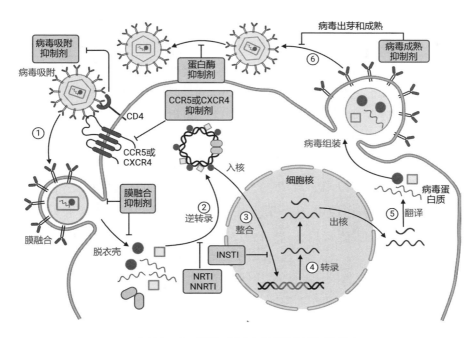

图 28-2　HIV 生活史及抑制剂作用靶点

注：CXCR4，C-X-C chemokine receptor type 4，C-X-C 趋化因子受体 4。
改自：DEEKS S G, OVERBAUGH J, PHILLIPS A, et al. HIV infection[J]. Nat Rev Dis Primers, 2015, 1: 15035. 西安交通大学医学部博士生黎欣宇绘图。

以检测到的），或不持续使用安全套，或过去 6 个月被诊断患有性传播疾病。②注射药物使用者，且有 HIV 阳性的注射伙伴，或共用针头、注射器或其他注射药物设备（如配置设备）。③曾因非职业暴露而使用过暴露后预防（post-exposure prophylaxis，PEP），且有持续高危行为，或曾多次使用 PEP 的人群也可考虑使用 PrEP。2021—2023 年，中国性病艾滋病防治协会和中国疾病预防控制中心性病艾滋病预防控制中心合作在 23 个省份的 24 个示范区城市开展了 PrEP 模式探索项目，至 2023 年 2 月累计有 5500 人启动了 PrEP 服药。83% 的服药者首先采取了按需服药方案。17% 选择了每日服药方案。尽管项目对所有有需求者开放，但从最后使用 PrEP 服药者的人群类型看，MSM 占 98%，MSM 仍是 PrEP 服务最主要的目标人群。PEP 是指尚未感染 HIV 的人员在暴露于高感染风险后，及早（不超过 72 小时）服用特定的抗病毒药物以降低 HIV 感染风险。根据中国疾病预防控制中心性病艾滋病预防控制中心 2020 年 11 月发布的《艾滋病病毒暴露后预防技术指南(试用)》内容，PEP 药物为以下三联药物：TDF 300mg(每日 1 片)、FTC 200mg 或拉米夫定(3TC)300mg(每日 1 片)、拉替拉韦钾(RAL)400mg(每次 1 片，每日 2 次)或多替拉韦钠片(DTG)50mg(每日 1 片)。根据我国非职业暴露后预防数据信息系统数据，从 2022 年 11 月 1 日至 2023 年 9 月 30 日，全国共有 471 家 PEP 门诊报告了 PEP 服务信息，累计为 15 952 人次提供了 PEP 服务，其中异性多性伴侣者 10 608 人次(占比 66.5%)，MSM 3416 人次(占比 21.4%)，注射吸毒者 11 人次(占比约 0.1%)，其他人群 1917 人次(占比 12.0%)。完成全程 28 天服药人数为 8110 人次，完成暴露后 1 个月或 3 个月任一次 HIV 检测随访者为 7784 人次。随访发现 HIV 抗体阳转 3 例，HIV 阳转率约为 0.04%(3/7784)。此外，WHO 建议将男性包皮环切视为全面预防艾滋病的一个重要组成部分。

三、流行及分布

HIV 有 HIV-1 和 HIV-2 两个型。艾滋病主要由 HIV-1 引起。HIV 主要存在于 HIV 感染者及艾滋病患者的血液、精液、阴道分泌物、乳汁等当中，可经性途径(包括异性性行为、同性性行为)、血液途径(包括共用针具静脉注射毒品、不规范介入性医疗操作和文身等)、母婴途径(包括经胎盘、分娩和哺乳)传播。在世界范围内，性传播是艾滋病传播的主要途径。近年来，我国新报告 HIV 感染者中 95% 以上通过性途径感染。不安全性行为是导致艾滋病性传播的主要原因，包括没有保护的异性或同性性行为、非固定性伴侣性行为、有偿性行为等。艾滋病不会通过握手、拥抱、共餐、礼节性亲吻等日常生活接触传播。根据联合国艾滋病规划署报告：截至 2020 年底，全球存活 HIV 感染者有 3770 万，其中 170 万是 0~14 岁的儿童。84% 的 HIV 感染者知道自己的感染状况，在知道自己感染状况的人群中有 87% 的人正在接受治疗，在接受治疗的人群中有 90% 的 HIV 感染者病毒载量得到抑制。2020 年全球有 2750 万人接受抗逆转录病毒治疗，约是 2010 年 780 万人的 3.5 倍。2020 年新发 HIV 感染者为 150 万人，与 2010 年的 210 万相比下降了约29%。每周全球约有5000名15~24岁的年轻女性感染HIV。重点人群(如性工作者、注射吸毒者、男男性行为者、跨性别女性及性工作者的客户)及其性伴侣的感染占全球HIV新发感染的65%。在撒哈拉以南的非洲地区,39%的新发感染发生在重点人群及其性伴侣中;而在其他地区,93%的新发感染发生在重点人群及其性伴侣中。全球艾滋病相关死亡人数近年来有明显下降(图28-3)。

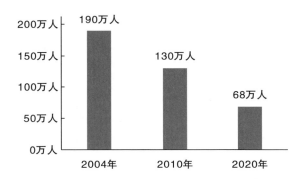

图 28-3　全球艾滋病相关死亡人数变化趋势

改自:联合国艾滋病规划署.2021年全球艾滋病防治进展报告发布[EB/OL].[2021-07-15].https://mp.weixin.qq.com/s/GthA7dq7ZR24KvfWXEDWmA.

四、平战结合及研究进展

ART初始方案为比克替拉韦(bictegravir)/TAF/FTC,或多替拉韦(dolutegravir)加一种固定剂量复方药(TDF/FTC或TDF/3TC或TAF/FTC)。在获得HIV病毒载量、HIV基因型、$CD4^+T$淋巴细胞数、HBV及HCV感染情况,以及肝、肾检测指标以后,需进一步调整治疗方案,具体见表28-2。多种长效疗法及基因治疗、免疫治疗的方法正在研究中。

目前,长效治疗的策略和方法已经开始使用。2023年10月26日,我国批准葛兰素史克产品万凯锐®(通用名称:卡替拉韦注射液)与强生公司产品瑞卡必®(通用名称:利匹韦林注射液)联合使用,用于治疗已达到病毒学抑制的HIV-1感染者。此长效注射治疗方案可代替每日口服药物,实现每月或每2个月给药1次,也是我国批准的首个完整的

HIV-1长效注射治疗方案。

表 28-2 HIV 感染者初始口服 ART 的几种推荐方案

治疗方案和剂量	频率
比克替拉韦/FTC/TAF（50mg/200mg/25mg）	每日 1 次，单一复方片剂
多替拉韦（50mg） + TAF/FTC（25mg/200mg）或 + TDF/FTC（300mg/200mg）或 + TDF/3TC（300mg/300mg）	每日 1 次 每日 1 次，单一复方片剂 每日 1 次，单一复方片剂 每日 1 次，每种药物各 1 片
多替拉韦/3TC（50mg/300mg）	每日 1 次，单一复方片剂（常在使用其他 3 药抗逆转录病毒治疗方案完成 12 周导入期后使用）
拉替拉韦（600mg） + TAF/FTC（25mg/200mg）或 + TDF/FTC（300mg/200mg）或 + TDF/3TC（300mg/300mg）	每日 1 次，每次 2 片 每日 1 次，单一复方片剂 每日 1 次，单一复方片剂 每日 1 次，每种药物各 1 片

注：不良反应见药物说明书。表中治疗方案仅供参考。具体治疗方案请遵医嘱。

资料来源：MICHAEL S SAAG. HIV Infection - Screening, Diagnosis, and Treatment [J]. N Engl J Med, 2021, 384(22): 2131-2143.

五、图解

目前各种预防策略都只是部分有效，多种策略联合使用的方法可以形成协同效应（图 28-4），可以更大程度地减少 HIV 新发感染。

六、归纳

20 世纪 70 年代，Köhler 和 Milstein 开发杂交瘤技术（hybridoma technology）产生单克隆抗体以来，单克隆抗体已成为治疗癌症和免疫系统疾病的一类关键药物，最近第 100 种基于抗体的治疗方法获得了美国食品药品监督管理局的批准。然而，尽管利用抗体来对抗传染病的历史可以追溯到一个多世纪以前，即应用血清来预防白喉毒素（diphtheria toxin），但只有少数单抗药物被用于治疗或预防传染病。截至 2022 年，FDA 全面批准了 6 种靶向病原体的单克隆抗体（表 28-3），适应证包括

HIV感染治疗、预防呼吸道合胞病毒感染、预防和治疗炭疽感染、预防艰难梭菌感染复发和治疗埃博拉病毒感染。

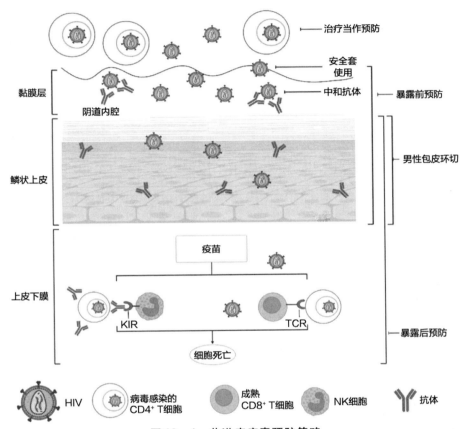

图28-4 艾滋病病毒预防策略

注：多种策略可以用来阻断HIV的性传播途径。对于性伴侣的ART可防止产生传染性病毒颗粒（以治疗为预防）。安全套（condom）的使用提供了防止性传播的机械屏障（mechanical barrier）。男性包皮环切（male circumcision）减少HIV感染概率的可能原因是阴茎皮肤中的潜在靶细胞的变化。给予或由疫苗产生的中和抗体可以在黏膜表面（mucosal surface）与病毒结合，防止其感染靶细胞。抗体还可以刺激抗体依赖细胞介导的细胞毒作用（antibody-dependent cell-mediated cytotoxicity，ADCC）及感染细胞的清除。接触前的ART（暴露前预防）可防止感染，而接触后不久（72小时内）使用的ART（暴露后预防）也可防止感染和（或）传播。疫苗介导的T细胞反应不太可能单独预防感染，但会限制初始感染的规模，从而实现持久控制。总之，多种部分有效的策略联合使用可能完全预防HIV感染。KIR，killer-cell immunoglobulin-like receptor，杀伤细胞免疫球蛋白样受体；TCR，T cell receptor，T细胞受体。

改自：DEEKS S G, OVERBAUGH J, PHILLIPS A, et al. HIV infection[J]. Nat Rev Dis Primers, 2015, 1: 15035. 西安交通大学医学部博士生黎欣宇绘图。

表28-3 FDA批准的用于传染病适应证的单克隆抗体

药品（商标名称，公司）	目标	设计	技术	指标	FDA批准时间
palivizumab（Synagis，艾伯维公司）	呼吸道合胞病毒	人源化IgG1（humanized IgG1）	杂交瘤（hybridoma）	预防呼吸道合胞病毒感染	1998年
raxibacumab（ABthrax/Anthrin，葛兰素史克公司）	炭疽芽孢杆菌PA	人IgG1	人单链抗体噬菌体显示库（human scFv phage display library）	炭疽感染	2012年
bezlotoxumab（Zinplava，默克公司）	艰难梭菌肠毒素B（Clostridioides difficile enterotoxin B）	人IgG1	转基因小鼠（transgenic mouse）	预防艰难梭菌感染复发	2016年
obiltoxaximab（Anthim，艾卢西斯治疗公司）	炭疽芽孢杆菌PA	嵌合IgG1（chimeric IgG1）	杂交瘤	预防吸入性炭疽	2016年
ibalizumab[a]（Trogarzo，泰迈生物制剂公司）	CD4受体（结构域2）[CD4 receptor（domain 2）]	人源化IgG4	小鼠	HIV-1感染的治疗	2018年
atoltivimab, maftivimab and odesivimab（Inmazeb，再生元制药公司）	埃博拉病毒糖蛋白	人IgG1	转基因小鼠	预防和治疗埃博拉病毒感染	2020年

注：scFv, single-chain variable fragment, 单链可变片段。a 是带有宿主靶标的抗体, 而不是带有病原体靶标的抗体。

资料来源：PANTALEO G, CORREIA B, FENWICK C, et al. Antibodies to combat viral infections: development strategies and progress[J]. Nat Rev Drug Discov, 2022, 21(9): 676-696.

参考文献

[1] THE LANCET. 40 years of HIV/AIDS: a painful anniversary [J]. Lancet, 2021, 397 (10290): 2125.

[2] SHEBA AGARWAL-JANS. Timeline: HIV [J]. Cell, 2020, 183(2): 550.

[3] 李凡, 徐志凯. 医学微生物学 [M]. 9版. 北京: 人民卫生出版社, 2018.

[4] DEEKS S G, OVERBAUGH J, PHILLIPS A, et al. HIV infection [J]. Nat Rev Dis Primers, 2015, 1: 15035.

[5] LILLIAN B C, NICOLAS C, STEVEN G D. The Biology of the HIV-1 Latent Reservoir and Implications for Cure Strategies [J]. Cell Host Microbe, 2020, 27(4): 519-530.

[6] 中国疾病预防控制中心性病艾滋病预防控制中心. 《艾滋病自我检测指导手册》全文 [EB/OL]. [2019-10-25]. https://www.chinaaids.cn/xxgx/jszl/202011/t20201123_222904.htm.

[7] 中国疾病预防控制中心性病艾滋病预防控制中心. 《全国艾滋病检测技术规范(2020年修订版)》正式发布 [EB/OL]. [2020-05-18]. https://ncaids.chinacdc.cn/xxgx/jszl/202005/t20200518_216798.htm.

[8] 中华医学会感染病学分会艾滋病丙型肝炎学组, 中国疾病预防控制中心. 中国艾滋病诊疗指南(2021年版) [J]. 中华传染病杂志, 2021, 39(12): 715-735.

[9] MACKIEWICZ M M, OVERK C, ACHIM C L, et al. Pathogenesis of age-related HIV neurodegeneration [J]. J Neurovirol, 2019, 25(5): 622-633.

[10] MICHAEL S S. HIV Infection - Screening, Diagnosis, and Treatment [J]. N Engl J Med, 2021, 384(22): 2131-2143.

[11] SPINNER C D, BOESECKE C, ZINK A, et al. HIV pre-exposure prophylaxis (PrEP): a review of current knowledge of oral systemic HIV PrEP in humans [J]. Infection, 2016, 44(2): 151-158.

[12] 国家药品监督管理局. 2020年08月07日药品批准证明文件待领取信息发布 [EB/OL]. [2020-08-07]. https://www.nmpa.gov.cn/directory/web/nmpa/zwfw/sdxx/sdxxyp/yppjfb/20200807160712196.html.

[13] 姬薇. 达可挥新适应症在中国获批, 用于HIV暴露前预防用药 [EB/OL]. [2024-01-10]. https://baijiahao.baidu.com/s?id=1787689551474184187&wfr=spider&for=pc.

[14] 中国病毒学论坛. 2021全球艾滋病防治进展报告发布(附全文) [R/OL]. [2021-07-22]. https://www.163.com/dy/article/GFGOJQ5M0511VCHN.html.

[15] ORKIN C, ARASTEH K, GÓRGOLAS HERNÁNDEZ-MORA M, et al. Long-Acting

Cabotegravir and Rilpivirine after Oral Induction for HIV－1 Infection[J]. N Engl J Med,2020,382(12):1124－1135.

[16] NIESSL J,BAXTER A E,MENDOZA P,et al. Combination anti－HIV－1 antibody therapy is associated with increased virus－specific T cell immunity[J]. Nat Med,2020,26(2):222－227.

[17] SNELLER M C,BLAZKOVA J,JUSTEMENT J S,et al. Combination anti－HIV antibodies provide sustained virological suppression[J]. Nature,2022,606(7913):375－381.

[18] 中国疾病预防控制中心性病艾滋病预防控制中心. 艾滋病病毒暴露后预防技术指南（试用）[EB/OL]. [2020－11－16]. https://ncaids.chinacdc.cn/zxzx/zxzx/202011/t20201116_222780.htm.

[19] GSK 中国. 万凯锐®和瑞卡必®在中国获批作为 HIV－1 长效注射治疗方案联合使用[EB/OL]. [2023－10－26]. https://www.gsk－china.com/zh－cn/media/press－releases/hiv－vplusr.

[20] 张路坤,王辉. 中国 HIV 暴露前预防用药专家共识（2023 版）[J]. 中国艾滋病性病,2023,29(9):954－961.

[21] PANTALEO G,CORREIA B,FENWICK C,et al. Antibodies to combat viral infections:development strategies and progress[J]. Nat Rev Drug Discov,2022,21(9):676－696.

[22] 徐杰,张广,董薇. 我国艾滋病病毒暴露前后预防措施的推广应用[J]. 中国艾滋病性病,2023,29(11):1167－1171.